utb 0457

Eine Arbeitsgemeinschaft der Verlage

Brill | Schöningh – Fink · Paderborn
Brill | Vandenhoeck & Ruprecht · Göttingen – Böhlau · Wien · Köln
Verlag Barbara Budrich · Opladen · Toronto
facultas · Wien
Haupt Verlag · Bern
Verlag Julius Klinkhardt · Bad Heilbrunn
Mohr Siebeck · Tübingen
Narr Francke Attempto Verlag – expert verlag · Tübingen
Psychiatrie Verlag · Köln
Ernst Reinhardt Verlag · München
transcript Verlag · Bielefeld
Verlag Eugen Ulmer · Stuttgart
UVK Verlag · München
Waxmann · Münster · New York
wbv Publikation · Bielefeld
Wochenschau Verlag · Frankfurt am Main

In Memoriam Oswald Schwarz

Viktor E. Frankl

Theorie und Therapie der Neurosen

Einführung in Logotherapie und Existenzanalyse

10. Auflage

Ernst Reinhardt Verlag München

Viktor E. Frankl (1905–1997) war Begründer der Logotherapie und Autor zahlreicher Fach- und Sachbücher. Er korrespondierte schon als Schüler mit Sigmund Freud. Als Leiter einer jüdischen Nervenklinik wurde Frankl 1942 von den Nazis verhaftet und bis zum Kriegsende in Konzentrationslagern interniert. Frankl war langjähriger Professor für Neurologie und Psychiatrie an der Universität Wien und hatte mehrere Professuren in den USA inne. Sein psychotherapeutischer Ansatz, die Logotherapie, wurde auch die „Dritte Wiener Richtung" genannt (nach der Psychoanalyse von Sigmund Freud und der Individualpsychologie von Alfred Adler). Sein UTB-Lehrbuch „Theorie und Therapie der Neurosen" wurde ein Standardwerk. Zahlreiche weitere Bücher, die z.T. in viele Sprachen übersetzt wurden, haben Frankl auch international bekannt gemacht.

Bibliografische Information der Deutschen Nationalbibliothek

Die Deutsche Nationalbibliothek verzeichnet diese Publikation in der Deutschen Nationalbibliografie; detaillierte bibliografische Daten sind im Internet über <http://dnb.d-nb.de> abrufbar.

UTB-Band-Nr.: 0457
ISBN 978-3-8252-6081-1 (Print)
ISBN 978-3-8385-6081-6 (PDF-E-Book)
ISBN 978-3-8463-6081-1 (EPUB)
10. Auflage

Printed in EU
Einbandgestaltung: siegel konzeption | gestaltung, Stuttgart

Ernst Reinhardt Verlag, Kemnatenstr. 46, D-80639 München
Net: www.reinhardt-verlag.de E-Mail: info@reinhardt-verlag.de

Inhalt

Vorworte 7

Einleitung

Was ist Logotherapie? 12

Neurosenlehre und Psychotherapie

Grundriß der Neurosenlehre 52

I Neurosenlehre als Problem 52
Zur Definition und Klassifikation neurotischer Erkrankungen 52

II Neurosenlehre als System 60

1 Endogene Psychosen 60
Person und Psychose 60
Anhang 76
Psychotherapie bei endogenen Depressionen 76

2 Psychosomatische Erkrankungen 88
Kritische Bemerkungen zur Psychosomatischen Medizin 88
a) Allgemeiner Teil 88
b) Besonderer Teil 92

3 Funktionelle Erkrankungen 100
Somatogene Pseudoneurosen 100
a) Basedowoide Pseudoneurosen 102
b) Addisonoide Pseudoneurosen 107
c) Tetanoide Pseudoneurosen 110
d) Vegetative Syndrome 111

4 Reaktive Neurosen 112
a) Angstneurotische Reaktionsmuster 114
b) Zwangsneurotische Reaktionsmuster 123
c) Sexualneurotische Reaktionsmuster 129

5 Iatrogene Neurosen ... 138
6 Psychogene Neurosen ... 143
7 Noogene Neurosen ... 150
8 Kollektive Neurosen ... 154

Logotherapie und Existenzanalyse

A) Logotherapie als spezifische Therapie noogener Neurosen ... 162

B) Logotherapie als unspezifische Therapie ... 174

C) Paradoxe Intention und Dereflexion ... 177

I Paradoxe Intention ... 177
1 Therapeutische Technik ... 177
2 Klinische Kasuistik ... 180

II Dereflexion ... 194
1 Erwartungsangst und Beobachtungszwang ... 194
2 Klinik der Hyperreflexion und Technik der Dereflexion ... 197
Schlafstörungen ... 199

D) Ärztliche Seelsorge ... 204

E) Existenzanalyse als psychotherapeutische Anthropologie ... 212

Zusammenfassung ... 223

Anmerkungen ... 227
Auswahl aus dem Schrifttum über Logotherapie ... 240
Personenregister ... 250
Sachregister ... 254

Vorwort zur 1. Auflage

Das hiermit vorgelegte Buch ist hervorgegangen aus Vorlesungen, die ich unter dem Titel „Neurosenlehre und Psychotherapie“ bzw. eben „Theorie und Therapie der Neurosen“ an der Universität Wien gehalten hatte. Sie wurden ergänzt aus den Manuskripten von Vorträgen, die ich anderwärts zu halten hatte.

Unter solchen Umständen sind Überschneidungen, ja Wiederholungen zwar unvermeidlich, aber – im Hinblick auf die didaktische Absicht – nicht einmal unerwünscht.

Auf der anderen Seite sind Vernachlässigungen unter solchen Umständen nicht weniger unvermeidlich; denn durch das „weite Land“ der Seele *(Arthur Schnitzler)* führen viele Wege. Der tatsächlich eingeschlagene ist weder ein willkürlich gewählter noch der einzig mögliche und allein notwendige; aber er führt über jene Standorte und Haltestellen, an denen sich sowohl die Problematik als auch die Systematik aller Neurosentheorie und -therapie auf eine mehr oder weniger neue und fruchtbare Art und Weise einsehen läßt. Videant collegae.

Jede Theorie und Therapie der Neurosen hat sich auf einer Himmelsleiter zu bewegen, die auf dem klinischen Boden steht und dennoch in den metaklinischen Raum hineinreicht. Aus heuristischen Gründen und zu didaktischen Zwecken muß dabei so getan werden, als gäbe es so etwas wie distinkte Sprossen dieser Jakobsleiter: eigentlich gibt es keine rein somatogenen, psychogenen und noogenen Neurosen, vielmehr bloße Mischfälle – Fälle, in denen sich je nachdem ein somatogenes, psychogenes oder noogenes Moment in den Vordergrund theoretischer Ansichten und therapeutischer Absichten schiebt. Solche Reservatio mentalis ist zwischen den Zeilen zu lesen.

V. E. Frankl

Vorwort zur 4. Auflage

Gegenüber den vorangegangenen Auflagen wurde die Neuauflage teils gekürzt, teils erweitert. Erweitert wurde sie nun hauptsächlich um eine verhältnismäßig ausführliche Einleitung, die das vorgelegte Material auf den gegenwärtigen Stand logotherapeutischer Forschung und Praxis anheben sollte. Diese Einleitung ist aus einem Seminar „Theory and Therapy of Neuroses“ hervorgegangen, das ich im Rahmen meiner Professur für Logotherapie an der United States International University in San Diego (Kalifornien) während der Winterquartale der letzten Jahre gehalten hatte.

Ein Wort noch zur Bibliographie, die ja ebenfalls auf den heutigen Stand des logotherapeutischen Schrifttums angehoben wurde. Im Zuge der Revision traten neuere Publikationen an die Stelle älterer Veröffentlichungen. Komplett ist die Bibliographie nur hinsichtlich der Sparten I (Bücher) und III (Dissertationen). In beide Sparten wurden nämlich auch Arbeiten aufgenommen, die entweder in eine Fremdsprache übersetzt oder in einer anderen als der deutschen Sprache publiziert worden waren. Letzteres gilt unter meinen Büchern von den drei Werken „Psychotherapy and Existentialism“, „The Unheard Cry for Meaning“ und „The Will to Meaning“, die englisch geschrieben und nicht ins Deutsche (sondern nur in andere Sprachen) übersetzt wurden – „Der Wille zum Sinn“ ist keine deutsche Fassung von „The Will to Meaning“. Und unter den Dissertationen wurde die Majorität ja ebenfalls englisch geschrieben.

So bleibt mir denn nur noch, meinen seinerzeitigen Assistenten und Studenten zu danken, von denen ich so viel kasuistisches Material benutzen durfte, das die Logotherapie in der Praxis demonstriert.

Wien/San Diego, California im Winter 1974/1975
Viktor E. Frankl

Vorwort zur 5. Auflage

Gegenüber der 4. Auflage wurde der Text nur an wenigen Stellen verändert. [...] Die Bibliographie wurde von Grund auf umgearbeitet beziehungsweise auf den neuesten Stand gebracht. Die Literatur mag dem Leser aber auch einen Eindruck vermitteln von dem weltweiten Echo, das die Logotherapie gefunden hat.

Wien, im März 1982
Viktor E. Frankl

Einleitung

Was ist Logotherapie?

Bevor wir darangehen, zu sagen, was Logotherapie nun eigentlich ist, empfiehlt es sich, zunächst einmal zu sagen, was sie *nicht* ist: *sie ist keine Panazee!* Die Bestimmung der „Methode der Wahl" in einem gegebenen Falle läuft auf eine Gleichung mit zwei Unbekannten hinaus:

$$\Psi = x + y$$

– wobei x für die Einmaligkeit und Einzigartigkeit der Patientenpersönlichkeit steht, und y für die nicht weniger einmalige und einzigartige Persönlichkeit des Therapeuten. Mit anderen Worten, *weder läßt sich jede Methode in jedem Falle mit den gleichen Erfolgsaussichten anwenden, noch kann jeder Therapeut jede Methode mit der gleichen Wirksamkeit handhaben.* Und was für die Psychotherapie im allgemeinen gilt, gilt im besonderen eben auch für die Logotherapie. Mit einem Wort, unsere Gleichung ließe sich ergänzen, indem wir nunmehr formulieren:

$$\psi = x + y = \lambda.$$

Und doch konnte es *Paul E. Johnson* einmal wagen, zu behaupten: „Logotherapy is not a rival therapy against others, but it may well be a challenge to them in its plus factor." Was diesen Plusfaktor aber ausmachen mag, verrät uns *N. Petrilowitsch,* wenn er meint, die Logotherapie verbleibe im Gegensatz zu allen anderen Psychotherapien nicht in der Ebene der Neurose, sondern gehe über sie hinaus und stoße in die Dimension der spezifisch humanen Phänomene vor („Über die Stellung der Logotherapie in der klinischen Psychotherapie", Die medizinische Welt 2790, 1964). Tatsächlich sieht zum Beispiel die *Psychoanalyse* in der Neurose das Resultat psychodynamischer Prozesse[1] und versucht demgemäß, die Neurose dadurch zu behandeln, daß sie neue psychodynamische Prozesse ins Spiel bringt, etwa die Übertragung; die lerntheoretisch engagierte *Verhaltenstherapie* sieht in der Neurose wieder das Produkt von Lernprozessen oder conditioning processes und bemüht sich dementsprechend, die Neurose dadurch zu beeinflussen, daß sie eine Art Umlernen beziehungsweise reconditioning processes in die Wege leitet. Demgegenüber steigt die Logotherapie in die menschliche Dimension ein und wird solcherart instand gesetzt, die spezifisch humanen Phänomene, auf die sie dort stößt, in ihr Instrumentarium aufzunehmen. Und zwar handelt es sich um nicht mehr und nicht weniger als die zwei fundamental-anthropologischen Charakteristika menschlicher Existenz, die da sind: ihre *„Selbst-Transzendenz"* (*Viktor E. Frankl,* in: Handbuch der Neurosenlehre und Psychotherapie, Urban und Schwarzenberg, München 1959), erstens, und, zweitens, die – menschliches Dasein als solches, als menschliches, nicht weniger auszeichnende – Fähigkeit zur *„Selbst-Distanzierung"* (*Viktor E. Frankl,* Der unbedingte Mensch, *Franz Deuticke,* Wien 1949, Seite 88).

Die Selbst-Transzendenz markiert das fundamental-anthropologische Faktum, daß menschliches Dasein immer auf etwas verweist, das nicht wieder es selbst ist, – auf etwas oder auf jemanden, nämlich entweder auf einen Sinn, den zu erfüllen es gilt, oder aber auf mitmenschliches Dasein, dem es begegnet. Wirklich Mensch wird der Mensch also erst dann und ganz er selbst ist er nur dort, wo er in der Hingabe an eine Aufgabe aufgeht, im Dienst an einer Sache oder in der Liebe zu einer anderen Person sich selbst übersieht und vergißt. Es ist wie mit dem Auge, das seiner Funktion, die Welt zu sehen, nur in dem Maße nachkommen kann, in dem es nicht sich selbst sieht. Wann sieht denn das Auge etwas von sich selbst? Doch nur, wenn es krank ist: wenn ich an einem grauen Star leide und eine „Wolke" sehe oder an einem grünen Star leide und ringsum eine Lichtquelle Regenbogenfarben sehe, dann sieht mein Auge etwas von sich selbst, dann nimmt es seine eigene Krankheit wahr. Im gleichen Maße ist dann aber auch mein Sehvermögen gestört.

Ohne die Selbst-Transzendenz mit einzubeziehen in das Bild, das wir uns vom Menschen machen, stehen wir der Massenneurose von heute verständnislos gegenüber. Heute ist der Mensch im allgemeinen nicht mehr sexuell, sondern existentiell frustriert. Heute leidet er weniger an einem Minderwertigkeitsgefühl als vielmehr an einem *Sinnlosigkeitsgefühl* (*Viktor E. Frankl,* „The Feeling of Meaninglessness", The American Journal of Psychoanalysis 32, 85,

1972). Und zwar geht dieses Sinnlosigkeitsgefühl für gewöhnlich mit einem *Leeregefühl* einher, mit einem *„existentiellen Vakuum"* (*Viktor E. Frankl,* Pathologie des Zeitgeistes, *Franz Deuticke,* Wien 1955). Und es läßt sich nachweisen, daß dieses Gefühl, das Leben habe keinen Sinn mehr, um sich greift. *Alois Habinger* konnte anhand einer identischen Population von einem halben Tausend Lehrlingen nachweisen, daß das Sinnlosigkeitsgefühl in wenigen Jahren auf mehr als das Doppelte angestiegen war (persönliche Mitteilung). *Kratochvil, Vymetal* und *Kohler* haben darauf hingewiesen, daß sich das Sinnlosigkeitsgefühl keineswegs auf kapitalistische Länder beschränkt, vielmehr auch in kommunistischen Staaten bemerkbar macht, in die es „ohne Visum" eingedrungen sei. Und den Hinweis darauf, daß es bereits in den Entwicklungsländern zu beobachten ist, verdanken wir *L. L. Klitzke* („Students in Emerging Africa – Logotherapy in Tanzania", American Journal of Humanistic Psychology 9, 105, 1969) und *Joseph L. Philbrick.*

Fragen wir uns, was das existentielle Vakuum bewirkt und verursacht haben mag, so bietet sich folgende Erklärung an: Im Gegensatz zum Tier sagen dem Menschen keine Instinkte und Triebe, was er tun muß. Und im Gegensatz zu früheren Zeiten sagen ihm heute keine Traditionen mehr, was er tun soll. Weder wissend, was er muß, noch wissend, was er soll, weiß er aber auch nicht mehr recht, was er eigentlich will. Und die Folge? Entweder *er will nur das, was die anderen tun,* und das ist *Konformismus.* Oder aber umgekehrt: *er tut nur das, was die anderen wollen* – von ihm wollen. Und da haben wir den *Totalitarismus.* Darüber hinaus gibt es aber auch noch eine weitere Folgeerscheinung des existentiellen Vakuums, und das ist ein spezifischer Neurotizismus, nämlich die *„noogene Neurose"* (*Viktor E. Frankl,* „Über Psychotherapie", Wiener Zeitschrift für Nervenheilkunde 3, 461, 1951), die ätiologisch auf das Sinnlosigkeitsgefühl zurückzuführen ist, auf den Zweifel an einem Lebenssinn beziehungsweise auf die Verzweiflung, daß es einen solchen Sinn überhaupt gibt.[2]

Womit nicht gesagt sein soll, daß diese Verzweiflung an sich schon pathologisch ist. Nach dem Sinn seines Daseins zu fragen, ja diesen Sinn überhaupt in Frage zu stellen ist eher eine menschliche Leistung denn ein neurotisches Leiden; zumindest manifestiert sich darin geistige Mündigkeit: nicht mehr wird ein Sinnangebot kritiklos und fraglos, also unreflektiert übernommen, aus den Händen der Tradition, sondern Sinn will unabhängig und selbständig entdeckt und gefunden werden. Auf die existentielle Frustration ist daher das medizinische Modell von vornherein nicht anwendbar. Wenn überhaupt eine Neurose, dann ist die *existentielle Frustration* eine *soziogene Neurose.* Ist es doch ein soziologisches Faktum, nämlich der Traditionsverlust, der den Menschen von heute so sehr existentiell verunsichert.

Es gibt auch maskierte Formen der existentiellen Frustration. Ich erwähne nur die sich namentlich in der akademischen Jugend häufenden Fälle von Selbstmord[3],die Drogenabhängigkeit, den so verbreiteten Alkoholismus und die zunehmende (Jugend-)Kriminalität. Heute läßt sich unschwer nachweisen, wie sehr die existentielle Frustration da mit im Spiel ist. Steht uns doch in Form des von *James C. Crumbaugh* entwickelten PIL-Tests (erhältlich durch Psychometric Affiliates, 1620 East Main Street, Murfreesboro, Tennessee 37130, USA) ein Meßinstrument zur Verfügung, mit dessen Hilfe sich der Grad der existentiellen Frustration quantifizieren läßt, und neuerdings hat *Elisabeth S. Lukas* mit ihrem Logo-Test einen weiteren Beitrag zur exakten und empirischen Logotherapieforschung geleistet (Zur Validierung der Logotherapie, in: *Viktor E. Frankl,* Der Wille zum Sinn, Hans Huber, Bern 1982).[4]

Was die Selbstmorde anlangt, wurden von der Idaho State University 60 Studenten unter die Lupe genommen, die Selbstmord versucht hatten, und in 85% ergab sich, „life meant nothing to them“ (das Leben hatte für sie keinen Sinn). Es ließ sich nun feststellen, daß von diesen an einem Sinnlosigkeitsgefühl leidenden Studenten 93% sich in einem ausgezeichneten physischen Gesundheitszustand befanden, im gesellschaftlichen Leben aktiv engagiert waren, hinsichtlich ihres Studiums ausgezeichnet abgeschnitten hatten und mit ihrer Familie in gutem Einvernehmen lebten. (Persönliche Mitteilung von *Vann A. Smith.*)

Nun zur Drogenabhängigkeit. *William J. Chalstrom,* der Direktor eines Naval Drug Rehabilitation Center, steht nicht an zu behaupten: „more than 60% of our patients complain that their lives lack meaning“ (persönliche Mitteilung). *Betty Lou Padelford* (Dissertation, United States International University, 1973) konnte statistisch nachweisen, daß es keineswegs das in diesem Zusammenhang von psychoanalytischer Seite inkriminierte „weak father image“ ist, das der Drogenabhängigkeit zugrunde liegt, vielmehr ließ sich anhand der von ihr getesteten 416 Studenten der Nachweis erbringen, daß der Grad der existentiellen Frustration signifikant mit dem drug involvement index korrelierte: der letztere betrug in den existentiell nicht frustrierten Fällen durchschnittlich 4,25, während er in den existentiellen frustrierten Fällen auf durchschnittlich 8,90, also mehr als das Doppelte, hinaufschnellte. Diese Forschungsergebnisse stimmen auch mit den von *Glenn D. Shean* und *Freddie Fechtman* erhobenen Befunden überein („Purpose in Life Scores of Student Marihuana Users“, Journal of Clinical Psychology 27, 112, 1971).

Es versteht sich von selbst, daß eine die existentielle Frustration als ätiologischen Faktor berücksichtigende und mittels einer logotherapeutischen Intervention ausräumende Rehabilitation Erfolg verspricht. So kommt es denn, daß laut Medical Tribune (Jahrgang 3, Nr. 19, 1971) von 36 Drogenabhängigen, die von der Universitätsnervenklinik Wien betreut wurden, nach einer Behandlungsdauer von 18 Monaten nur 2 sicher drogenfrei waren – was auf einen Prozentsatz von 5,5 hinausläuft. In der Deutschen Bundesrepublik können von „allen drogenabhängigen Jugendlichen, die ärztlich behandelt werden, mit einer Heilung weniger als 10% rechnen“ (Österreichische Ärztezeitung, 1973). In den USA sind es durchschnittlich 11%. *Alvin R. Fraiser* geht jedoch in dem von ihm geleiteten kalifornischen Narcotic Addict Rehabilitation Center logotherapeutisch vor und kann mit einem Prozentsatz von 40 aufwarten.

Vom Alkoholismus gilt Analoges. Unter schweren Fällen von chronischem Alkoholismus ließ sich feststellen, daß 90% an einem abgründigen Sinnlosigkeitsgefühl litten (Annemarie von Forstmeyer, The Will to Meaning as a Prerequisite for Self-Actualization, Dissertation, California Western University, 1968). Kein Wunder, daß *James C. Crumbaugh* auf Grund von Tests den Erfolg der Gruppenlogotherapie in Fällen von Alkoholismus objektivieren und, ihn mit dem Erfolg anderer Behandlungsmethoden vergleichend, feststellen konnte: „only logotherapy showed a statistically significant improvement“ („Changes in Frankl's Existential Vacuum as a Measure of Therapeutic Outcome“, Newsletter for Research in Psychology 14, 35, 1972).

Hinsichtlich der Kriminalität haben *W. A. M. Black* und *R. A. M. Gregson* von einer Universität in Neuseeland herausgefunden, daß Kriminalität und Lebenssinn in einem umgekehrt proportionalen

Verhältnis zueinander stehen. Wiederholt in Gefängnisse eingelieferte Häftlinge unterschieden sich, gemessen am Lebenssinn-Test von *Crumbaugh,* von der durchschnittlichen Bevölkerung im Verhältnis von 86 zu 115. („Purpose in Life and Neuroticism in New Zealand Prisoners“, Br. J. soc. clin. Psychol. 12, 50, 1973.)

Wie Verhaltensforscher aus der Schule *Konrad Lorenz* nachweisen konnten, wird Aggressivität, die – etwa auf dem Fernsehschirm – auf harmlose Objekte abgelenkt und an ihnen abreagiert werden soll, in Wirklichkeit überhaupt erst provoziert und, wie ein Reflex, solcherart nur noch mehr gebahnt. Allgemeiner faßt sich die Soziologin Carolyn Wood Sherif von der Pennsylvania State University:

„There is a substantial body of research evidence that the successful execution of aggressive actions, far from reducing subsequent aggression, is the best way to increase the frequency of aggressive responses (*Scott, Berkowitz, Pandura, Ross* und *Walters*). Such studies have included both animal and human behavior.“ (Intergroup Conflict and Competition: Social-Psychological Analysis. Vortrag, Scientific Congress, XX.Olympiade, München, 22.8.1972.)

Des weiteren berichtete Professor *Sherif* aus den Vereinigten Staaten, daß die volkstümliche Vorstellung, der sportliche Wettkampf sei ein Ersatzkrieg ohne Blutvergießen, falsch ist: Drei Gruppen Jugendlicher in einem abgeschlossenen Camp hätten gerade durch sportliche Wettkämpfe Aggressionen gegeneinander aufgebaut, statt sie abzubauen. Die Pointe kommt aber erst: Ein einziges Mal waren unter den Lagerinsassen die gegenseitigen Aggressionen wie hinweggefegt, und das war der Fall, als die jungen Leute einen im lehmigen Boden steckengebliebenen Karren, mit dem die Lebensmittel in das Lager transportiert werden sollten, mobilisieren mußten; die wenn auch anstrengende, so doch sinnvolle „Hingabe an eine Aufgabe“[5] hatte sie ihre Aggressionen buchstäblich „vergessen“ lassen. (*Viktor E. Frankl,* Anthropologische Grundlagen der Psychotherapie, *Hans Huber,* Bern 1974.)

Damit stehen wir auch schon vor den Möglichkeiten einer logotherapeutischen Intervention, die ja als solche, als logotherapeutische, auf eine Überwindung des Sinnlosigkeitsgefühls durch die Ingangsetzung von Sinnfindungsprozessen abzielt. Tatsächlich konnte *Louis S. Barber* an dem von ihm geleiteten Rehabilitationszentrum für Kriminelle binnen 6 Monaten den auf Grund von

Tests ermittelten Pegel erlebter Sinnerfüllung von 86,13 auf 103,46 erhöhen, indem er das Rehabilitationszentrum zu einer „logotherapeutischen Umwelt“ ausgestaltete. Und während die durchschnittliche Rückfallsrate in den USA 40% beträgt, konnte *Barber* mit einem Prozentsatz von 17 aufwarten.[6]

Nach Besprechung der vielfachen und vielfältigen Erscheinungs- und Ausdrucksformen existentieller Frustration hätten wir uns nun zu fragen, wie muß die Verfassung menschlichen Daseins beschaffen sein – was ist die ontologische Voraussetzung dafür, daß sagen wir die 60 Studenten, die von der Idaho State University untersucht wurden, ohne Vorliegen irgendwelcher psychophysischer oder sozioökonomischer Gründe Selbstmord versuchen konnten. Mit einem Wort, wie muß menschliches Dasein konstituiert sein, daß so etwas wie existentielle Frustration überhaupt möglich ist. Mit anderen Worten – mit den Worten von *Kant*, wir fragen nach der „Bedingung der Möglichkeit“ von existentieller Frustration, und wir gehen wohl nicht fehl, wenn wir annehmen, daß der Mensch so strukturiert ist – daß seine Verfassung so ist, daß er ohne Sinn eben einfach nicht auskommt. Mit einem Wort, die Frustration eines Menschen läßt sich nur verstehen, wenn wir seine Motivation verstehen. Und die ubiquitäre Präsenz des Sinnlosigkeitsgefühls mag uns als Indikator dienen, wo es darum geht, die primäre Motivation zu finden – das, was der Mensch letztlich will.

Die Logotherapie lehrt, daß der Mensch im Grunde eben von einem „Willen zum Sinn“ (*Viktor E. Frankl,* Der unbedingte Mensch, *Franz Deuticke,* Wien 1949) durchdrungen ist. Diese ihre Motivationstheorie aber läßt sich noch vor deren empirischer Verifizierung und Validierung auch operational definieren, indem wir folgende Erklärung abgeben: Willen zum Sinn nennen wir einfach das, was da im Menschen frustriert wird, wann immer er dem Sinnlosigkeits- und Leeregefühl anheimfällt.

James C. Crumbaugh und *Leonard T. Maholick* (Eine experimentelle Untersuchung im Bereich der Existenzanalyse: Ein psychometrischer Ansatz zu *Viktor Frankls* Konzept der „noogenen Neurose“, in: Die Sinnfrage in der Psychotherapie, herausgegeben von *Nikolaus Petrilowitsch,* Wissenschaftliche Buchgesellschaft, Darmstadt 1972) haben sich ebenso wie *Elisabeth S. Lukas* (Logotherapie als Persönlichkeitstheorie, Dissertation, Wien 1971) anhand Tausender Versuchspersonen um die empirische Grundlegung der Lehre vom Willen zum Sinn bemüht. Inzwischen werden immer mehr Statistiken bekannt, aus denen die Legitimität unserer Motivationstheorie hervorgeht. Aus der Fülle des in letzter Zeit angefallenen Materials greife ich nur die Ergebnisse eines Forschungsprojekts heraus, das vom American Council on Education gemeinsam mit der University of California in Angriff genommen worden war. Unter 189.733 Studenten an 360 Universitäten galt das primäre Interesse von 73,7% – es handelt sich um den höchsten Prozentsatz! – einem einzigen Ziele: „developing a meaningful philosophy of life“ – sich zu einer Weltanschauung durchringen, von der aus das Leben sinnvoll ist. Der Bericht wurde 1974 veröffentlicht. 1972 waren es nur 68,1% gewesen (*Robert L. Jacobson,* The Chronicle of Higher Education).

Es darf hier aber auch auf das Ergebnis einer 2jährigen statistischen Untersuchung verwiesen werden, die von der höchsten Instanz psychiatrischer Forschung in den USA, nämlich dem National Institute of Mental Health, veröffentlicht wurde und aus der hervorgeht, daß 7.948 Studenten, die an 48 amerikanischen Hochschulen befragt worden waren, etwa zu 16% ihr Ziel darin sahen, „to make a lot of money“ – möglichst viel Geld zu machen; während die Spitzengruppe – es handelte sich um 78% – eines wollten: „to find a meaning and purpose to my life“ – in ihrem Leben einen Sinn finden.

Wenden wir uns nunmehr der Frage zu, was wir gegenüber der existentiellen Frustration, also der Frustration des Willens zum Sinn, und gegenüber der noogenen Neurose unternehmen können – war doch soeben von Sinngebung die Rede. Nun, eigentlich läßt sich Sinn gar nicht geben, und am allerwenigsten kann der Therapeut ihn geben – dem Leben des Patienten einen Sinn geben oder diesen Sinn dem Patienten mit auf den Weg geben. Sondern Sinn muß gefunden werden, und er kann jeweils nur von einem selbst gefunden werden. Und zwar wird dieses Geschäft vom eigenen Gewissen besorgt. In diesem Sinne haben wir das Gewissen als das *„Sinn-Organ“* bezeichnet (*Viktor E. Frankl,* Logotherapie und Religion, in: Psychotherapie und religiöse Erfahrung, herausgegeben von *Wilhelm Bitter, Ernst Klett,* Stuttgart 1965). Sinn läßt sich also nicht verschreiben; aber was wir sehr wohl zu tun vermöchten, ist eine Beschreibung dessen, was da im Menschen vorgeht, wann immer er auf die Suche nach Sinn geht. Es stellt sich nämlich heraus, daß die Sinnfindung auf eine Gestaltwahrnehmung hinausläuft – ganz im Sinne von *Max Wertheimer* und *Kurt Lewin,* die bereits von einem „Aufforderungscharakter" sprechen, der bestimmten Situationen innewohne. Nur daß es sich bei einer Sinngestalt nicht um eine „Figur" handelt, die uns vor einem „Hintergrund" in die Augen springt, sondern was bei der Sinnfindung jeweils wahrgenommen wird, ist – auf dem Hintergrund der Wirklichkeit – eine Möglichkeit: die Möglichkeit, die Wirklichkeit – so oder so – zu verändern.

Nun zeigt sich, daß der schlichte und einfache Mensch – also nicht einer, der jahrelanger Indoktrination ausgesetzt war, sei es als Student auf akademischem Boden, sei es als Patient auf analytischer Couch – es zeigt sich, daß der schlichte und einfache Mensch immer schon darum weiß, auf welchen Wegen sich Sinn finden – das Leben mit Sinn erfüllen läßt. Nämlich zunächst einmal dadurch, daß wir eine Tat setzen oder ein Werk schaffen, also schöpferisch. Aber auch durch ein Erlebnis, also dadurch, daß wir etwas erleben – etwas oder jemanden, und jemanden in seiner ganzen Einmaligkeit und Einzigartigkeit erleben heißt ihn lieben. Aber das Leben erweist sich als bedingungslos sinnvoll, es bleibt sinnvoll – es hat Sinn und behält ihn – unter allen Bedingungen und Umständen. Denn kraft eines *präreflexiven ontologischen Selbst-Verständnisses,* aus dem sich eine ganze Axiologie destillieren läßt, weiß der Mann von der Straße nicht zuletzt auch[7] darum, daß er auch noch dann, ja gerade dann, wenn er mit einem unabänderlichen Faktum konfrontiert ist, eben in der Bewältigung dieser Situation sein Menschsein bewähren – Zeugnis davon ablegen kann, wessen der Mensch fähig ist. Was dann zählt, ist also die Haltung und Einstellung, mit der er die unausweichlichen Schicksalsschläge des Lebens abfängt. Diesem Leben Sinn abzuringen und abzugewinnen, ist dem Menschen also bis zu seinem letzten Atemzug vergönnt und verstattet.

Diese im Rahmen der Logotherapie ursprünglich intuitiv entwickelte *Logo-Theorie* – die Lehre von den ursprünglich so benannten „schöpferischen, Erlebnis- und Einstellungswerten" (*Viktor E. Frankl,* „Zur geistigen Problematik der Psychotherapie", Zentralblatt für Psychotherapie 10, 33, 1938) – wurde inzwischen empirisch verifiziert und validiert. So konnten *Brown, Casciani, Crumbaugh, Dansart, Durlak, Kratochvil, Lukas, Lunceford, Mason, Meier, Murphy, Planova, Popielski, Richmond, Roberts, Ruch, Sallee, Smith, Yarnell* und *Young* nachweisen, daß Sinnfindung und -erfüllung unabhängig sind vom jeweiligen Alter und Bildungsgrad und vom männlichen beziehungsweise weiblichen Geschlecht, aber auch davon, ob jemand religiös beziehungsweise irreligiös ist, und, wenn er sich zur Religion bekennt, unabhängig von der Konfession, zu der er sich bekennt. Und dasselbe gilt vom IQ. (*Viktor E. Frankl,* Der unbewußte Gott, Kösel-Verlag, München 1974.) Zuletzt konnte *Bernard Dansart* mit Hilfe eines von ihm entwickelten Tests die Einführung des Begriffs „Einstellungswerte“ empirisch legitimieren (Development of a Scale to Measure Attitudinal Values as Defined by *Viktor Frankl,* Dissertation, Northern Illinois University, 1974).

Wie sieht nun die Nutzanwendung dieser Logo-Theorie in der Praxis aus? In diesem Zusammenhang möchte ich den Fall einer Krankenschwester zitieren, die mir im Rahmen eines Seminars, das ich für das Department of Psychiatry an der Stanford University zu halten hatte, vorgestellt wurde:

Diese Patientin litt an einem nicht operierbaren Krebs, und sie wußte darum. Weinend trat sie ins Zimmer, in dem die Stanford-Psychiater versammelt waren, und mit von Tränen erstickter Stimme sprach sie von ihrem Leben, von ihren begabten und erfolgreichen Kindern und davon, wie schwer es ihr nun falle, von alledem Abschied zu nehmen. Bis zu diesem Zeitpunkt hatte ich, offen gesagt, noch keinen Ansatzpunkt gefunden, um logotherapeutisches Gedankengut in die Diskussion zu werfen. Nunmehr ließ sich das in ihren Augen Negativste, daß sie das für sie Wertvollste in der Welt zurücklassen muß, in etwas Positives umsetzen, als etwas Sinnvolles verstehen und deuten: Ich brauchte sie nur zu fragen, was denn eine Frau sagen soll, die keine Kinder hätte. Ich sei zwar überzeugt, daß auch das Leben einer kinderlos gebliebenen Frau keineswegs sinnlos bleiben muß. Aber ich könnte mir sehr wohl vorstellen, daß eine solche Frau zunächst einmal verzweifelt, weil eben nichts und niemand da ist, den sie „in der Welt zurücklassen muß“, wenn es dazu kommt, von der Welt Abschied zu nehmen. In diesem Augenblick hellten sich die Züge der Patientin auf. Plötzlich war sie sich dessen bewußt, daß es nicht darauf ankommt, ob wir Abschied nehmen müssen, denn früher oder später muß es jeder von uns. Sehr wohl kommt es aber darauf an, ob überhaupt etwas existiert, von dem wir Abschied nehmen müssen. Etwas, was wir in der Welt zurücklassen können, mit dem wir einen Sinn und uns selbst erfüllen an dem Tag, an dem sich unsere Zeit erfüllt. Es läßt sich kaum beschreiben, wie erleichtert die Patientin war, nachdem das sokratische Gespräch zwischen uns eine kopernikanische Wendung genommen hatte.

Ich möchte nun dem logotherapeutischen Stil einer Intervention den psychoanalytischen gegenüberstellen, wie er aus einer Arbeit von *Edith Weisskopf-Joelson* (einer amerikanischen Anhängerin der Psychoanalyse, die sich heute zur Logotherapie bekennt) hervorgeht:

„Die demoralisierende Wirkung der Verleugnung eines Lebenssinns, vor allem des tiefen Sinnes, der potentiell dem Leiden innewohnt, läßt sich anhand einer Psychotherapie illustrieren, die ein Freudianer einer Frau zuteil werden ließ, die an einem unheilbaren Krebs litt." *Und Weisskopf-Joelson* läßt *K. Eissler* zu Wort kommen: „Sie verglich die Sinnfülle ihres früheren Lebens mit der Sinnlosigkeit der gegenwärtigen Phase; aber selbst jetzt, wo sie nicht mehr in ihrem Beruf arbeiten konnte und sich für viele Stunden am Tag hinlegen mußte, sei ihr Leben trotzdem sinnvoll, meinte sie, und zwar insofern, als ihr Dasein für ihre Kinder wichtig war und sie selbst so eine Aufgabe zu erfüllen hatte. Wenn sie aber einmal ins Spital eingeliefert würde, ohne Aussicht, jemals nach Hause zurückkehren zu können, und nicht mehr fähig, das Bett zu verlassen, würde aus ihr ein Klumpen nutzlosen faulenden Fleisches werden und ihr Leben jeden Sinn verlieren. Zwar war sie bereit, alle Schmerzen so lange zu ertragen, als dies noch irgendwie sinnvoll wäre; aber wozu wollte ich sie dazu verurteilen, ihre Leiden zu einer Zeit zu erdulden, zu der das Leben längst keinen Sinn mehr hätte? Daraufhin erwiderte ich, daß sie meines Erachtens einen groben Fehler begehe; denn ihr *ganzes* Leben sei sinnlos und von jeher sinnlos gewesen, noch *bevor* sie jemals erkrankt wäre. Einen Sinn des Lebens zu finden, sagte ich, hätten die Philosophen noch immer vergeblich versucht, und so bestehe denn auch der Unterschied zwischen ihrem früheren und ihrem gegenwärtigen Leben einzig und allein darin, daß sie in dessen früherer Phase an einen Sinn des Lebens noch zu glauben vermochte, während sie in der gegenwärtigen Phase eben nicht mehr imstande war, es zu tun. In Wirklichkeit, schärfte ich ihr ein, seien *beide* Phasen ihres Lebens ganz und gar sinnlos gewesen. Auf diese Eröffnung hin reagierte die Patientin, indem sie ratlos war, mich nicht recht zu verstehen vorgab und in Tränen ausbrach."[8]

Eissler gab der Patientin nicht etwa den Glauben, daß auch noch das Leiden einen Sinn haben kann, sondern er nahm ihr auch noch den Glauben, daß das ganze Leben auch nur den geringsten Sinn haben könnte. Fragen wir uns aber nicht nur, wie ein Psychoanalytiker, sondern auch, wie ein Verhaltenstherapeut Fällen von menschlicher Tragik wie dem bevorstehenden eigenen Tod oder dem Tode eines anderen gegenübertritt. Einer der repräsentativsten Vertreter der lerntheoretisch begründeten Verhaltensmodifikation läßt es uns wissen: In solchen Fällen „sollte der Patient telephonische Anrufe besorgen, auf der Wiese das Gras mähen oder Geschirr waschen, und diese Betätigungen sollten vom Therapeuten gelobt oder anderweitig belohnt werden.“[9]

Wie sollte auch eine Psychotherapie, die ihr Menschenverständnis von Rattenexperimenten bezieht, mit dem fundamental-anthropologischen Faktum fertig werden, daß der Mensch einerseits mitten in der Überflußgesellschaft Selbstmord begeht und andererseits bereit ist zu leiden, vorausgesetzt, daß sein Leiden Sinn hat? Vor mir liegt der Brief eines jungen Psychologen, der mir schildert, wie er versucht habe, seine sterbende Mutter innerlich aufzurichten." Es war eine bittere Erkenntnis für mich", – schreibt er dann – „daß ich nichts von all dem, das ich in 7 langen Jahren Studiums gelernt hatte, verwenden konnte, um meiner Mutter die Härte und Endgültigkeit ihres Schicksals zu erleichtern" – nichts, als was er während seiner anschließenden logotherapeutischen Ausbildung gelernt hatte „vom Sinn des Leidens und von der reichen Ernte in die Geborgenheit der Vergangenheit". Und angesichts dessen habe er sich eingestehen müssen, daß diese „teilweise unwissenschaftlichen, jedoch weisen Argumente in letzter menschlicher Instanz das höhere Gewicht besitzen".

Inzwischen dürfte klargeworden sein, daß nur eine Psychotherapie, die es wagt, über Psychodynamik und Verhaltensforschung hinauszugehen und in die Dimension der spezifisch humanen Phänomene einzusteigen, mit einem Wort, daß nur eine *rehumanisierte Psychotherapie* imstande sein wird, die Zeichen der Zeit zu verstehen und den Nöten der Zeit sich zu stellen. Mit anderen Worten, es dürfte inzwischen klargeworden sein, daß wir, um die existentielle Frustration oder gar eine noogene Neurose auch nur zu diagnostizieren, im Menschen ein Wesen sehen müssen, das – kraft seiner Selbst-Transzendenz – ständig auf der Suche nach Sinn ist. Was aber nicht die Diagnose, sondern die Therapie anlangt, und zwar nicht die Therapie der noogenen, sondern die Therapie der psychogenen Neurose, müssen wir, um alle Möglichkeiten auszuschöpfen, auf die den Menschen nicht weniger auszeichnende Fähigkeit zur Selbst-Distanzierung zurückgreifen, und ihr begegnen wir nicht zuletzt in Form seiner Fähigkeit zum Humor. Eine humane, eine humanisierte, eine rehumanisierte Psychotherapie setzt also voraus, daß wir die Selbst-Transzendenz in den Blick bekommen und die Selbst-Distanzierung in den Griff bekommen. Beides ist aber nicht möglich, wenn wir im Menschen ein Tier sehen. Kein Tier schert sich um den Sinn des Lebens, und kein Tier kann lachen. Damit ist nicht gesagt, daß der Mensch nur Mensch und nicht auch Tier ist. Die Dimension des Menschen ist ja gegenüber der Dimension des Tieres die höhere, und das heißt, daß sie die niedrigere Dimension einschließt. Die Feststellung spezifisch humaner Phänomene im Menschen und die gleichzeitige Anerkennung subhumaner Phänomene an ihm widersprechen einander also gar nicht, denn zwischen dem Humanen und dem Subhumanen besteht ja kein Ausschließlichkeits-, sondern – wenn ich so sagen darf – ein Einschließlichkeitsverhältnis.

Es ist nun genau das Anliegen der logotherapeutischen Technik der *paradoxen Intention,* die Fähigkeit zur Selbst-Distanzierung im Rahmen der Behandlung der psychogenen Neurose zu mobilisieren, während einer weiteren logotherapeutischen Technik, der Dereflexion, das andere fundamental-anthropologische Faktum, nämlich die Selbst-Transzendenz, zugrunde liegt. Um diese beiden Behandlungsmethoden zu verstehen, müssen wir aber von der Neurosentheorie der Logotherapie ausgehen.

Wir unterscheiden da drei pathogene Reaktionsmuster. Das erste läßt sich folgendermaßen beschreiben: Der Patient reagiert auf ein gegebenes Symptom (Abbildung 1) mit der Befürchtung, es könnte wieder auftreten, also mit Erwartungsangst, und diese Erwartungsangst bringt es mit sich, daß das Symptom dann auch wirklich wieder auftritt – ein Ereignis, das den Patienten in seiner ursprünglichen Befürchtung nur bestärkt.

Nun kann das, vor dessen Wiederauftreten der Patient solche Angst hat, unter Umständen auch die Angst sein. Unsere Patienten sprechen da von einer „Angst vor der Angst“, und zwar ganz spontan. Und wie wird diese Angst von ihnen motiviert? Nun, für gewöhnlich fürchten sie sich vor dem Ohnmächtigwerden, vor ei-

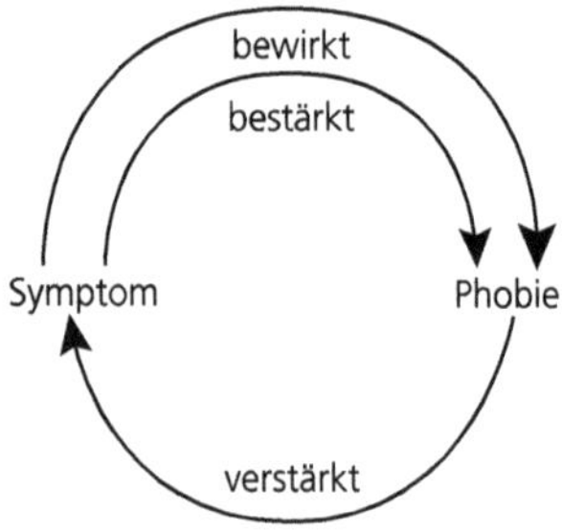

Abb. 1

nem Herzinfarkt oder davor, daß sie der Schlag treffen könnte. Wie reagieren sie aber auf ihre Angst vor der Angst? Mit Flucht. Sie vermeiden es etwa, das Haus zu verlassen. Tatsächlich ist die Agoraphobie das Paradigma dieses ersten, des angstneurotischen Reaktionsmusters.

Warum soll dieses Reaktionsmuster aber „pathogen" sein? Auf einem auf Einladung der American Association for the Advancement of Psychotherapy gehaltenen Vortrag (New York, 26.2.1960) haben wir es folgendermaßen formuliert: „Phobias and obsessive-compulsive neuroses are partially due to the endeavor to avoid the Situation in which anxiety arises." (*Viktor E. Frankl,* „Paradoxical Intention: A Logotherapeutic Technique", American Journal of Psychotherapy 14, 520, 1960.) Diese unsere Auffassung jedoch, daß die Flucht vor der Angst durch das Vermeiden der die Angst auslösenden Situation für die Perpetuierung des angstneurotischen Reaktionsmusters so entscheidend ist, – diese unsere Auffassung ist inzwischen auch von verhaltenstherapeutischer Seite wiederholt bestätigt worden. So sagt *I. M. Marks* („The Origins of Phobic States", American Journal of Psychotherapy 24, 652, 1970): „The phobia is maintained by the anxiety reducing mechanism of avoidance." Wie denn überhaupt nicht zu verkennen ist, daß die Logotherapie vieles vorweggenommen hat, das später von der Verhaltenstherapie auf eine solide experimentelle Grundlage gestellt wurde. War es doch bereits 1947, daß wir folgende Ansicht vertraten:

„Bekanntlich kann man die Neurose in einem gewissen Sinne und mit einem gewissen Recht auch als bedingten Reflex-Mechanismus auffassen. Allen vornehmlich analytisch orientierten seelenärztlichen Behandlungsmethoden geht es dann vorwiegend darum, die primären Bedingungen des bedingtes Reflexes, nämlich die äußere und innere Situation des erstmaligen Auftretens eines neurotischen Symptoms, bewußtseinsmäßig zu erhellen. Wir aber sind der Ansicht, daß die eigentliche Neurose – die manifeste, die bereits fixierte – nicht nur durch ihre primäre Bedingung verursacht ist, sondern durch ihre (senkundäre) Bahnung. Gebahnt jedoch wird der bedingte Reflex, als welchen wir das neurotische Symptom jetzt aufzufassen versuchen, durch den Circulus vitiosus der Erwartungsangst! Wollen wir demnach einen eingeschliffenen Reflex sozusagen entbahnen, dann gilt es allemal, die Erwartungsangst zu beseitigen, und zwar in jener angegebenen Art und Weise, als deren Prinzip wir die paradoxe Intention hingestellt haben" (*Viktor E. Frankl,* Die Psychotherapie in der Praxis, *Franz Deuticke,* Wien 1947).

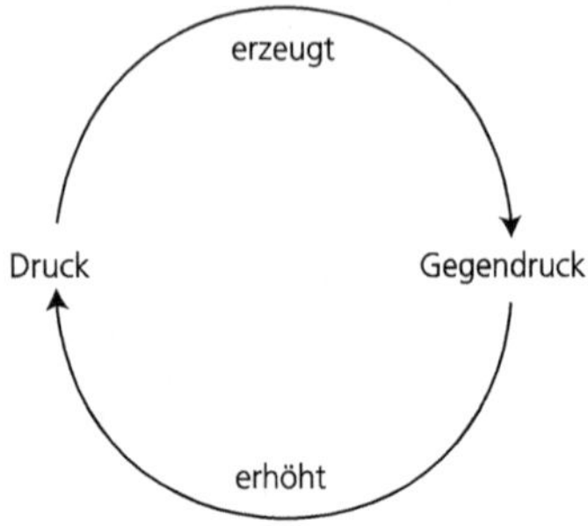

Abb. 2

Das zweite pathogene Reaktionsmuster ist nun nicht in angstneurotischen, sondern in zwangsneurotischen Fällen zu beobachten. Der Patient steht unter dem Druck (Abbildung 2) der auf ihn einstürmenden Zwangsvorstellungen und reagiert auf sie, indem er sie zu unterdrücken versucht. Er sucht also, einen Gegendruck auszuüben. Dieser Gegendruck aber ist es, was den ursprünglichen Druck nur erhöht. Wieder schließt sich der Kreis, und wieder schließt sich der Patient in diesen Teufelskreis ein. Was die Zwangsneurose charakterisiert, ist aber nicht, wie im Falle der Angstneurose, eine Flucht, sondern der Kampf, das Ankämpfen gegen die Zwangsvorstellungen. Wieder hätten wir uns zu fragen, was ihn dazu bewegt und veranlaßt. Und es stellt sich heraus, daß sich der Patient entweder davor fürchtet, die Zwangsvorstellungen könnten mehr als eine Neurose sein, indem sie eine Psychose signalisieren. Oder der Patient fürchtet sich davor, er könnte Zwangsvorstellungen kriminellen Inhalts in die Tat umsetzen, indem er jemandem etwas antut – jemandem oder sich selbst. So oder so: Der an einer Zwangsneurose leidende Patient hat nicht Angst vor der Angst selbst, sondern Angst vor sich selbst.

Es ist nun die Aufgabe der paradoxen Intention, die beiden Zirkelmechanismen zu sprengen, aufzubrechen, aus den Angeln zu heben. Und zwar geschieht das, indem den Befürchtungen des Patienten der Wind aus den Segeln genommen wird, indem er also, wie sich ein Patient einmal ausdrückte, „den Stier bei den Hörnern packt". Wobei darauf Rücksicht zu nehmen ist, daß sich der Angstneurotiker vor etwas fürchtet, das ihm widerfahren könnte, während sich der Zwangsneurotiker auch vor etwas fürchtet, das er anstellen könnte. Beides wird nun berücksichtigt, wenn wir die paradoxe Intention folgendermaßen definieren: Der Patient wird angewiesen, genau das, wovor er sich immer so sehr gefürchtet hatte, nunmehr sich zu wünschen (Angstneurose) beziehungsweise sich vorzunehmen (Zwangsneurose).

Wie wir sehen, handelt es sich bei der paradoxen Intention um eine Inversion jener Intention, die die beiden pathogenen Reaktionsmuster charakterisiert, nämlich des Vermeidens von Angst und Zwang durch Flucht vor der ersteren beziehungsweise Kampf gegen den letzteren. Das ist aber genau das, was heute auch die Verhaltenstherapeuten für entscheidend halten: *I. M. Marks* bringt etwa im Anschluß an seine Hypothese, daß die Phobie durch die Angst herabsetzenden Mechanismen der Vermeidung aufrechterhalten wird, folgende therapeutische Empfehlung vor: „The phobia can then be properly overcome only when the patient faces the phobic Situation again." (l. c.) Und dazu bietet sich eben die paradoxe Intention an. In einer gemeinsamen mit *S. Rachman* und *R. Hodgson* verfaßten Arbeit hebt *Marks* ebenfalls hervor, daß der Patient dazu überredet und ermutigt werden muß, sich gerade auf das einzulassen, was ihn am meisten aufregt („The Treatment of Chronic Obsessive-Compulsive Neurosis", Behav. Res. Ther. 9, 237, 1971). Aber auch in einer gemeinsam mit *J. P. Watson* und *R. Gaind* verfaßten Arbeit empfiehlt er therapeutisch, daß der Patient an den Gegenstand seiner Befürchtungen so nahe und so rasch herantreten muß, wie er nur kann, und nicht mehr solchen Gegenständen ausweichen darf („Prolonged Exposure", Brit. Med. J. 1, 13, 1971).

Daß die Logotherapie in Form der bereits 1939 beschriebenen paradoxen Intention diese therapeutischen Empfehlungen längst schon in die Tat umgesetzt hatte, wird heute auch von führenden Verhaltenstherapeuten zugegeben.

„Die paradoxe Intention geht zwar von einem ganz anderen als dem lerntheoretischen Ansatz aus", schreiben *H. Dilling, H. Rosefeldt, G. Kockott* und *H. Heyse* vom Max-Planck-Institut für Psychiatrie, ihre „Wirkung könnte möglicherweise aber mit einfachen Prinzipien der Lernpsychologie erklärt werden". Nachdem die Autoren zugeben, daß mit der paradoxen Intention „gute und zum Teil sehr rasche Erfolge erzielt wurden", interpretieren sie diese Erfolge lernpsychologisch, indem sie „eine Lösung der konditionierten Verbindung zwischen auslösendem Reiz und Angst annehmen. Um neue, angepaßtere Reaktionsweisen auf bestimmte Situationen hin aufzubauen, muß das Meidungsverhalten mit seiner ständig verstärkenden Wirkung aufgegeben werden und die betreffende Person neue Erfahrungen mit den angstauslösenden Reizen gewinnen". („Verhaltenstherapie bei Phobien, Zwangsneurosen, sexuellen Störungen und Süchten", Fortschr. Neurol. Psychiat. 39, 293, 1971.)

Dieses Geschäft besorge eben die paradoxe Intention. *Arnold A. Lazarus* bestätigt ihre Erfolge ebenfalls und erklärt sie vom Standpunkt der Verhaltenstherapie aus folgendermaßen:

„When people encourage their anticipatory anxieties to erupt, they nearly always find the opposite reaction coming to the fore – their worst fears subside and when the method is used several times, their dreads eventually disappear." (Behavior Therapy and Beyond, McGraw-Hill, New York 1971).

Die paradoxe Intention wurde von mir bereits 1929 praktiziert (*Ludwig J. Pongratz,* Psychotherapie in Selbstdarstellungen, *Hans Huber,* Bern 1973), aber erst 1939 beschrieben (*Viktor E. Frankl,* „Zur medikamentösen Unterstützung der Psychotherapie bei Neurosen", Schweizer Archiv für Neurologie und Psychiatrie 43, 26, 1939) und erst 1947 unter ihrem Namen publiziert (*Viktor E. Frankl,* Die Psychotherapie in der Praxis, *Franz Deuticke,* Wien 1947). Die Ähnlichkeit mit später auf den Markt gekommenen verhaltenstherapeutischen Behandlungsmethoden wie anxiety provoking, exposure in vivo, flooding, implosive therapy, induced anxiety, modeling, modification of expectations, negative practice, satiation und prolonged exposure ist unverkennbar und ist auch einzelnen Verhaltenstherapeuten nicht verborgen geblieben. *Dilling, Rosefeldt, Kockott* und *Heyse* zufolge „liegt der Methode der paradoxen Intention nach *V. E. Frankl,* obwohl sie ursprünglich nicht lernpsychologisch konzipiert wurde, möglicherweise ein ähnlicher Wirkungsmechanismus zugrunde wie den Flooding und Implosive Therapy genannten Behandlungsformen" (l. c.). Und was die zuletzt genannte Behandlungsform anlangt, verweist *I. M. Marks* ebenfalls auf „certain similarities to the paradoxical intention technique" (Fears and Phobias, Academic Press, New York 1969) sowie auf das Faktum, daß diese unsere Technik „closely resembled that now termed modeling" (Treatment of Obsessive-Compulsive Disorders, in: Psychotherapy and Behavior Change 1973, edited by *Hans H. Strupp* et al., Aldine Publishing Company, Chicago 1974).[10]

Wenn jemand gegenüber der paradoxen Intention eine Priorität beanspruchen kann, dann sind es meines Erachtens nur folgende

Autoren: *Rudolf Dreikurs* verdanke ich den Hinweis auf einen analogen „Trick“, der bereits 1932 von ihm (Das nervöse Symptom, Verlag *Moritz Perles,* Wien und Leipzig) und noch früher von *Erwin Wexberg* beschrieben wurde, welch letzerer ad hoc den Ausdruck „Antisuggestion“ prägte. Und 1956 wurde mir zur Kenntnis gebracht, daß *H. v. Hattingberg* ebenfalls auf eine analoge Erfahrung hinweist:

„Wem es zum Beispiel gelingt, das Auftreten eines nervösen Symptoms, gegen das er sich bisher ängstlich gewehrt hatte, bewußt zu wünschen, der kann durch diese willentliche Einstellung die Angst und schließlich auch das Symptom zum Schwinden bringen. Es ist also möglich, den Teufel durch den Beelzebub auszutreiben. Eine solche Erfahrung ist freilich nur manchen praktisch erreichbar. Es gibt jedoch kaum eine Erfahrung, die für den seelisch Gehemmten lehrreicher wäre.“ (Über die Liebe, München-Berlin 1940.)

Es ist auch nicht anzunehmen, daß die paradoxe Intention, wenn sie wirklich wirksam sein soll, nicht ihre Vorgänger und Vorläufer gehabt haben sollte. Was man der Logotherapie daher als Verdienst anrechnen kann, ist nur, daß sie das Prinzip zu einer Methode ausgebaut und in ein System eingebaut hat.

Nur um so bemerkenswerter ist es, daß der erste Versuch, die Wirksamkeit der paradoxen Intention experimentell zu beweisen, von Verhaltenstherapeuten unternommen wurde. Waren es doch die Professoren *L. Solyom, J. Garza-Perez, B. L. Ledwidge* und *C. Solyom* von der Psychiatrischen Klinik der McGill University, die in Fällen von chronischer Zwangsneurose jeweils zwei gleich intensiv ausgeprägte Symptome auswählten und dann das eine, das Zielsymptom, mit paradoxer Intention behandelten, während das andere, das „Kontroll“-Symptom, unbehandelt blieb. Tatsächlich ergab sich, daß einzig und allein die jeweils behandelten Symptome dahinschwanden, und zwar innerhalb weniger Wochen. Und zu Ersatzsymptomen kam es in keinem einzigen Falle! („Paradoxical Intention in the Treatment of Obsessive Thoughts: A Pilot Study“, Comprehensive Psychiatry 13, 291, 1972.)[11]

Unter den Verhaltenstherapeuten war es nun wieder *Lazarus,* dem „an integral element in Frankl’s paradoxical intention procedure“ aufgefallen ist: „the deliberate evocation of humor. A patient who fears that he may perspire is enjoined to show his audience what perspiration is really like, to perspire in gushes of drenching torrents of sweat which will moisturize everything within touching distance.“ (l.c.) Tatsächlich gehört, wie wir ja bereits vorwegnehmend bemerkt haben, als von der Mobilisierung der Fähigkeit zur Selbst-Distanzierung die Rede war – tatsächlich gehört der Humor, mit dem der Patient die paradoxe Intention jeweils formulieren muß, zum Wesen dieser Technik, und mit ihm hebt sie sich auch von den verhaltenstherapeutischen Behandlungsmethoden ab, die wir aufgezählt haben.

Mit welchem Recht wir aber immer schon und immer wieder auf die Bedeutung des Humors für den Erfolg der paradoxen Intention hingewiesen haben, wurde jüngst ebenfalls von einem Verhaltenstherapeuten bewiesen, und zwar war es *Iver Hand* vom Londoner Maudsley Hospital, der beobachten konnte, daß an Platzangst leidende Patienten, die – in Gruppen zusammengefaßt – mit den bis dahin von ihnen vermiedenen, weil ihre Angst auslösenden Situationen konfrontiert worden waren, ganz spontan sich selbst und einander mit Humor zur Übertreibung ihrer Angst antrieben: „They used humor spontaneously as one of their main coping mechanisms.“ (Vortrag auf dem Montrealer Logotherapie-Symposium, veranstaltet von der American Psychological Association auf ihrer Jahrestagung 1973.) Kurz, die Patienten „erfanden“ die paradoxe Intention – und so wurde ihr Reaktions-„Mechanismus“ von dem Londoner Forscher-Team auch interpretiert!

Nun wollen wir uns aber der paradoxen Intention zuwenden, wie sie lege artis, nach den Regeln der Logotherapie durchgeführt wird, und zwar soll dies anhand von Kasuistik erläutert werden. In diesem Zusammenhang darf zunächst einmal auf die Fälle verwiesen werden, die in meinen Büchern „Theorie und Therapie der Neurosen“, „Die Psychotherapie in der Praxis“, „Der Wille zum Sinn“ und „Ärztliche Seelsorge“ besprochen werden. Im folgenden konzentrieren wir uns aber auf unpubliziertes Material.

Spencer Adolph M. aus San Diego, California, schreibt mir:

„Zwei Tage, nachdem ich Ihr Buch Man's Search for Meaning gelesen hatte, befand ich mich in einer Situation, die mir Gelegenheit gab, die Logotherapie einmal auf die Probe zu stellen. An der Universität nehme ich nämlich an einem Seminar über *Martin Buber* teil, und während der ersten Zusammenkunft nahm ich mir kein Blatt vor den Mund, als ich glaubte, genau das Gegenteil von dem sagen zu müssen, was die anderen gesagt hatten. Da begann ich auf einmal, mächtig zu schwitzen. Und sobald ich das bemerkt hatte, bekam ich es mit der Angst zu tun, die anderen könnten es merken, woraufhin ich erst recht zu schwitzen begann. Plötzlich fiel mir der Fall eines Arztes ein, der Sie wegen seiner Angst vor Schweißausbrüchen konsultiert hatte, und ich dachte mir, meine Situation sei doch ähnlich. Aber ich halte nicht viel von der Psychotherapie, und von der Logotherapie am allerwenigsten.

Aber nur um so mehr schien mir meine Situation eine einmalige Gelegenheit zu sein, um die paradoxe Intention einmal auszuprobieren. Was war es doch, was Sie Ihrem Kollegen geraten hatten? Er möge sich doch zur Abwechslung einmal wünschen und vornehmen, den Leuten zu zeigen, wie tüchtig er schwitzen kann – ‚bisher hab' ich nur 1 Liter zusammengeschwitzt, jetzt aber will ich 10 Liter herausschwitzen', heißt es in Ihrem Buch. Und während ich im Seminar weitersprach, sagte ich mir: Tu doch auch du einmal deinen Kollegen was vorschwitzen, Spencer! Aber so richtig – das ist noch gar nichts – noch viel mehr sollst du schwitzen! Und es vergingen nicht mehr als ein paar Sekunden, und ich konnte beobachten, wie meine Haut trocken wurde. Innerlich mußte ich lachen. War ich doch nicht darauf gefaßt, daß die paradoxe Intention wirken wird, und noch dazu sofort. Zum Teufel noch einmal, sagte ich mir, da muß was dran sein, an dieser paradoxen Intention – das hat hingehaut, und dabei bin ich doch so skeptisch gegenüber der Logotherapie."

Einem Bericht von *Mohammed Sadiq* entnehmen wir folgenden Fall:

„Frau N., eine 48 Jahre alte Patientin, litt an Zittern, und zwar in dem Maße, daß sie außerstande war, eine Schale Kaffee oder ein Glas Wasser zu halten, ohne etwas zu verschütten. Auch konnte sie weder schreiben noch ein Buch ruhig genug halten, um lesen zu können. Eines Morgens ergab es sich, daß wir einander allein gegenübersaßen und sie wieder einmal begann zu zittern. Daraufhin beschloß ich, einmal die paradoxe Intention zu versuchen, und zwar richtig mit Humor. So begann ich denn: Wie wärs, Frau N., wenn wir einmal ein Wettzittern veranstalteten? – Sie: Was soll das heißen? – Ich: Wir wollen einmal sehen, wer schneller und wer länger zittern kann. – Sie: Ich hab' nicht gewußt, daß Sie ebenfalls an Zittern leiden. – Ich: Nein, nein – keineswegs; wenn ich aber will, dann kann ich zittern. (Und ich begann – und wie.) Sie: Jö – Sie könnens ja schneller als ich. (Und lächelnd begann sie, ihr Zittern zu beschleunigen.) Ich: Schneller – los, Frau N., Sie müssen viel schneller zittern. – Sie: Aber ich kann ja nicht – hören Sie auf, ich kann nicht mehr weiter. – Und sie war wirklich müde geworden. Sie stand auf, ging in die Küche und kam zurück – mit einer Schale Kaffee. Und sie trank sie aus, ohne auch nur einen Tropfen zu verschütten. Wann immer ich sie seither beim Zittern ertappe, brauche ich bloß zu sagen: Nun, Frau N., wie wär's mit einem Wettzittern? Woraufhin sie zu sagen pflegt: Schon recht, schon recht. – Und das hat noch jedesmal geholfen."

Georg Pynummootil (USA) berichtet folgendes:

„Ein junger Mann kam in meine Ordination, und zwar wegen eines schweren Blinzeltics, der immer auftrat, wenn er mit jemandem zu sprechen hatte. Da die Leute ihn zu fragen pflegten, was denn los sei, wurde er immer nervöser. Ich überwies ihn an einen Psychoanalytiker. Aber nach einer ganzen Reihe von Sitzungen kam er wieder, um mir zu melden, der Psychoanalytiker hätte nicht die Ursache finden, geschweige denn ihm helfen können. Daraufhin empfahl ich ihm, das nächste Mal, wenn er mit jemandem zu sprechen habe, soviel wie möglich mit den Augen zu zwinkern, um seinem Gesprächspartner zu zeigen, wie ausgezeichnet er das könne. Er aber meinte, ich müsse wohl verrückt geworden sein, wenn ich ihm mit solchen Empfehlungen komme, denn so was könne seinen Zustand ja nur verschlechtern. Und er ging. Ein paar Wochen lang ließ er sich nicht wieder sehen. Dann aber kam er eines Tages wieder, und zwar um mir ganz begeistert zu erzählen, was inzwischen geschehen war: Da er von meinem Vorschlag nichts gehalten hatte, dachte er auch nicht daran, ihn in die Tat umzusetzen. Das Zwinkern verschlimmerte sich aber, und als ihm eines Nachts wieder einfiel, was ich ihm gesagt hatte, sagte er sich: Jetzt hab' ich alles versucht, was es gibt, und nichts hat geholfen. Was kann schon passieren – versuchst halt' mal, was der dir da empfohlen hat. Und als er am nächsten Tag dem Erstbesten begegnete, nahm er sich vor, soviel wie möglich mit den Augen zu zwinkern – und zu seiner größten Überraschung war er einfach außerstande, es auch nur im geringsten zu tun. Von da an machte sich der Blinzeltic nie mehr bemerkbar."

Ein Universitätsassistent schreibt uns:

„Ich hatte mich irgendwo vorzustellen, nachdem ich mich um einen Posten beworben hatte, an dem mir sehr gelegen war, da ich dann in der Lage gewesen wäre, Frau und Kinder nachkommen zu lassen nach Kalifornien. Ich war aber sehr nervös und bemühte mich riesig, einen guten Eindruck zu hinterlassen. Wann immer ich aber nervös werde, fangen meine Beine zu zucken an, und zwar in einem Ausmaß, daß es die Anwesenden merken müssen. Und so geschah's auch diesmal. Diesmal aber sagte ich mir: Jetzt werde ich einmal diese Saumuskeln da so zwingen zu zucken, daß ich nicht mehr sitzen bleiben kann, sondern aufspringen muß und im Zimmer so lange herumtanzen, bis die Leute glauben, daß ich übergeschnappt bin. Diese Saumuskeln werden heute zucken wie noch nie – heut' gibt's einen Zuckrekord. – Nun, die Muskeln haben während der ganzen Besprechung kein einziges Mal gezuckt, ich hab' den Posten bekommen, und meine Familie wird bald hier in Kalifornien sein."

Zwei Beispiele von *Arthur Jores* (Der Kranke mit psychovegetativen Störungen, *Vandenhoeck,* Göttingen) passen in diesen Zusammenhang:

Es kam eine Krankenhausfürsorgerin zu Jores, „die darüber klagte, daß sie immer, wenn sie zu dem Arzt in sein Zimmer müsse, um mit ihm etwas zu besprechen, rot anlaufe. Wir übten zusammen die paradoxe Intention, und wenige Tage später bekam ich einen glücklichen Brief, es funktioniere ausgezeichnet." Ein anderes Mal kam ein Medizinstudent zu Jores, „für den es wegen eines Stipendiums außerordentlich wichtig war, ein gutes Physikum zu bestehen. Er klagte über Examensangst. Auch mit ihm wurde die paradoxe Intention geübt, und siehe da, er war während des Examens vollständig ruhig und bestand es mit einer guten Note" (Seite 52).

Larry Ramirez verdanken wir folgenden kasuistischen Beitrag:

„The technique which has helped me most often and worked most effectively in my counseling sessions is that of paradoxical intention. One such example I have illustrated below. Linda T., an attractive nineteen year old College Student, had indicated on her appointment card that she was having some problems at home with her parents. As we sat down, it was quite evident to me that she was very tense. She stuttered. My natural reaction would have been to say, ‚relax, it's alright', or ‚just take it easy', but from past experience I knew that asking her to relax would only serve to increase her tension. Instead, I responded with just the opposite, ‚Linda, I want you to be as tense as you possibly can. Act as nervously as you can'. ‚O.K.', she said, ‚being nervous is easy for me'. She started by clenching her fists together and shaking her hands as though they were trembling. ‚Thats good', I said, ‚but try to be more nervous'. The humor of the situation became obvious to her and she said, ‚I really was nervous, but I can't be any longer. It's odd, but the more I try to be tense, the less I'm able to be'. In recalling this case, it is evident to me that it was the humor that came from using paradoxical intention which helped Linda realize that she was a human being first and foremost, and a client second, and that I, too, was first a person, and her counselor second. Humor best illustrated our humanness."

Vor der Royal Society of Medicine hielt *J. F. Briggs* einen Vortrag, dem wir folgendes entnehmen:

„I was asked to see a young man from Liverpool, a stutterer. He wanted to take up teaching, but stuttering and teaching do not go together. His greatest fear and worry was his embarassment by the stuttering so that he went through mental agonies every time he had to say anything. I remembered a short time before having read an article by Viktor Frankl, who wrote about a reaction of paradox. I then gave the following suggestions – ‚You are going out into the world this week-end and you are going to show people what a jolly good stutterer you are.' He came up the following week and was obviously elated because his speech was so much better. He said ,What do you think happened! I went into a pub with some friends and one of them said to me ,I thought you used to be a stutterer' and I said ,I did – so what'! It was an instance where I took the bull by the horns and it was successful.'"

Ein anderer Fall von Stottern betrifft einen Studenten an der Duquesne University, der mir folgendes schreibt:

„17 Jahre hindurch war ich ein schwerer Stotterer. Es gab Zeiten, zu denen ich überhaupt außerstande war zu sprechen. Ich war auch wiederholt in Behandlung, hatte aber keinen Erfolg. Da wurde mir eines Tages von einem Professor der Auftrag erteilt, im Rahmen eines Seminars Ihr Buch Man's Search for Meaning zu besprechen. So las ich es denn und stieß auch auf Ihre paradoxe Intention. Daraufhin beschloß ich, sie auch in meinem eigenen Falle zu versuchen, und siehe da, gleich das erste Mal wirkte sie fabelhaft. Von Stottern war keine Spur. Dann machte ich mich auf und begab mich in jene Situationen, in denen ich immer gestottert hatte, aber wieder blieb das Stottern aus, sobald ich die paradoxe Intention anwandte. Ein paarmal wandte ich sie aber nicht an, und sofort war das Stottern auch wieder da. Ich sehe darin einen Beweis dafür, daß es tatsächlich die paradoxe Intention war, die mich von dem Stottern befreit hatte."

Der Pikanterie entbehrt nicht ein Bericht, den ich *Uriel Meshoulam,* einem Logotherapeuten von der Harvard University, verdanke:

Einer seiner Patienten wurde vom australischen Militär einberufen und war überzeugt, er würde nicht eingezogen werden, da er ein schwerer Stotterer war. Als er nun assentiert wurde, versuchte er vor dem Arzt dreimal, zu demonstrieren, wie schwer sein Stottern war, und war einfach total unfähig, überhaupt zu stottern. Schließlich wurde er zurückgestellt, aber auf Grund von hohem Blutdruck. „The Australian army probably doesn't believe him until today" – so schließt der Bericht – „that he is a stutterer."

Die Anwendung der paradoxen Intentionen in Fällen von Stottern ist in der Literatur viel diskutiert worden. *Manfred Eisenmann* widmete dem Thema seine Dissertation an der Universität von Freiburg im Breisgau (1960). *J. Lehembre* publizierte seine Erfahrungen mit Kindern und hebt hervor, daß es nur ein einziges Mal zu Ersatzsymptomen gekommen wäre („L'intention paradoxale, procédé de psychothérapie", Acta neurol. belg. 64, 725, 1964), was ja mit den Beobachtungen von *L. Solyom, Garza-Perez, Ledwidge* und *C. Solyom* übereinstimmt, die – nach paradoxer Intention – sogar in keinem einzigen Falle Ersatzsymptome feststellen konnten (l. c.).[12]

Jores (l. c.) behandelte einmal eine Patientin, die in der festen Vorstellung lebte, daß sie immer ausreichend Schlaf haben müsse. Sie war nun mit einem Manne verheiratet, der größere gesellschaftliche Verpflichtungen hatte, so daß es nicht ausblieb, daß sie immer wieder einmal recht spät ins Bett kam. Sie berichtete, daß sie das immer schlecht vertragen habe. Teilweise setzte schon nachts, so etwa gegen 1.00 Uhr, ein Migräneanfall ein oder spätestens am nächsten Morgen. Die Beseitigung dieser an das längere Aufbleiben gekoppelten Anfälle war durch die paradoxe Intention möglich. Es wurde der Patientin empfohlen, sich zu sagen: „So, jetzt willst du einmal einen richtigen, schönen Migräneanfall bekommen". Daraufhin seien, wie *Jores* berichtet, die Anfälle ausgeblieben.

Dieser Fall leitet über zur Anwendung der paradoxen Intention in Fällen von Schlafstörung.

Sadiq, den wir bereits zitiert haben, behandelte einmal eine 54 Jahre alte Patientin, die von Schlafmitteln abhängig geworden und dann in ein Spital eingeliefert worden war: „Um 10 Uhr abends kam sie aus ihrem Zimmer heraus und bat um ein Schlafmittel. Sie: Darf ich um meine Pillen bitten? Ich: Tut mir leid – die sind heute ausgegangen, und die Schwester hat vergessen, rechtzeitig neue zu bestellen. Sie: Wie soll ich jetzt schlafen können? Ich: Heute wird's eben ohne Schlafmittel gehen müssen. – 2 Stunden später erscheint sie wieder. Sie: Es geht einfach nicht. Ich: Und wie wärs, wenn Sie sich wieder hinlegten und zur Abwechslung einmal versuchten, nicht zu schlafen, sondern – im Gegenteil – die ganze Nacht aufzubleiben? Sie: Ich hab immer geglaubt, ich bin verrückt, aber mir scheint, sie sind's auch. Ich: Wissen Sie, manchmal macht mir's Spaß, verrückt zu sein, oder können Sie das nicht verstehen? Sie: War das Ihr Ernst? Ich: Was denn? Sie: Daß ich versuchen soll, nicht zu schlafen. Ich: Natürlich war das mein Ernst. Versuchen Sie's doch einmal! Wir wollen einmal sehen, ob Sie die ganze Nacht wach bleiben können. Nun? Sie: O.K. – Und als die Schwester morgens ihr Zimmer betrat, um ihr das Frühstück zu bringen, war die Patientin noch immer nicht erwacht."

Übrigens gibt es eine Anekdote, die es verdienen würde, in diesem Zusammenhang zitiert zu werden, und zwar aus dem bekannten Buch von *Jay Haley,* „Strategies of Psychotherapy" (*Grune & Stratton,* New York 1963):

Während eines Vortrags, den der berühmte Hypnotiseur und Therapeut *Milton H. Erickson* hielt, stand ein junger Mann auf und sagte zu ihm: „Vielleicht können Sie andere Leute hypnotisieren – mich bestimmt nicht." Daraufhin lud Erickson den jungen Mann ein, sich aufs Podium zu begeben und Platz zu nehmen, und dann sagte er zu ihm: „Sie sind hellwach – Sie bleiben wach – Sie werden immer wacher, wacher und wacher ... " Und prompt fiel die Versuchsperson in tiefe Trance.

R. W. Medlicott, dem Psychiater von der Universität Neuseeland, ist es vorbehalten geblieben, erstmalig die paradoxe Intention nicht nur aufs Schlafen, sondern auch aufs Träumen angewendet zu haben. Er hatte mit ihr schon viel Erfolg gehabt – auch, wie er hervorhebt, im Falle eines Patienten, der von Beruf Psychoanalytiker war.

Da war aber eine Patientin, die an regelmäßigen Alpträumen litt, und zwar träumte sie jeweils, daß sie verfolgt und schließlich niedergestochen werde. Dann schrie sie auf, und ihr Mann wachte ebenfalls auf. Medlicott trug ihr nun auf, alles daranzusetzen, um diese schrecklichen Träume zu Ende zu träumen, bis auch die Messerstecherei ein Ende habe. Und was geschah? Es gab keine Alpträume mehr, aber der Schlaf des Mannes war nach wie vor gestört: die Patientin schrie zwar nicht mehr auf, während sie schlief, aber dafür mußte sie nunmehr so laut lachen, daß der Mann auch jetzt nicht ruhig schlafen konnte. („The Management of Anxiety", New Zealand Medical Journal 70, 155, 1969.)

Ähnliches berichtet uns eine Leserin aus den USA.

„Donnerstag morgens erwachte ich deprimiert und dachte, ich würde überhaupt nicht mehr gesund werden. Im Laufe des Vormittags fing ich dann zu weinen an und war einfach verzweifelt. Da fiel mir die paradoxe Intention ein und ich sagte zu mir: Wollen mal sehen, wie deprimiert ich werden kann. Jetzt wird einmal so geweint, daß ich die ganze Wohnung nur so überschwemme mit Tränen. Und ich stellte mir vor, meine Schwester kommt heim und jammert: Zum Teufel noch einmal, hat das wirklich sein müssen, diese Flut von Tränen? Woraufhin ich dermaßen lachen mußte, daß ich Angst bekam. Und so blieb mir denn nichts anderes übrig, als mir zu sagen: Das Lachen wird so arg werden, daß die Nachbarn zusammenlaufen werden, um nachzusehen, wer denn da so laut lacht. Währenddessen hatte ich aufgehört, deprimiert zu sein, ich lud meine Schwester ein, mit mir auszugehen, und das war wie gesagt Donnerstag, und heute haben wir Samstag, und ich fühle mich nach wie vor sauwohl. Ich glaube halt, die paradoxe Intention wirkte vor 2 Tagen wie ein Versuch, zu weinen und gleichzeitig in den Spiegel zu schauen – weiß Gott warum, aber es ist dann einfach nicht möglich, weiter zu weinen."

Und sie mag nicht ganz so unrecht haben. Ist doch beides – die paradoxe Intention ebenso wie die Selbstbespiegelung – ein Vehikel der menschlichen Fähigkeit zur Selbstdistanzierung.

Immer wieder konnte beobachtet werden, daß die paradoxe Intention auch in schweren und chronischen, lang anhaltenden Fällen wirkt, und sie tut es auch dann, wenn die Behandlung kurz dauert. So wurden Fälle von Zwangsneurose beschrieben, die 60 Jahre lang bestanden hatten, bis mit der paradoxen Intention eine entscheidende Besserung herbeigeführt wurde (*K. Kocourek, Eva Niebauer* und *Paul Polak,* in: Ergebnisse der klinischen Anwendung der Logotherapie, Handbuch der Neurosenlehre und Psychotherapie, herausgegeben von *Viktor E. Frankl, Victor E. v. Gebsattel und J. H. Schultz, Urban & Schwarzenberg,* München-Berlin 1959). Die therapeutischen Erfolge, die sich mit dieser Technik erzielen lassen, sind zumindest dann erstaunlich und bemerkenswert, wenn wir sie mit dem ubiquitären Pessimismus konfrontieren, mit dem der Psychiater von heute schweren und chronischen Zwangsneurosen gegenübertritt. So verweisen *L. Solyom, Garza-Perez, Ledwidge* und *C. Solyom* (l. c.) auf das Ergebnis von 12 nachgehenden Untersuchungen, die aus 7 verschiedenen Ländern stammen und denen zufolge sich die Zwangsneurose in 50% der Fälle als therapeutisch unbeeinflußbar erwies. Die Autoren halten die Prognose der Zwangsneurose für schlechter als die Prognose jeder anderen Neurosenform, und die Verhaltenstherapie, meinen sie, habe da keinen Wandel zuwege gebracht, denn nur 46% der von Verhaltenstherapeuten publizierten Fälle seien gebessert worden. Aber auch *D. Henkel, C. Schmook* und *R. Bastine* (Praxis der Psychotherapie 17, 236, 1972) weisen unter Berufung auf erfahrene Psychoanalytiker darauf hin, „daß sich besonders schwere Zwangsneurosen trotz intensiver therapeutischer Bemühungen als unbehandelbar erweisen“, während die paradoxe Intention, die im Gegensatz zur Psychoanalyse stehe, „deutlich Möglichkeiten zu einer wesentlich kurzfristigeren Beeinflussung zwangsneurotischer Störungen erkennen läßt.“

Friedrich M. Benedikt hat in seiner Dissertation „Zur Therapie angst- und zwangsneurotischer Symptome mit Hilfe der paradoxen Intention und Dereflexion nach *V. E. Frankl*“ (München 1968) gezeigt, daß für die Handhabung der paradoxen Intention in schweren und chronischen Fällen ein unerhörter persönlicher Einsatz erforderlich sei. In diesem Zusammenhang möchten wir aber auch wiederholen, daß „der therapeutische Effekt der paradoxen Intention damit steht und fällt, daß der Arzt auch den Mut hat, dem Patienten ihre Handhabung vorzuspielen“ (*Viktor E. Frankl,* Die Psychotherapie in der Praxis, *Franz Deuticke,* Wien 1961), was anhand eines konkreten Falles bereits demonstriert wurde (l. c.). Die Verhaltenstherapie anerkennt ja die Bedeutung solchen Vorgehens ebenfalls, wenn sie dafür sogar einen eigenen Ausdruck geprägt hat und von modeling spricht.

Daß auch in Fällen von langer Dauer die paradoxe Intention helfen und dabei die Behandlung von kurzer Dauer sein kann, soll mit folgender Kasuistik belegt werden.

Ralph G. Victor und *Carolyn M. Krug* („Paradoxical Intention in the Treatment of Compulsive Gambling", American Journal of Psychotherapy 21, 808, 1967) vom Department of Psychiatry an der University of Washington wandten diese Technik im Falle eines Mannes an, der seit seinem 14. Lebensjahr ein ausgesprochener Spieler war. Und zwar wiesen sie ihn an, täglich 3 Stunden lang zu spielen, obzwar er dabei so verlor, daß ihm nach 3 Wochen das Geld ausging. Und was taten die Therapeuten? Sie empfahlen ihm kaltblütig, er solle doch seine Uhr verkaufen. So oder so: es war das erste Mal nach mehr als 20 Jahren („after 20 years and five psychiatrists", wie es in der Publikation wörtlich heißt), daß der Patient von seiner Spielleidenschaft loskommen konnte.

In dem von *Arnold A. Lazarus* herausgegebenen Buch „Clinical Behavior Therapy" (*Brunner-Mazel,* New York 1972) bespricht *Max Jacobs* folgenden Fall:

Mrs. K. hatte mindestens 15 Jahre lang an einer schweren Klaustrophobie gelitten, als sie ihn in Südafrika aufsuchte, und zwar eine Woche, bevor sie von dort nach England fliegen mußte, das ihre Heimat ist. Sie ist Opernsängerin und muß viel in der Welt herumfliegen, um ihren Engagementverpflichtungen nachzukommen. Dabei konzentrierte sich die Klaustrophobie ausgerechnet auf Flugzeuge, Aufzüge, Restaurants und – Theater.

„Frankl's technique of paradoxical intention was then brought in", heißt es weiter, und tatsächlich wies *Jacobs* die Patientin an, die ihre Phobie auslösenden Situationen aufzusuchen und sich zu wünschen, was sie immer so gefürchtet hatte, nämlich zu ersticken – auf der Stelle will ich ersticken, mußte sie sich sagen, los – „let it do its damndest". Dazu kam noch, daß die Patientin in „progressive relaxation" und „desensitization" instruiert wurde. 2 Tage später stellte sich heraus, daß sie bereits imstande war, ohne weiteres ein Restaurant aufzusuchen, im Aufzug und sogar in einem Autobus zu fahren. 4 Tage später konnte sie ohne Angst ein Kino besuchen und sah ihrem Rückflug nach England ohne Erwartungsangst entgegen. Aus London berichtete sie dann, daß sie sogar imstande war, erstmalig nach vielen Jahren wieder in der Untergrundbahn zu fahren. 15 Monate nach der so kurzen Behandlung ergab sich, daß die Patientin beschwerdefrei geblieben war.

Jacobs beschreibt anschließend einen Fall, in dem es sich nicht um eine Angst-, sondern um eine Zwangsneurose handelte.

Mr. T. hatte 12 Jahre lang an seiner Neurose gelitten und ohne Erfolg sowohl eine Psychoanalyse als auch eine Elektroschockbehandlung über sich ergehen lassen. Hauptsächlich fürchtete er zu ersticken, und zwar beim Essen, beim Trinken oder beim Überqueren einer Straße. *Jacobs* wies ihn nun an, genau das zu tun, was er immer so gefürchtet hatte: „Using the technique of paradoxical intention, he was given a glass of water to drink and told to try as hard as possible to make himself choke" – im Sinne der paradoxen Intention reichte *Jacobs* dem Patienten ein Glas Wasser und forderte ihn auf, alles daranzusetzen, um zu ersticken. „He was instructed to try to choke at least 3 times a day" – er sollte sich vornehmen, mindestens dreimal täglich zu ersticken. Daneben wurde Entspannung geübt, und während der 12. Sitzung konnte der Patient berichten, daß er komplett beschwerdefrei geworden war.

Immer wieder wird gefragt, unter welchen Bedingungen und Voraussetzungen eine Ausbildung in der logotherapeutischen Methode möglich sei. Gerade die Technik der paradoxen Intention bestätigt jedoch, daß es mitunter durchaus genügt, sich mit ihr auf Grund der vorliegenden Literatur vertraut zu machen. Jedenfalls gehören zu jenen Psychiatern und Psychologen, die mit der paradoxen Intention am erfolgreichsten und verständnisvollsten umgehen, auch solche, die kein einziges Mal mit uns Kontakt aufgenommen hatten. Wie sie die paradoxe Intention nur von unseren Publikationen her kennen, so wissen wir von ihren Erfolgen und Erfahrungen nur von ihren Publikationen her. Es ist aber auch interessant festzustellen, wie die diversen Autoren die paradoxe Intention modifizieren und mit anderen Verfahren kombinieren. Diese Feststellung bekräftigt nur unsere Überzeugung, daß die Psychotherapie, also nicht nur die Logotherapie, angewiesen ist auf die ständige Bereitschaft zur Improvisation. Wo die Möglichkeit gegeben ist, die Ausbildung in Form klinischer Demonstrationen zu bewerkstelligen, ist es nicht zuletzt dieses Improvisieren, was gelehrt werden muß – und auch gelernt werden kann.

Es ist erstaunlich, wie häufig auch Laien die paradoxe Intention mit Erfolg auf sich selbst anwenden.

Vor uns liegt der Brief einer 14 Jahre lang an Platzangst Leidenden, die 3 Jahre lang ohne Erfolg in orthodox-psychoanalytischer Behandlung gestanden war. 2 Jahre lang wurde sie von einem Hypnotiseur behandelt, woraufhin sich ihre Platzangst ein wenig verbesserte. Für die Dauer von 6 Wochen mußte sie sogar interniert werden. Nichts half wirklich. Immerhin schreibt die Kranke: „Nothing has really changed in 14 years. Every day of those years was hell." Dann war es wieder einmal so weit, daß sie auf der Straße umkehren wollte. So arg überkam sie die Platzangst. Da fiel ihr ein, was sie in meinem Buch „Man's Search for Meaning" gelesen hatte, und sie sagte sich: „Jetzt werd' ich einmal all den Leuten rings um mich hier auf der Straße zeigen, wie ausgezeichnet ich das alles kann: in Panik geraten und kollabieren." Und auf einmal war sie ruhig. Sie setzte ihren Weg zum Supermarkt fort und besorgte ihre Einkäufe. Als es aber dann zum Zahlen kam, geriet sie in Schweiß und begann zu zittern. Da sagte sie sich: „Dem Kassier da werd' ich jetzt einmal wirklich zeigen, was ich zusammenschwitzen kann. Der wird Augen machen." Erst auf dem Rückweg bemerkte sie, wie ruhig sie geworden war. Und so ging es weiter. Nach wenigen Wochen war sie imstande, mit Hilfe der paradoxen Intention die Platzangst so weit zu beherrschen, daß sie manchmal nicht glauben konnte, daß sie jemals krank gewesen war. „I have tried many methods, but none gave me the quick relief your method did. I believe in paradoxical intention, because I have tried it on my own with just a book."

Der Pikanterie halber sei noch erwähnt, daß die – nunmehr gesundete – Kranke den Ehrgeiz gehabt hatte, ihr aus der Lektüre eines einzigen Buches gewonnenes Wissen um die paradoxe Intention zu komplettieren. Schließlich hatte sie in der „Chicago Tribune" sogar eine Annonce aufgegeben, die sie eine Woche lang erscheinen ließ. Der Zeitungsausschnitt lag ihrem Brief bei. Die Annonce lautete folgendermaßen: „Would like to hear from anyone having knowledge of or treated by paradoxical intention for agoraphobia." Aber niemand meldete sich auf die Annonce hin.

Daß der Laie die paradoxe Intention überhaupt und noch dazu auf sich selbst anwenden kann, wird verständlich, wenn wir bedenken, daß sie auf coping mechanisms zurückgreift, die – wie ja auch die von uns bereits zitierten Beobachtungen von *Hand* beweisen – im Menschen bereitliegen. Und so ist denn auch ein Fall wie der folgende zu verstehen.

Ruven A.K. aus Israel, der an der U.S. International University studiert, wurde im Alter von 18 Jahren zum Militärdienst eingezogen. „I was looking forward to serving in the army. I found meaning in my country's struggle for survival. Therefore, I decided to serve in the best way I could. I volunteered to the top troops in the army, the paratroopers. I was exposed to situations where my life was in danger. For example jumping out of the plane for the first time. I experienced fear and was literally shaking and trying to hide this fact made me shake more intensively. Then I decided to let my fear show and shake as much as I can. And after a while the shaking and trembling stopped. Unintentionally I was using paradoxical intention and surprisingly enough it worked."

Aber die paradoxe Intention wird nicht nur von einzelnen Individuen ad usum proprium erfunden. Das ihr zugrunde liegende Prinzip wurde auch schon von der vorwissenschaftlichen Psychiatrie entdeckt. *J. M. Ochs* hielt in der Pennsylvania Sociological Society an der Villanova University einen Vortrag („Logotherapy and Religious Ethnopsychiatric Therapy“, 1968), in dem er die Ansicht vertrat, die Ethnopsychiatrie wende Prinzipien an, die später von der Logotherapie systematisiert worden seien. Im besonderen sei die Volksmedizin der Ifaluk ausgesprochen logotherapeutisch. „The Shaman of Mexican-American folk psychiatry, the curandero, is a logotherapist.“ *Ochs* verweist auch auf *Wallace* und *Vogelson,* denen zufolge die Volksmedizin auch im allgemeinen Prinzipien zur Anwendung bringe, die auch in der modernen Psychiatrie eine Rolle spielen. „It appears that logotherapy is one nexus between the two systems.“

Solche Hypothesen werden plausibel, wenn wir zwei Berichte wie die folgenden miteinander vergleichen.

Der erste handelt von einem 24 Jahre alten Schizophrenen, der an akustischen Halluzinationen litt. Er hörte Stimmen, die ihn bedrohten und verspotteten. Unser Gewährsmann hatte mit ihm im Rahmen eines Spitalsaufenthalts zu tun. „Der Patient verließ mitten in der Nacht sein Zimmer, um sich darüber zu beklagen, daß ihn die Stimmen nicht schlafen lassen. Es sei ihm empfohlen worden, sie zu ignorieren, aber das sei eben unmöglich. Es entspann sich nun folgender Dialog. Arzt: Wie wär's, wenn Sie's einmal auf eine andere Tour versuchten? Patient: Wie meinen Sie das? Arzt: Legen Sie sich jetzt einmal hin und verfolgen Sie so aufmerksam wie nur möglich, was Ihnen die Stimmen sagen – lassen Sie sich kein einziges Wort entgehen, verstehen Sie? Patient: Ist das Ihr Ernst? Arzt: Selbstverständlich meine ich das im Ernst. Ich seh' auch nicht ein, warum Sie nicht zur Abwechslung einmal diese Scheiß-Stimmen (‚these God damn things') genüßlich auskosten sollen? Patient: Ich hab doch gedacht … Arzt: Jetzt versuchen Sie's einmal – dann reden wir weiter. – 45 Minuten später war er eingeschlafen. Am Morgen war er begeistert – so sehr hatten ihn die Stimmen für den Rest der Nacht in Ruhe gelassen.“

Und nun das Gegenstück. *Jack Huber* (Through an Eastern Window, Bantam Books, New York 1968) besuchte einmal eine von Zen-Psychiatern geführte Klinik. Das Motto, das die Arbeit dieser

Psychiater beherrscht, lautet: „Emphasis on living with the suffering rather than complaining about it, analyzing, or trying to avoid it."

Da wurde nun eines Tages eine buddhistische Nonne eingeliefert, die sich in einem schweren Verwirrtheitszustand befand. Sie war ängstlich erregt, denn sie glaubte, Schlangen kriechen auf ihr herum. Europäische Ärzte, Psychiater und Psychologen hatten den Fall bereits aufgegeben, als eben der Zen-Psychiater beigezogen wurde. „Was ist los", fragte er. „Ich fürchte mich so vor den Schlangen – überall sind da Schlangen um mich herum." Der Zen-Psychiater überlegte eine Weile, und dann sagte er: „Ich muß jetzt leider wieder gehen, aber in einer Woche komme ich wieder. Während dieser Woche möchte ich nun, daß Sie die Schlangen ganz genau beobachten – wenn ich Sie wieder besuche, müssen Sie nämlich ganz genau jede einzelne Bewegung beschreiben." Eine Woche später war die Nonne längst wieder normal und versah ihren Dienst. „Nun, wie geht's", fragte der Zen-Psychiater. „Ich hab die Schlangen so aufmerksam wie nur möglich beobachtet, aber das ging nicht lange, denn je mehr ich es tat, desto mehr machten sie sich aus dem Staube."

Bliebe noch, das dritte pathogene Reaktionsmuster zu besprechen. Während das erste für angstneurotische und das zweite für zwangsneurotische Fälle charakteristisch ist, handelt es sich beim dritten pathogenen Reaktionsmuster um einen Mechanismus, dem wir bei Sexualneurosen begegnen, also in Fällen, in denen Potenz und Orgasmus gestört sind. Und zwar beobachten wir in diesen Fällen wieder, wie bei den Zwangsneurosen, daß der Patient kämpft, aber bei den Sexualneurosen kämpft er nicht gegen etwas – wir sagten doch, der Zwangsneurotiker kämpfte gegen den Zwang. Sondern der Sexualneurotiker kämpft um etwas, und er tut es insofern, als er, eben in Form von Potenz und Orgasmus, um sexuelle Lust kämpft. Aber leider: je mehr es einem um Lust geht, um so mehr vergeht sie einem auch schon. Dem direkten Zugriff entzieht sie sich nämlich. Denn Lust ist weder der wirkliche Zweck unseres Verhaltens und Handelns noch ein mögliches Ziel, vielmehr ist sie in Wirklichkeit eine Wirkung, eine Nebenwirkung, die sich von selbst einstellt, wann immer wir unsere Selbst-Transzendenz ausleben, wann immer wir uns also entweder liebend einem anderen oder aber dienend einer Sache hingeben. Sobald wir aber nicht mehr den Partner meinen, sondern nur noch Lust, steht dieser unser Wille zur Lust auch schon sich selbst im Wege. Die Selbst-Manipulation scheitert. Der Weg zu Lustgewinn und Selbst-

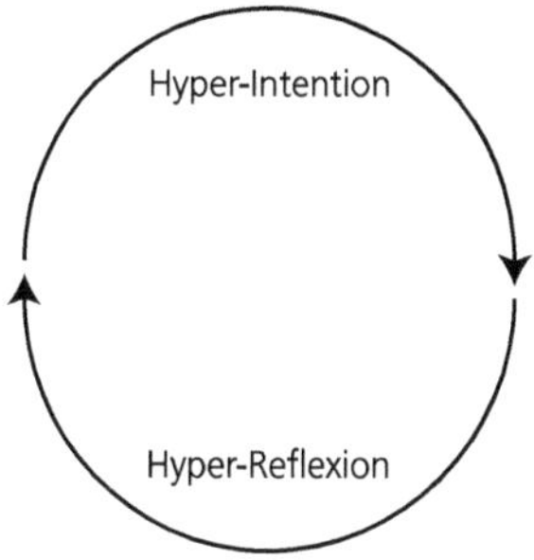

Abb. 3

verwirklichung führt nun einmal über Selbst-Hingabe und Selbst-Vergessenheit. Wer diesen Weg für einen Umweg hält, ist versucht, eine Abkürzung zu wählen und auf die Lust wie auf ein Ziel loszusteuern. Allein, die Abkürzung erweist sich als eine Sackgasse.

Und wieder können wir beobachten, wie sich der Patient in einem Teufelskreis verfängt. Der Kampf um die Lust, der Kampf um Potenz und Orgasmus, der Wille zur Lust, die forcierte, eine Hyper-Intention (Abbildung 3) der Lust bringt einen nicht nur um die Lust, sondern bringt auch eine ebenso forcierte, eine Hyper-Reflexion mit sich: man beginnt, während des Aktes sich selbst zu beobachten und auch den Partner zu belauern. Um die Spontaneität ist es dann geschehen.

Fragen wir uns, was in Fällen von Potenzstörung die Hyper-Intention ausgelöst haben mag, so läßt sich immer wieder feststellen, daß der Patient im Sexualakt eine Leistung sieht, die von ihm verlangt wird. Mit einem Wort, für ihn hat der Sexualakt einen Forderungscharakter. Bereits 1946 (*Viktor E. Frankl,* Ärztliche Seelsorge, *Franz Deuticke,* Wien) haben wir darauf hingewiesen, daß der Patient „sich zum Vollzug des Sexualakts gleichsam verpflichtet fühlt", und zwar könne dieser „Zwang zur Sexualität ein Zwang seitens des eigenen Ich oder der Zwang seitens einer Situation sein." Der Zwang könne aber auch von der Partnerin ausgehen („temperamentvolle", sexuell anspruchsvolle Partnerin). Die Bedeutung dieses dritten Moments wurde inzwischen sogar an Tieren experimentell bestätigt. So konnte *Konrad Lorenz* ein Kampffisch-Weibchen dazu bringen, dem Männchen bei der Paarung nicht kokett davon-, sondern energisch entgegenzuschwimmen, woraufhin der Kampffisch-Mann, wie es heißt, menschlich reagierte: es verschloß sich ihm auf reflektorischem Weg der Paarungsapparat.

Zu den aufgezählten drei Instanzen, von denen sich die Patienten zur Sexualität gedrängt fühlen, kommen nun neuerdings zwei weitere Faktoren hinzu. Zunächst einmal der Wert, den die Leistungsgesellschaft nicht zuletzt auch auf die sexuelle Leistungsfähigkeit legt. Die peer pressure, also die Abhängigkeit des einzelnen Individuums von seinesgleichen und davon, was die anderen, die Gruppe, der er angehört, für „in" hält, – die peer pressure führt dazu, daß Potenz und Orgasmus forciert intendiert werden. Aber nicht nur die Hyper-Intention wird solcherart im kollektiven Maßstab gezüchtet, sondern auch die Hyper-Reflexion. Den Rest von Spontaneität, den die peer pressure noch unangetastet läßt, nehmen dem Menschen von heute dann die pressure groups. Wir meinen die sexuelle Vergnügungsindustrie und die Aufklärungsindustrie. Der sexuelle Konsumationszwang, auf den sie es abgesehen haben, wird durch die hidden persuaders an die Leute herangebracht, und die Massenmedien geben sich dazu her. Paradox ist nur, daß sich auch der junge Mensch von heute dazu hergibt, sich solcherart vom Industriekapital gängeln und von der Sexwelle schaukeln zu lassen, ohne zu bemerken, wer ihn da manipuliert. Wer gegen die Heuchelei auftritt, sollte es auch dort tun, wo die Pornographie, damit es zu keiner Geschäftsstörung kommt, je nachdem für Kunst oder Aufklärung ausgegeben wird.

Die Situation hat sich zuletzt insofern verschärft, als immer mehr Autoren unter den jungen Leuten eine Zunahme der Impotenz beobachten konnten und diese Zunahme auf die moderne Frauenemanzipation zurückführen. So berichtet *J. M. Stewart* über „impotence at Oxford": Die jungen Frauen, heißt es da, rennen herum und *fordern* ihre sexuellen Rechte („demanding sexual rights"), und die jungen Männer fürchten sich davor, von Partnerinnen mit viel Erfahrung für armselige Liebhaber gehalten zu werden (Psychology and Life Newsletter I, 5, 1972). Aber auch *George L. Ginsberg, William A. Frosch* und *Theodore Shapiro* brachten unter dem Titel „Die neue Impotenz" eine Arbeit heraus, in der sie ausdrücklich davon sprechen, daß „der junge Mann von heute insofern *gefordert* ist, als sich bei der Exploration erweist, daß in diesen Fällen einer neuen Form von Impotenz die Initiative zum Geschlechtsverkehr von der weiblichen Seite kam" (Arch. gen. Psych. 26, 218, 1972).

Der Hyper-Reflexion treten wir logotherapeutisch mit einer *Dereflexion* entgegen, während zur Bekämpfung der in Fällen von Impotenz so pathogenen Hyperintention eine logotherapeutische Technik zur Verfügung steht, die auf das Jahr 1947 (*Viktor E. Frankl,* Die Psychotherapie in der Praxis, *Franz Deuticke,* Wien 1947) zurückgeht. Und zwar empfehlen wir, den Patienten dazu zu bewegen, daß er den Sexualakt „nicht programmatisch sich vornimmt, sondern es bewenden läßt bei fragmentarisch bleibenden Zärtlichkeiten, etwa im Sinne eines mutuellen sexuellen Vorspiels". Auch veranlassen wir „den Patienten, seiner Partnerin gegenüber zu erklären, wir hätten vorderhand ein strenges Koitusverbot erlassen – in Wirklichkeit soll sich der Patient über kurz oder lang nicht mehr daran halten, sondern – nunmehr entlastet vom Druck sexueller Forderungen, wie sie bis dahin seitens der Partnerin an ihn ergangen waren – in einer zunehmenden Annäherung ans Triebziel heranmachen, auf die Gefahr hin, daß er von der Partnerin – eben unter Hinweis auf das vergebliche Koitusverbot – abgewiesen würde. Je mehr er refüsiert wird, desto mehr reüssiert er auch schon."

William S. Sahakian und *Barbara Jacquelyn Sahakian* („Logotherapy as a Personality Theory", Israel Annals of Psychiatry 10, 230, 1972) sind der Ansicht, daß die Forschungsergebnisse von *W. Masters* und *V. Johnson* unsere eigenen durchaus bestätigt haben. Tatsächlich ist ja auch die 1970 von *Masters* und *Johnson* entwickelte Behandlungsmethode der 1947 von uns publizierten und soeben skizzierten Behandlungstechnik in vielen Punkten sehr ähnlich. Im folgenden sollen aber unsere Ausführungen wieder einmal kasuistisch belegt werden.

Godfryd Kaczanowski („Logotherapy: A New Psychotherapeutic Tool", Psychosomatics 8, 158, 1967) berichtet über ein Ehepaar, das ihn konsultierte.

Sie waren erst seit wenigen Monaten verheiratet. Der Mann erwies sich nun als impotent und war schwerst deprimiert. Sie hatten aus Liebe geheiratet, und der Mann war so glücklich, daß er nur ein Ziel kannte, und das war, auch seine Frau so glücklich wie nur möglich zu machen, und zwar auch sexuell, indem er ihr also einen möglichst intensiven Orgasmus ermöglichte. Nach wenigen Sitzungen war er aber von *Kaczanowski* an die Einsicht herangeführt worden, daß gerade diese Hyperintention des Orgasmus der Partnerin seine eigene Potenz verunmöglichen mußte. Auch sah er ein, daß er dann, wenn er seiner Frau „sich selbst" gäbe, ihr mehr geben würde, als den Orgasmus, zumal sich der letztere ohnehin automatisch einstellen würde, wenn er es nicht mehr auf ihn abgesehen hätte. Nach den Regeln der Logotherapie verordnete *Kaczanowski* bis auf weiteres ein Koitusverbot, was den Patienten sichtlich von seiner Erwartungsangst entlastete. Wie erwartet kam es dann wenige Wochen später dazu, daß der Patient das Koitusverbot ignorierte, seine Frau sträubte sich eine Weile dagegen, gab aber dann ebenfalls auf, und seither ist das Sexualleben der beiden hundertprozentig normalisiert.

Analog ein Fall von *Darrell Burnett,* in dem es sich nicht um Impotenz, sondern um Frigidität handelte:

„A woman suffering from frigidity kept observing what was going on in her body during intercourse, trying to do everything according to the manuals. She was told to switch her attention to her husband. A week later she experienced an orgasm."

Wie beim Patienten von *Kaczanowski* die Hyperintention durch die paradoxe Intention, nämlich durch das Koitusverbot, behoben wurde, so wurde bei der Patientin von *Burnett* die Hyperreflexion durch die Dereflexion beseitigt, was aber nur geschehen konnte, wenn die Patientin zur Selbst-Transzendenz zurückfand.

Ähnlich verlief folgender Fall, den ich meiner eigenen Kasuistik entnehme.

Die Patientin wandte sich wegen ihrer Frigidität an mich. In der Kindheit war sie vom eigenen Vater geschlechtlich mißbraucht worden. „Dies muß sich rächen", so lautete die Überzeugung der Patientin. Im Banne dieser Erwartungsangst aber war sie, wann immer es zu einem intimen Beisammensein mit ihrem Partner kam, „auf der Lauer"; denn sie wollte sich endlich einmal in ihrer Weiblichkeit bewähren und bestätigen. Eben damit war jedoch ihre Aufmerksamkeit aufgeteilt zwischen dem Partner und ihr selbst. All dies mußte aber auch schon den Orgasmus vereiteln; denn in dem Maße, in dem man auf den Sexualakt achtgibt, in ebendemselben Maße ist man auch schon unfähig, sich hinzugeben. – Ich redete ihr ein, ich hätte im Augenblick keine Zeit, die Behandlung zu übernehmen, und bestellte sie in 2 Monaten wieder. Bis dahin aber möge sie sich nicht weiter um ihre Fähigkeit beziehungsweise Unfähigkeit zum Orgasmus kümmern – die würde dann im Rahmen der Behandlung ausgiebig zur Sprache kommen – , sondern nur um so mehr während des Geschlechtsverkehrs ihre Aufmerksamkeit dem Partner zuwenden. Und der weitere Verlauf gab mir recht. Was ich erwartet hatte, trat ein. Die Patientin kam nicht erst nach 2 Monaten wieder, sondern bereits nach 2 Tagen – geheilt. Die bloße Ablösung der Aufmerksamkeit von sich selbst, von ihrer eigenen Fähigkeit beziehungsweise Unfähigkeit zum Orgasmus – kurz: eine Dereflexion –

und die nur um so unbefangenere Hingabe an den Partner hatten genügt, um erstmalig den Orgasmus herbeizuführen.

Mitunter kann unser „Trick“ nur ausgespielt werden, wenn weder der eine noch der andere Partner eingeweiht ist. Wie erfinderisch man in einer solchen Situation sein muß, erhellt ein folgender Bericht, den ich *Myron J. Horn* – einem ehemaligen Studenten von mir – verdanke:

„Ein junges Paar suchte mich wegen der Impotenz des Mannes auf. Seine Frau hatte ihm wiederholt gesagt, daß er ein miserabler Liebhaber (‚a lousy lover') sei und sie nunmehr gedenke, sich mit anderen Männern einzulassen, um endlich einmal wirklich befriedigt zu werden. Ich forderte die beiden nun auf, eine Woche hindurch jeden Abend mindestens eine Stunde lang nackt miteinander im Bett zu verbringen und zu tun, was ihnen behagt, das Einzige, das aber unter keinen Umständen zulässig ist, sei der Koitus. Eine Woche später sah ich sie wieder. Sie hätten versucht, meinten sie, meine Anweisungen zu befolgen, aber ‚leider' sei es dreimal zum Koitus gekommen. Ich gab mich erzürnt und bestand darauf, daß sie sich wenigstens in der kommenden Woche an meine Instruktionen halten. Es vergingen nur wenige Tage, und sie riefen mich an, um abermals zu berichten, daß sie außerstande gewesen waren, mir zu folgen, vielmehr war es jetzt sogar mehrmals täglich zum Koitus gekommen. Ein Jahr später erfuhr ich dann, daß es bei diesem Erfolg auch geblieben war.“

Es ist aber auch möglich, daß wir nicht den Patienten, sondern seine Partnerin in unseren „Trick“ einweihen müssen. So geschah es im folgenden Falle.

Die Teilnehmerin an einem Logotherapie-Seminar, das *Joseph B. Fabry* an der Universität von Berkeley hielt, wandte unsere Technik unter seiner Führung auf ihren eigenen Partner an, der von Beruf Psychologe war und als solcher eine Sexualberatungsstelle leitete. (Ausgebildet worden war er von *Masters* und *Johnson*.) Dieser Sexualberater erwies sich nun selber und seinerseits als potenzgestört. „Using a Frankl technique“, – so wird uns berichtet – „we decided that Susan should tell her friend that she was under doctor's care who had given her some medication and told her not to have intercourse for a month. They were allowed to be physically close and do everything up to actual intercourse. Next week Susan reported that it had worked.“ Dann gab's aber einen Rückfall. *Fabrys* Studentin Susan war aber erfinderisch genug, um diesmal allein mit der Potenzstörung ihres Partners fertig zu werden: „Since she could not have repeated the story about doctor's orders she had told her friend that she had had seldom, if ever, reached orgasm and asked him not to have intercourse that night but to help her with her problem of orgasm.“ Sie übernahm also die Rolle einer

Patientin, um ihrem Partner die Rolle des praktizierenden Sexualberaters aufzudrängen und ihn so in die Selbst-Transzendenz zu lotsen. Damit wurde aber auch schon die Dereflexion herbeigeführt und die so pathogen gewesene Hyperreflexion ausgeschaltet. „Again it worked. Since then no more problem with impotence occurred."

Gustave Ehrentraut, ein kalifornischer Sexualberater, hatte einmal einen Patienten zu behandeln, der seit 16 Jahren an Ejaculatio praecox litt.

Zuerst wurde der Fall verhaltenstherapeutisch angegangen, aber auch nach 2 Monaten stellte sich kein Erfolg ein. „I decided to attempt Frankl's paradoxical intention", heißt es dann weiter. „I informed the patient that he wasn't going to be able to change his premature ejaculation, and that he should, therefore, only attempt to satisfy himself." Als *Ehrentraut* dem Patienten dann noch empfahl, den Koitus so kurz wie nur möglich dauern zu lassen, wirkte sich die paradoxe Intention so aus, daß die Dauer des Koitus auf das Vierfache verlängert werden konnte. Zu einem Rückfall kam es seither nicht.

Ein anderer kalifornischer Sexualberater, *Claude Farris,* überließ mir einen Bericht, aus dem hervorgeht, daß die paradoxe Intention auch in Fällen von Vaginismus anwendbar ist.

Für die Patientin, die in einem katholischen Kloster erzogen wurde, war die Sexualität ein strenges Tabu. In Behandlung kam sie wegen heftiger Schmerzen während des Koitus. *Farris* wies sie nun an, die Genitalgegend nicht zu entspannen, sondern die Scheidenmuskulatur möglichst zu innervieren, so daß es ihrem Mann unmöglich wird, in die Scheide einzudringen. Eine Woche später erschienen die beiden abermals, um zu berichten, daß der Koitus das erste Mal in ihrem Eheleben schmerzfrei gewesen war. Rezidiv war keines zu verzeichnen. Das Bemerkenswerte an diesem Bericht ist aber der Einfall, die paradoxe Intention einzuschalten, um Entspannung zustande zu bringen.

In diesem Zusammenhang soll auch ein Experiment von David L. Norris, einem kalifornischen Forscher, erwähnt werden, in dessen Rahmen die Versuchsperson Steve angewiesen wurde, sich möglichst zu entspannen, was sie auch versuchte, aber ohne Erfolg, da Steve zu aktiv auf dieses Ziel lossteuerte. Norris konnte das sehr genau beobachten, da die Versuchsperson in einen Elektromyographen eingespannt war, der ständig auf 50 Mikro-Ampere ausschlug. Bis Steve von Norris erfuhr, daß er es in seinem ganzen Leben nicht dazu bringen werde, sich wirklich zu entspannen. Da platzte Steve heraus: „Soll die Entspannung der Teufel holen. Ich pfeif auf Entspannung." Und da schnellte auch schon der Zeiger des Elektromyographen auf 10 Mikro-Ampere hinunter. „With such speed", berichtet Norris, „that I thought the unit had become disconnected. For the succeeding sessions Steve was successful because he was *not* trying to relax."

Etwas Analoges gilt auch von den diversen Methoden, um nicht zu sagen Sekten, der Meditation, die heute nicht weniger „in" ist als die Entspannung. So schreibt mir eine amerikanische Psychologieprofessorin: „I was recently trained in doing Transcendental Meditation but I gave up after a few weeks because I feel I meditate spontaneously on my own, but when I start meditation formally I actually stop meditating."

Neurosenlehre und Psychotherapie

... tu laborem et maerorem consideras,
ut ponas ea in manibus tuis.

Grundriß der Neurosenlehre

I Neurosenlehre als Problem

Zur Definition und Klassifikation neurotischer Erkrankungen

Den Ausdruck „Neurose“ hat *Cullen* geprägt (1777). Es würde aber irreführen, wollte man sich, was eine Definition der Neurose anlangt, auf die Definition von *Cullen* verlassen. Denn seither hat dieser Begriff, wie *Quandt* und *Fervers* hervorheben, einen Bedeutungswandel durchgemacht. Und man könnte sagen, daß sich die verschiedenen Bedeutungen mit der Zeit übereinanderkopiert haben. So ist es zu verstehen, daß sowohl *Bumke* als auch *Kurt Schneider* überhaupt für die Abschaffung des Ausdrucks „Neurose“ eingetreten sind. Auch *Kloos* wäre bereit, dafür zu plädieren, hält er doch den Begriff für nur allzu verschwommen und im übrigen auch ganz und gar entbehrlich; doch fügt er selber hinzu, daß sich der Ausdruck anscheinend als unausrottbar erweist.

Im allgemeinen zeigt sich, daß es im einschlägigen Schrifttum zwei Tendenzen gibt, was die Grenzziehung des Neurosenbegriffs anlangt: eine inflationistische und eine deflationistische. Was letztere betrifft, ist ihr markantester Vertreter *Werner Villinger,* der sich gegen eine Überdehnung des Begriffs, also gegen eine Ausweitung seines Umfangs, ausspricht. Auf der anderen Seite stünde ein Autor wie *Rümke,* der die Grenzen so weit zieht, daß er die Neurose überhaupt nicht für eine Krankheit, für keine nosologische Einheit hält, sondern für ein Syndrom, also eine bloß symptomatologische Einheit.

Wir selbst möchten nun eine Mittelstellung zwischen diesen beiden extremen Standpunkten einnehmen, und zwar insofern, als wir zwischen einer Neurose im eigentlichen, engeren Wortsinn einerseits und andererseits einer Neurose im weiteren Sinne unterscheiden. Wir können also von der eigentlichen Neurose Pseudoneurosen abgrenzen, womit nicht gesagt ist, daß wir die Vorsilbe „Pseudo“ auch aussprechen müssen – wir können sie ohne weiteres auch auslassen.

Zumindest im Sinne einer Arbeitshypothese, also in einem mehr

Ätiologie		Symptomatologie	
		phänopsychisch	phänosomatisch
	somatogen	Psychose	Erkrankung im banalen Wortsinn
	psychogen	Psychoneurose	Organneurose

Abb. 4

oder minder heuristischen Sinne, schlagen wir nun vor, auszugehen von der Definition, daß wir als neurotisch jede Krankheit zu bezeichnen berechtigt sind, die psychogen ist.

Sobald wir nun diese Ausgangsposition einnehmen, ergibt sich zwanglos ein Schema möglichen Krankseins des Menschen. Als nosologische Einteilungsprinzipien gebrauchen wir hierbei

1. die Symptomatologie oder Phänomenologie und
2. die Ätiologie der betreffenden Krankheit;

das heißt, wir teilen die Krankheiten ein je nach dem, was für (krankhafte) Erscheinungen, eben was für Symptome oder Phänomene sie erzeugen, und andererseits danach, wie sie entstanden sind: je nachdem unterscheiden wir phänopsychische bzw. phänosomatische und somatogene bzw. psychogene Erkrankungen (Abb. 4).

Zuerst begegnen wir dann der Psychose als einer Erkrankung, die psychische Erscheinungen macht (phänopsychisch), dabei aber somatischen Ursachen ihre Entstehung verdankt (somatogen). Damit ist natürlich nicht gesagt, daß man die supponierten somatischen Ursachen der Psychosen wissenschaftlich auch schon erforscht hat. (Wenn man so will, könnte man daher von den Psychosen als von kryptosomatischen Erkrankungen sprechen.) Im Gegenteil, *Kurt Schneider* bezeichnet es nachgerade als den Skandal der Psychiatrie, daß die Morbi der endogenen Psychosen bis heute unbekannt sind. Mit der Feststellung von Somatogenese ist selbstverständlich auch nicht gesagt, daß eine somato-gene Erkrankung nicht psycho-therapeutisch angehbar sei (siehe Seite 78).

Im vorstehenden haben wir Grenzen gezogen, und wo es Grenzen gibt, dort gibt es auch Grenzfälle. Nur muß man sich davor hüten, der Versuchung zu unterliegen, anhand von Grenzfällen etwas zu beweisen oder zu widerlegen, denn mit Hilfe von Grenzfällen läßt sich alles beweisen und alles widerlegen – und das heißt: nichts beweisen und nichts widerlegen. Mit Recht hat *Jürg Zutt* einmal darauf hingewiesen, daß es auch Lebewesen gibt, von denen man nicht ohne weiteres sagen kann, ob sie zu den Tieren oder den Pflanzen gehören; trotzdem wird niemandem einfallen, aus diesem Grunde zu bestreiten, daß es zwischen Tier und Pflanze einen Wesensunterschied gibt. *Heyer* bringt ähnliches zum Ausdruck, wenn er darauf hinweist, daß aus dem Vorkommen von Hermaphroditen niemand das Recht ableiten wird, den wesentlichen Unterschied zwischen Mann und Weib zu verleugnen.

Es soll auch keineswegs bestritten werden, daß das Psychische und das Somatische (also nicht nur das Psychogene und das Somatogene) am Menschen eine innige Einheit eingehen – die psychosomatische Einheitlichkeit des Wesens Mensch. Man darf aber darüber nicht übersehen, daß Einheit nicht identisch ist mit Selbigkeit – ebensowenig wie mit Ganzheit. Das heißt: mag das Psychische und das Somatische am Menschen noch so innig miteinander verbunden sein – dennoch handelt es sich bei den beiden um wesensverschiedene Seinsarten, und das ihnen beiden Gemeinsame ist schließlich nur, daß es sich eben um Arten ein und desselben Seins handelt. Zwischen diesen Seinsarten besteht aber eine unüberbrückbare Kluft. Wir kommen nun einmal nicht darüber hinweg, daß etwa die – physische – Lampe, die ich vor und über mir sehe, hell und rund ist ... während die – psychische – Wahrnehmung eben dieser Lampe oder die – ebenfalls psychische – Vorstellung ihrer (sobald ich die Augen geschlossen habe) nichts weniger als hell und rund ist: eine Vorstellung kann beispielsweise lebhaft sein, aber nie rund.

Es ist eine Frage für sich, wie man angesichts dieser unüberbrückbaren Kluft zwischen dem Psychischen einerseits und andererseits dem Somatischen als je einer wesensverschiedenen Seinsart die Einheit des Menschseins auch in der Theorie, in der Schau vom Menschen, im Menschenbild, bewahren und retten könne. Meines Erachtens ist dies nur möglich im Rahmen einer dimensionalontologischen Betrachtung des psychophysischen Problems. Denn solange wir von diesen Seinsarten nur in der Analogie eines Stufen- oder Schichtenbaus – also etwa im Sinne von *Nicolai Hartmann* bzw. *Max Scheler* – sprechen, besteht immer noch die Gefahr, daß das Wesen Mensch sozusagen auseinanderfällt in ein Leibliches und ein Seelisches – als ob sich dieses Wesen, als ob sich der Mensch aus Leib und Seele (und Geist) „zusammensetzen“ würde. Aber wenn ich beispielsweise dieses Trinkglas, das hier vor mir auf dem Tisch steht, in die Ebene der Tischplatte hinabprojiziere, dann resultiert daraus ein Kreis, und wenn ich diese Projektion in den Seitenriß vornehme, dann resultiert daraus ein Rechteck; trotzdem wird mir nicht einfallen, die Behauptung zu wagen: das Trinkglas setzt sich zusammen aus einem Kreis und einem Rechteck. Ebensowenig nun darf ich sagen, daß sich der Mensch aus Leib und Seele (und Geist) zusammensetzt. Und aus ebendiesem Grunde dürfen das Leibliche und Seelische nicht als auch für sich bestehende Stufen oder Schichten betrachtet werden, sondern eben als Dimensionen des einheitlich-ganzheitlichen Wesens Mensch. Dann erst läßt sich diese Einheitlichkeit und Ganzheitlichkeit adäquat anthropologisch erfassen. Erst dann läßt sich auch verstehen die Kompatibilität des Inkommensurablen, die Einheit des Wesens Mensch trotz der Mannigfaltigkeit der ihn konstituierenden Dimensionen.

Halten wir also fest: trotz der Einheitlichkeit des Wesens Mensch gibt es eine prinzipielle Verschiedenheit zwischen dem Somatischen und dem Psychischen als seinen Konstituentien (das für ihn wesentliche Konstituens: das Geistige – werden wir sogleich zu besprechen haben). Daran ändert auch nichts, daß es zwischen Psychogenese und Somatogenese nur graduelle Unterschiede gibt. Mein Lehrer *Oswald Schwarz* pflegte in diesem Zusammenhang folgendes Schema zu entwerfen (Abb. 5):

In diesem Schema bedeuten die Vertikalen verschiedene Krankheiten mit einem je nachdem größeren oder kleineren psycho- bzw. somatogenen Anteil. Eine Krankheit ist also immer nur mehr oder weniger psycho- bzw. somatogen. Ihr diesbezüglicher Stellenwert im Rahmen des obigen Schemas ist demgemäß ein verschiedener, und die eine Krankheit darstellende Vertikale ist verschieblich; aber als starre und scharfe Grenze bestehen bleibt die Diagonale –

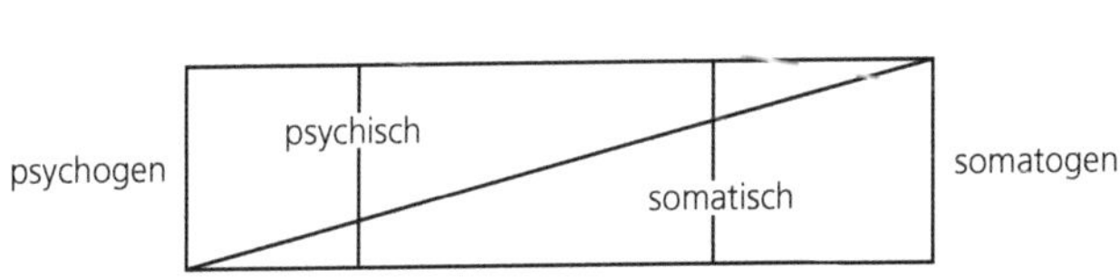

Abb. 5

das heißt: die Grenze zwischen dem psychischen und dem somatischen Bereich als solchem, als je einer ontologischen Region, als je einer anthropologischen Dimension.

Im übrigen gilt folgendes: Mag auch jede Krankheit noch so sehr immer beides: sowohl eine psycho- als auch eine somatogene Komponente aufweisen, bloß in wechselndem, gegenseitigem Verhältnis – so ist für uns als Ärzte, als Therapeuten, vom pragmatischen Gesichtspunkt aus das Wichtigste ja nicht einmal, wieviel Psychogenese und wieviel Somatogenese im konkreten Fall in die Ätiologie eingegangen sind; sondern für uns von Bedeutung ist: was jeweils primär vorliegt – ob Psychogenese oder Somatogenese. Der alte weise Spruch: qui bene distinguit, bene docet – ließe sich in diesem Sinne, nämlich im Sinne unserer Forderung nach einer gezielten Therapie, variieren, indem wir sagen: Qui bene distinguit, bene curat.

Man wende nun nicht ein, daß doch von einer primären Psycho- bzw. Somatogenese niemals die Rede sein könne, da ja in jedem einzelnen Fall die psychischen und somatischen Kausalkomponenten sich zu einem Kausalring zusammenschließen, so daß das Somatische vom Psychischen ebenso wie das Psychische vom Somatischen immer mitbedingt werde. Dieser Einwand besteht nämlich insofern nicht zu Recht, als von einem Kausalring nur gesprochen werden kann bei einer Querschnittsbetrachtung des Krankheitsgeschehens – während eine Längsschnittbetrachtung alsbald ergibt, daß es sich in Wirklichkeit um eine *Kausalspirale* handelt, das heißt, es läßt sich im konkreten Einzelfall sehr wohl entscheiden, wo das Zirkelgeschehen seinen Ausgang genommen hat – ob im psychischen oder im somatischen Bereich – mag es späterhin auch noch so sehr zu einem Einanderbedingen des Psychischen und des Somatischen gekommen sein. (Es verfängt auch nicht der Einwand, daß unsere Frage nach dem, was da primär psycho- bzw. somatogen sei, an die Frage erinnere, was früher da war, ob die Henne oder das Ei, denn im konkreten Einzelfall, im Falle der hier vor mir sitzenden Henne und des hier vor mir liegenden Eies, könnte ich sehr wohl entscheiden, was das Frühere gewesen sei.) Der Kausalring stellt also nur eine Projektion der Kausalspirale dar, das heißt, die Subtraktion einer Dimension, im vorliegenden Falle: der Dimension der Zeit.[13]

Kehren wir nunmehr zum Ausgangspunkt unserer Überlegungen zurück, so können wir die Neurose definieren als eine psychogene Erkrankung, aber mehr als dies, als eine primär psychogene Erkrankung. Zumindest gilt diese Definition von der Neurose im eigentlichen Sinne – also nicht von Pseudoneurosen – oder, wie wir auch sagen können, von der Neurose im engeren Wortsinn.

Wenn wir aus unserem Schema 4 das rechte untere Feld sozusagen herausvergrößern, dann ergibt sich, daß es sich bei den Organneurosen – als psychogenen phänosomatischen Erkrankungen – jeweils um die Auswirkung von Psychischem im somatischen Bereich handelt. Wenn wir nun diesem Fall einer echten (Organ-) Neurose gegenüberstellen Pseudoneurosen, also Neurosen nicht im eigentlichen Wortsinn, sondern in einem weiteren Sinne, dann hätten wir zunächst zu unterscheiden zwischen „Auswirkung“ und bloßer „Auslösung“. (Diese Unterscheidung zwischen Auswirkung bzw. Verursachung einerseits und andererseits bloßer Auslösung ist nicht nur wichtig in bezug auf Neurosen, sondern auch auf Psychosen: die Psychosen als somatogene [phänopsychische] Erkrankungen können unter Umständen – trotz dieser ihrer prinzipiellen Somatogenese – sehr wohl auch vom Psychischen her ausgelöst sein.)

Es gibt nämlich auch Erkrankungen, die vom Seelischen her nur eben ausgelöst sind – und nicht eigentlich verursacht, somit nicht eigentlich seelisch bedingt, nicht psychogen im engeren Wortsinn. Erkrankungen nun, die vom Seelischen her nicht verursacht, sondern bloß ausgelöst sind, bezeichnen wir als psychosomatische Erkrankungen (Abb. 6).

Auch ist es möglich, daß es sich wohl um eine echte Auswirkung handelt, aber nicht – wie im Falle der echten Organneurose – um die Auswirkung von Psychischem im somatischen Bereich, viel-

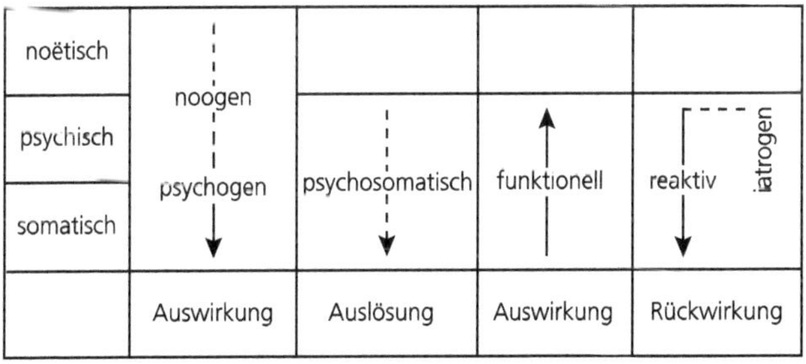

Abb. 6

mehr umgekehrt um eine Auswirkung von Somatischem im psychischen Bereich. Wie wir bereits wissen, sind solche Erkrankungen – unserem Schema 4 gemäß phänopsychisch und somatogen – ex definitione Psychosen; im besonderen Zusammenhang, in dem wir nunmehr von solchen phänopsychisch-somatogenen Erkrankungen sprechen, handelt es sich jedoch vorwiegend um Funktionsstörungen vegetativer und endokriner Art, die mitunter monosymptomatisch verlaufen und deren Monosymptom eben ein psychisches ist, und in diesem Zusammenhang wäre es natürlich ausgeschlossen, solche Erkrankungen als psychotisch zu qualifizieren. (Vergleiche jene Fälle, die *Hans Hoff* im Auge hat, wenn er von „angeborenen oder erworbenen Anomalien der vegetativen Reaktionen" spricht, bei denen „der Patient nach der sympathischen oder parasympathischen Richtung ausschlägt" und bei denen „Anomalien des innersekretorischen Drüsenkonzeptes eine Rolle spielen".) Wir sehen also bewußt von Psychosen ab, und wir dürfen dies auch, da wir ja bloß von Neurosen und Pseudoneurosen oder von Neurosen im engeren und weiteren Sinne zu sprechen haben. Nun, neurosenähnliche Zustände, bei denen es sich um die Auswirkung von Somatischem im psychischen Bereich handelt, bezeichnen wir als funktionelle Erkrankungen.

Auf die soeben andeutungsweise besprochenen „funktionellen" Auswirkungen (vegetativer und endokriner) somatischer Funktionsstörungen im psychischen Bereich pflegt nun der betreffende Patient irgendwie psychisch zu reagieren. Es handelt sich dann also um psychische Rückwirkungen auf ursprünglich somatische Störungen. Und diese Rückwirkungen, diese Reaktionen, bezeichnen wir als reaktive Neurosen. Wobei wir allerdings ergänzend bemerken müssen, daß es sich bei den reaktiven Neurosen auch um neurotische Reaktionen auf etwas Psychisches handeln kann, das nicht – eben im Sinne funktioneller Erkrankungen – somatogen ist, sondern psychogen.

Nun kann es sein, daß gleichsam „hinter" einer reaktiven Neurose bzw. einer neurotischen Reaktion ein Arzt steht, insofern, als der Anlaß zur neurotischen Reaktion eine unbedachte oder bedenkenlose Äußerung des Arztes war. In diesem Falle – sozusagen einer Untergruppe der reaktiven Neurosen – sprechen wir von iatrogenen Neurosen.

Und es kann sein, daß gleichsam „jenseits" der Psychogenese einer psychogenen Neurose (nunmehr sprechen wir gar nicht mehr von bloßen Organneurosen) die eigentliche Ursache der Erkrankung nicht im psychischen Bereich zu suchen ist, sondern in einem Bereich, der wesentlich über dem psychischen hinausliegt: im noëtischen Bereich, im Bereich des Geistigen. In solchen Fällen, wo letztlich ein geistiges Problem, ein Gewissenskonflikt oder eine existentielle Krise der betreffenden Neurose ätiologisch zugrunde liegt, sprechen wir von *noogener* Neurose.[14]

Beim geistigen Bereich handelt es sich um jene Dimension, die wir bisher außer acht gelassen haben, als wir vom Somatischen und Psychischen als je einer Dimension des Menschseins – und möglichen menschlichen Krankseins – sprachen; zum vollen Menschsein – zu dessen „Ganzheit" (siehe oben) – gehört diese dritte, die geistige Dimension aber nicht etwa nur mit hinzu als eine eigene Dimension, sondern sie ist sogar die, wenn auch nicht einzige, so doch eigentliche Dimension des Menschseins insofern, als sich der Mensch als solcher überhaupt erst konstituiert in jenen (geistigen) Akten, in denen er sich sozusagen aus der somatisch-psychischen Ebene heraus in die geistige Dimension erhebt.

II Neurosenlehre als System

1 Endogene Psychosen

Person und Psychose

1 Psychogenese bei Psychosen

1.1 Kryptosomatische Genese

Mit den folgenden Ausführungen soll eigentlich nichts Neues vorgebracht werden, sondern nur Altes neu geordnet und Neues Altem eingeordnet werden.

Wir haben kennengelernt die Einteilung menschlichen Krankseins nach den zwei Einteilungsprinzipien Symptomatologie und Ätiologie. Wir unterscheiden dann phänopsychische und phänosomatische Krankheiten – je nachdem, ob ihre Symptome psychische oder somatische sind – und, was die Ätiologie anlangt, somato- und psychogene Krankheiten. Diesem Einteilungsschema gemäß fällt die Psychose unter die phänopsychisch-somatogenen[15] Krankheiten.

Die Somatogenese der Psychosen darf allerdings nicht nur querschnitthaft vorgestellt werden; vielmehr schließt sie, sobald eine Längsschnittbetrachtung vorgenommen wird, mit in sich ein auch die Heredogenese.

Ebenso wie die von der sogenannten, sich so bezeichnenden psychosomatischen Medizin zutage geförderten Zusammenhänge nicht genügen, um an der Somatogenese der „Erkrankungen im banalen Wortsinn" zweifeln zu lassen, ebensowenig ändert der von *K. Schneider* gekennzeichnete „Skandal der Psychiatrie" (siehe Seite 53) etwas an der prinzipiellen Somatogenese psychotischer Erkrankungen, und auch trotz all der im einzelnen noch zu besprechenden Einschränkungen halten wir an der somatischen Genese solcher Erkrankungen fest. Unter solchen „skandalösen" Umständen steht freilich dem nichts im Wege, daß wir, damit das Kind einen Namen hat, von einer kryptosomatischen Genese sprechen.

Solche prinzipielle Somatogenese schließt vor allem eines nicht aus: eine partielle Psychogenese. Nur daß unter partiell strukturell verstanden werden muß, aber nicht additiv. *Somatogenese* und

Psychogenese, die noch zu besprechende *Noogenese* und *Soziogenese* lassen sich nicht addieren. Worauf es ankommt, ist vielmehr der Stellenwert, der jeder einzelnen zukommt, und dieser Stellenwert ist in verschiedenen Dimensionen des Menschseins lokalisiert; denn auch die Psychose erstreckt sich in verschiedene Dimensionen des Menschseins hinein – und die Psychiatrie hat sie in all diese Dimensionen hinein zu verfolgen. Wir haben die einzelnen Elemente und Momente nicht zu addieren, sondern zu dimensionieren. Vor allem aber dürften wir eines nicht tun: sie kontaminieren – indem wir die einzelnen Dimensionen durcheinanderbringen. Dies aber geschähe durch Verwechslungen, die im folgenden besprochen werden sollen.

1.2 Wirkung und Ursache

Uns Psychiatern ist, was wir als „sekundäre Rationalisierung" bezeichnen, ein wohlbekanntes Phänomen. Es begegnet uns beispielsweise, wenn ein paraphrener Patient die Halluzinationen des Körpergefühls, an denen er leidet, in irgendeiner Richtung deutet, sei es, daß er, wie in früheren Zeiten, sich für besessen hielt, etwa vom Teufel, sei es, daß er, wie in den letzten Jahrzehnten, von Hypnose sprach, unter deren Einfluß er zu stehen glaubte, oder sei es, daß er, wie so oft in den letzten Jahren, das Radar ins System seines Erklärungswahns einbezog. Aber wie oft sehen wir nicht auch, daß die Angehörigen unserer Patienten sekundär rationalisieren? Wir hören da beispielsweise davon, daß ein in Brüche gegangenes Verlöbnis an der schizophrenen Erkrankung einer Tochter Schuld trage, oder aber die mehr oder weniger exzessive Masturbation eines Sohnes an seiner Psychose. In all diesen Fällen kommt es zu einer Verwechslung von post und propter hoc, wobei jeweils übersehen wird, daß das jeweilige hoc selber und seinerseits effectus war.

Um nur beim letzten Beispiel zu bleiben: daß exzessiv onaniert wurde, war keine Ursache, sondern bereits die Auswirkung der Erkrankung. Es handelt sich, mit anderen Worten, nicht um ein pathogenes, vielmehr um ein pathognomonisches Faktum. Aber eigentlich dürften wir Psychiater diesbezüglich keine Steine werfen, denn wir selbst sind ebenfalls nicht immer ganz freizusprechen von der Tendenz zu sekundärer Rationalisierung; denn wie oft spielt nicht auch uns selbst unser kausales Bedürfnis einen Streich?

Im besonderen sind es die in pathogener Hinsicht inkriminierten und viel zitierten psychischen Traumata, Komplexe und Konflikte, die vielfach eben nicht pathogen, sondern nur pathognomonisch zu werten sind. Daß psychische Traumata und Komplexe überhaupt auftauchen oder daß jemand seinen Konflikten nicht gewachsen ist, gehört bereits in den Bereich der Symptomatologie, aber nicht der Ätiologie der betreffenden Psychose.

Nehmen wir uns als Beispiel die endogene Depression vor! Wie wir andernorts nachzuweisen versuchten, wird bei ihr die dem Menschen so eigentümliche Spannung zwischen Sein und Sollen in überhöhtem Maße erlebt und erfahren. Was der Patient in seinem Sein seinem Sollen schuldig bleibt, nimmt er unter die vergrößernde, verzerrende Lupe seiner endogenen Depression. Der Abstand des Seins vom Sollen wird erlebt und erfahren, als ob er ein Abgrund wäre. Aber an sich ist die Spannung zwischen Sein und Sollen – die Daseinsspannung, wie wir sie auch nennen –, an sich ist der Abstand des Seins vom Sollen unaufhebbar und unabdingbar: solange der Mensch bei Bewußtsein ist, bleibt sein Sein seinem Sollen etwas schuldig. Es ist keineswegs so, als ob diese überhöhte Daseinsspannung, dieser zu einem Abgrund vertiefte Sollensabstand die endogene Depression entstehen ließe (im Sinne von Pathogenese); vielmehr läßt die endogene Depression den Abgrund erscheinen (im Sinne von Pathognomie). Nicht die Daseinsspannung macht den Menschen krank; sondern die Krankheit endogene Depression läßt den Kranken dieser Spannung verzerrt und vergrößert gewahr werden.

Und was ist die endogene Depression an sich? Sie bleibt trotz alledem etwas Somatogenes – eine „Somatose“. Und zwar läßt sie sich vielleicht am treffendsten charakterisieren als vitale Baisse. Es mag aber auch statthaft sein, von einer Ebbe des „Biotonus“ *(Ewald)* zu sprechen.

Wie ist es nun, wenn bei Ebbe ein Riff sichtbar wird? Trotzdem wird wohl niemand die Behauptung wagen, das Riff sei – die Ursache der Ebbe; umgekehrt: durch die Ebbe wird es erst bloßgelegt. Aber ist es denn anders mit dem Abgrund zwischen Sein und Sollen? Wird nicht auch er nur sichtbar, nur bloßgelegt durch die endogene Depression – durch diese vitale Ebbe? So gilt denn: *so wenig die Ebbe durch ein Riff, das da auftaucht, verursacht wird, so wenig wird eine Psychose durch ein psychisches Trauma, durch einen Komplex oder einen Konflikt verursacht.*

Um beim Gleichnis von der Ebbe zu bleiben: nimmt die Ebbe zu, so gewinnt das Riff an Ausdehnung. Analoges zeigt sich bei der vitalen Ebbe, endogene Depression genannt.

So ist uns eine endogen-depressive Patientin bekannt, die im Ersten Weltkrieg aushilfsweise, eingerückte männliche Kollegen ersetzend, Postangestellte geworden war und Jahrzehnte später, gelegentlich einer endogen-depressiven Phase anamnestisch angab, sie hätte damals einen ganzen Postsack gestohlen. Nun kommt bekanntlich Realschuld in den wahnhaften Selbstvorwürfen endogen-depressiver Patienten kaum jemals vor. Tatsächlich ergab näheres Befragen, daß sich der Diebstahl auf einen alten, leeren Postsack – ohne Poststücke! – bezog. Daß der Patientin dieses minimale Delikt überhaupt einfällt, ist bereits Auswirkung der endogenen Depression, nicht aber Ursache. Weder die große subjektive noch die kleine objektive Schuld waren in diesem Falle pathogen; sie waren nur pathognomonisch.

1.3 Verursachung und Auslösung

Auch abgesehen von der soeben besprochenen Umkehrung des Verhältnisses zwischen Wirkung und Ursache verfällt die Psychiatrie nicht selten dem Fehler, den Unterschied zu vernachlässigen zwischen echter psychischer Ursache einerseits und bloßer psychischer Auslösung andererseits. Krankheiten, die vom Seelischen her (eben nicht eigentlich verursacht, sondern bloß) ausgelöst sind, verdienen nicht die Bezeichnung psychogen, vielmehr handelt es sich um eine Pseudopsychogenese.

Nun ist es eine Trivialität, darauf zu verweisen, daß psychische Erkrankungen, und so denn auch Psychosen, etwa durch Aufregungen ausgelöst werden können. Nur daß hierbei mit zu berücksichtigen wäre, daß derlei Aufregungen nicht etwa bloß ängstlicher Natur sein müssen: nicht nur ängstliche, sondern auch freudige Erregungen können eine psychische Erkrankung ins Rollen bringen. So oder so: es handelt sich jeweils um eine Art psychischer Streß-Wirkung. Auf der anderen Seite darf jedoch nicht übersehen werden, daß nicht nur durch dergleichen extreme Belastungen, sondern auch durch Entlastung – zumal eine plötzliche Entlastung – ein im Sinne von Auslösung vom Psychischen her zu veranschlagender pathogener Faktor mit eine Rolle spielen mag. Ich erwähne in diesem Zusammenhang bloß die charakteristischen Situationen der Entlassung aus KZ-Haft oder Kriegsgefangenschaft.[16]

Es gehört jedoch zum Wesen psychotischer Erkrankungen, daß sie unter Umständen einer Auslösung gar nicht erst bedürfen. Und weil gerade von KZ-Haft die Rede war: Uns ist ein Patient bekannt, der im Lager Dachau an einer Manie erkrankte, nach seiner Entlassung jedoch, trotz der freudigen Überraschung einer ungemein günstigen Emigrationschance, im Sinne einer melancholischen Phase schwer depressiv wurde. All dies spricht nur für die schlechthinnige Schicksalsunabhängigkeit echter Psychosen – oder, wenn man so will: für die Schicksalhaftigkeit psychotischer Prozesse selbst. Diesbezüglich haben ja die statistischen Untersuchungen von *J. Hirschmann* zur Genüge die relative „Umweltstabilität" der Psychosen, ja auch von Neurosen klargestellt.[17]

Schließlich ist ja die Auslösbarkeit psychotischer Erkrankungen – ohne daß von Ursächlichkeit die Rede sein dürfte! – eine wohlbekannte und anerkannte Tatsache im somatischen Bereich: wir erinnern an die typische Auslösbarkeit psychotischer Zustandsbilder durch somatische Interkurrentien wie Typhus abdominalis[18] oder Commotio cerebri.[19] Aber nicht nur dies: nicht nur derartige pathologische, sondern auch physiologische Vorgänge kommen als auslösende Faktoren aus dem somatischen Bereich in Betracht. So sei nur erwähnt, daß die Pubertät doch eine typische zeitliche Prädilektionsstelle für den Ausbruch schizophrener Schübe darstellt (dermaßen typisch immerhin, daß diesem Umstand die Erkrankung ja den alten Namen Dementia praecox verdankt), während für endogen-depressive Phasen als wohl typischeste zeitliche Prädilektionsstelle das Klimakterium erwähnenswert ist. Beide – Pubertät und Klimakterium – bedeuten soviel wie eine Auslösung vom Endokrinium her; dennoch wird keinem einfallen, etwa die endogene Depression schlechterdings als eine endokrine Erkrankung hinzustellen.

Es ist selbstverständlich, daß gerade im Falle klimakterisch ausgelöster endogener Depressionszustände eine gleichzeitige Auslösung auch vom Psychischen her in Frage kommt: Wir denken an die Torschlußpanik und an die *existentielle Bilanz* – die Bilanz dessen, *was einem das Leben und was einer dem Leben schuldig geblieben ist;* fällt diese existentielle Bilanz wenn auch nur scheinbar und subjektiv negativ aus, dann handelt es sich freilich, wenn man so will, weniger um die psychische Auslösung einer endogen-depressiven Psychose als vielmehr um die Kombination einer endogenen, psychotischen mit einer psychogenen, neurotischen Depression.

Fragen wir uns, worin denn letztlich und eigentlich der Unterschied besteht zwischen Ursache und Auslösung, so ist in einem Sinne auch die Auslösung eine Ursache, wenn auch nicht die Hauptursache, vielmehr sozusagen eine Nebenursache. Eine Nebenursache in diesem Sinne ist aber nicht nur die Auslösung, sondern auch, was man gemeiniglich Bedingung nennt. Etwas bedingen heißt ja ebenfalls noch nicht etwas bewirken und verursachen. Nun gibt es bekanntlich sogenannte notwendige und hinreichende Bedingungen, und wir können sagen: Während sich die Hauptursache als hinreichende Bedingung auffassen läßt, ist demgegenüber die Auslösung – sofern auch sie sich als Bedingung subsumieren läßt – als Nebenursache nicht nur keine hinreichende, sondern auch nicht einmal eine notwendige Bedingung; für sie müßten wir vielmehr den neuen Terminus prägen: (bloß) *mögliche* Bedingung!

1.4 Psychische Pathogenese und psychische Pathoplastik

1.4.1 Thematische Pathoplastik

Im weitesten Wortsinn psychogen sind Inhalte – zum Beispiel die Inhalte von Wahnideen: eine Tatsache, die ja längst schon konzediert wird bzw. auf der seit langem insistiert wird. Jedenfalls geht in solch weitem Sinne psychogenes Material in die Thematik wahnhafter Ideen ein.

Es ist das *Verdienst der Psychoanalyse,* daß sie den solcherart in die Thematik wahnhafter Gedankengänge eingehenden Faktoren analytisch nachgeht, nicht ohne die Absicht, sie bis ins Infantile zurückzuverfolgen. Mit Recht; denn es versteht sich von selbst, daß sich das Individuum als Zeitgestalt, die es ist, buchstäblich ent-faltet und aufrollt im Leben, das da abrollt, so daß erst ein Überblick über das abgelaufene Leben einen Einblick gewährt ins Individuelle, ins Individuum als solches.

Individuelle Pathoplastik. Aber dies gilt eben nicht bloß etwa vom Pathologischen: auch schon normalerweise präponderieren diese oder jene Bewußtseinsinhalte – je nach der Individualität. Und im Falle späterer Erkrankung pflegen wir von diesen immer schon präponderierenden Bewußtseinsinhalten in ihrer Gesamtheit zu sprechen als von der prämorbiden Persönlichkeit. Um sie als

Thema kreist das Denken der Patienten – „wie die Nadel, die in der Rille einer Grammophonplatte steckenbleibt“, wie sich eine unserer Patientinnen so treffsicher ausdrückte. So kommt es, daß der eine Patient nicht loskommt von seiner Schuld, während es einem anderen Patienten weniger seine Schuld, seine moralische Schuld, angetan haben mag als vielmehr seine Schulden: seine finanziellen Schulden. In ersterem Falle haben wir es mit einem Versündigungswahn zu tun, im letzteren mit Verarmungsangst. Treten hypochondrische Wahnideen in den Vordergrund, so führt dies wieder zu Erkrankungsangst.

Kollektive Pathoplastik. Es ist nun selbstverständlich, daß die Wahl des Wahns, wie wir sie nennen möchten, nicht zuletzt abhängt von kollektivem Gedankengut, unter Umständen vom kollektivistischen Denken unserer Zeit. Und es ist in diesem Sinne, in dem sich füglich von einer *Soziogenese* innerhalb der Psychosenätiologie sprechen ließe. Es geschähe dies in einem paraklinischen Sinne – in einem Sinne also, in dem wir ja auch von kollektiven Neurosen zu sprechen das Recht haben. So hätten wir denn auch das Recht, von kollektiven Psychosen zu sprechen: sofern wir darunter nichts weiter verstehen als das Insgesamt soziogener und kollektiver Elemente und Momente, wie sie in die individuelle Psychose, in die Psychose in klinischem Sinne immer wieder sichtlich Eingang finden.

Sie aufzuspüren wäre Gegenstand einer *Pathologie des Zeitgeistes.* Die Psychosen selbst aber wären immer auch schon Ausdruck und – Spiegelung solcher Pathologie; denn nach der Zeit – nach dem Zeitgeist –, nach der Zeitgeisteskrankheit richten sich jeweils die prädominierenden Ideen – nach der Zeit richten sie sich jeweils, und mit der Zeit wandeln sie sich immer. Mit einem Wort: es kommt jeweils zu einem Dominanzwechsel der prädominierenden Ideen.

So wissen wir, daß die typische larvierte endogene Depression in den zwanziger Jahren für gewöhnlich maskiert war unter dem Bilde skrupulöser Zwangsvorstellungen, während sie heute mit vorwiegend hypochondrischen Angstvorstellungen einhergeht, unter einem phobischen Bilde verläuft und aus diesem Grunde unter der diagnostischen Etikette Vegetative Depression läuft. Wen wundert es, daß in solch einer Zeit das endogen-depressive Denken seltener um das Thema der Schuld des Menschen kreist als vielmehr um die vordergründigen Inhalte der leiblichen Gesundheit und der beruflichen Arbeitsfähigkeit.[20, 21]

1.4.2 Stilistische Pathoplastik

Persönliche Pathoplastik. Psychische Pathoplastik – und in diesem (aber eben auch nur in diesem) Sinne „Psychogenese" – macht sich nun nicht nur in thematischer Hinsicht auf das jeweilige Wahnthema, sondern auch in stilistischer Hinsicht, im Hinblick auf den gesamten „Lebensstil" *(A. Adler)* bemerkbar und geltend, und worauf es uns in erster Linie ankommt: – auch dieser Daseinsstil der prämorbiden Persönlichkeit läßt sich bis ins psychotisch Karikierte hinein verfolgen.

In dieser Hinsicht verdanken wir vieles nicht bloß der Individualpsychologie von *A. Adler;* sondern nicht minder hoch ist zu werten, was *L. Binswanger* mit seiner Daseinsanalyse zur Stilanalyse der Psychosen beigetragen hat. Nicht ohne daß es dem Kenner auffiele, wie sehr die Daseinsanalyse einer Ontologisierung der individualpsychologischen Lehre von der „tendenziösen Apperzeption" gleichkommt.

Personale Pathoplastik. Über alles Individuelle und Persönliche hinaus läßt sich nun aufweisen, daß die Psychose mehr ist als eine bloße Krankheitsart: immer ist sie auch eine Weise und Möglichkeit des Menschseins. Bezüglich der endogenen Depression hat deren spezielle Existenzanalyse[22], wie bereits angedeutet wurde, ergeben, daß die endogene Depression an sich, als Morbus nicht mehr und nicht weniger vorstellt als eine vitale Baisse; der Mensch aber, der sie hat: was ist er – als was hat gerade die Existenzanalyse, die allgemeine Existenzanalyse, ihn hingestellt? Als Wesen, das für sein Sein vor seinem Sollen verantwortlich ist. Vorhin haben wir gehört, daß diese Daseinsspannung vom endogen-depressiven Menschen auf eine spezifische Weise überhöht erlebt und erfahren wird. Nun, die vitale Baisse für sich würde nicht mehr und nicht weniger erzeugen als ein Gefühl der vagen Insuffizienz; aber daß sich der betreffende, von dieser Krankheit betroffene Mensch nicht bloß verkriecht wie ein waidwundes Wild, sondern daß er seine Insuffizienz als Schuld erlebt, gegenüber seinem Gewissen oder gegenüber seinem Gott – all dies liegt schon nicht mehr am Morbus endogene Depression, ist vielmehr der Beitrag des Menschen zur Krankheit, entspricht und entspringt einer Auseinandersetzung zwischen dem Menschlichen im Kranken und dem Krankhaften am Menschen. Es geht weit hinaus über die bloße vitale Baisse, über eine Psychosomatose; womit wir es zu tun haben, ist vielmehr eine Zutat der Person, etwas Personales und als solches etwas *Transmorbides;* denn die Person ist eine geistige und als solche jenseits von gesund und krank.

2 Existenzanalyse der Psychosen

Das Personale an der Psychose aufzuzeigen und aufscheinen zu lassen ist das Anliegen der Existenzanalyse. Sie versucht, den Fall transparent zu machen auf den Menschen hin, das Krankheitsbild transzendieren zu lassen auf ein Menschenbild zu. Das Krankheitsbild ist nämlich ein bloßes Zerr- und Schattenbild des eigentlichen Menschen – dessen bloße Projektion in die klinische Ebene hinein, und zwar aus einer Dimension des Menschseins heraus, die wesentlich jenseits von Neurose und Psychose gelegen ist, und in diesen metaklinischen Raum hinein geht die Existenzanalyse auch den Phänomenen und Symptomen neurotischen und psychotischen Krankseins nach.

In diesem Raume nun entdeckt sie etwas und erweckt sie etwas. Was sie entdeckt, ist eine unversehrte und unversehrbare Menschlichkeit; ihrer auch noch hinter aller neurotischen Zerrüttung und psychotischen Verrückung ansichtig zu werden, will uns die Existenzanalyse lehren.[23]

Wie anderweitige unbewußt gewesene Inhalte, so können auch solche im Sinne unbewußter Religiosität gerade in der Psychose und durch sie ins Bewußtsein emporgehoben werden. So kann denn auch Echtes und Ursprüngliches in der Psychose manifest werden, während es in der Normalität latent blieb, verdeckt und verborgen von Durchschnittlichkeit und Alltäglichkeit.

Im allgemeinen aber bleibt es selbstverständlich nach wie vor dabei: daß ein funktionstüchtiger psychophysischer Organismus die Bedingung dafür ist, daß sich menschliche Geistigkeit entfalte. Nur daß darüber nicht vergessen werden dürfte, daß das Psychophysikum, sosehr es solche Geistigkeit bedingen mag, dennoch nichts bewirken, solche Geistigkeit nicht erzeugen kann. Darüber hinaus sollte nicht übersehen werden, daß es jeweils der psychophysische Organismus allein ist, der da affiziert wird – etwa im

Sinne psychotischer Erkrankung. Immerhin kann eine psychophysische Funktionsstörung bewirken, daß sich die hinter dem psychophysischen Organismus und, wie wir noch hören werden, irgendwie auch über ihm stehende geistige Person nicht zum Ausdruck bringen, nicht entäußern kann: dies ist es – nicht mehr und nicht weniger als dies – was die Psychose für die Person bedeutet. Auch bei R. Allers lesen wir: „Die Krankheit verhindert die Person an ihrer Selbstentäußerung", und der Autor verabsäumt es nicht, in diesem Zusammenhang ausdrücklich darauf hinzuweisen, daß dies auch gilt „bei schweren Defektzuständen, etwa bei hochgradiger, durch mangelhafte Entwicklung des Gehirns begründeter Idiotie oder bei weit fortgeschrittener Demenz infolge von Zerstörung des Gehirns".

Menschlicher Geist ist auf die Dienstbarkeit seines Leibes angewiesen; ja, mehr als dies: dieser Leib kann seinen Dienst auch aufkündigen – ich habe in analogen Zusammenhängen und in Anlehnung an die Potentia oboedientialis von einer „Impotentia oboedientialis" (Dimensionen des Menschseins, Jahrbuch für Psychologie und Psychotherapie I, 186, 1953) gesprochen.[24]

Sobald und solange ich der geistigen Person nicht gewahr werden kann, deshalb, weil die Psychose sie eben verbarrikadiert und meinen Blicken entzieht – ebensolange kann ich selbstverständlich auch nicht therapeutisch an sie heran, und *ein Appell muß scheitern.* Daraus ergibt sich, daß ein logotherapeutisches Vorgehen nur in klinisch leichten bis mittelschweren Fällen von Psychose in Betracht kommt.

2.1 Sinndeutung und Sinnfahndung

Bekanntlich unterscheidet man zwischen Sinnfindung und Sinngebung. Der Versuch einer Sinndeutung der Wahnbildung, von dem vorhin die Rede war, ließe sich als Sinnfindung verstehen. Nur dürfen wir nicht vergessen, daß es sich bei der Deutung einer Wahnbildung um die Deutung eines Sinnes für mich als Arzt handelt, und wir hätten zu fragen, ob es auch einen Sinn gibt, den die Psychose in sich birgt, nicht für mich als Arzt, sondern für den Patienten selbst. Unseres Erachtens hat die Psychose tatsächlich auch einen Sinn für den Patienten selbst, aber dieser Sinn ist nicht gegeben, sondern er wird gegeben, der Psychose gegeben vom Patienten selbst: der Kranke ist es, der seiner Krankheit den Sinn zu geben hat. Zunächst hat er ihn zu suchen, hat er nach ihm zu fahnden.

Nun erinnern wir uns daran, daß die Existenzanalyse nicht nur etwas zu entdecken, sondern auch etwas zu erwecken bestrebt ist. Was sie entdeckt, ist die unversehrte und unversehrbare Menschlichkeit. Es sind nun drei Existentialien, die menschliches Dasein als solches, als menschliches (nicht nur charakterisieren, sondern) konstituieren: Geistigkeit, Freiheit und Verantwortlichkeit. Und sobald die Existenzanalyse versucht, Geistigkeit auch noch im psychotischen Dasein zu entdecken, bemüht sie sich, auch noch in ihm Freiheit und Verantwortlichkeit zu erwecken.

Tatsächlich eignet auch noch dem psychotischen Dasein ein Freiheitsgrad – Freiheit gegenüber der Überwältigung durch die Psychose – und ein letzter Rest von Verantwortlichkeit: Verantwortlichkeit für die Bewältigung der Psychose – für die Gestaltung des Schicksals, Psychose genannt; denn dieses Schicksal ist noch immer gestaltbar und erst zu gestalten.

2.2 Ekphorieren und appellieren

Die Existenzanalyse ekphoriert eine unversehrte und unversehrbare Geistigkeit, die auch noch hinter der Psychose steht, und sie appelliert an eine Freiheit, die auch noch über der Psychose steht: die Freiheit, sich mit der Psychose auseinanderzusetzen – so oder so: sei es sich ihrer erwehrend – sei es mit ihr sich versöhnend. Mit anderen Worten: die Existenzanalyse, sofern sie Psychotherapie ist bzw. sobald sie Logotherapie wird, ekphoriert nicht nur das Geistige, sondern sie appelliert auch an dieses Geistige – sie appelliert an eine geistige Trotzmacht. Wobei uns bewußt ist, wie sehr der Ausdruck appellieren in den Augen der zeitgenössischen Psychiatrie ein Greuel sein mag. Aber hat nicht *W. von Baeyer*[25] gesagt: „Die ärztliche Pädagogik der Irren appelliert an Freiheit und Verantwortlichkeit"? Hat nicht *J. Segers* gesagt, daß „bestimmt moralischer Mut dazu gehört, an eine verantwortliche Freiheit zu appellieren", daß „wir aber in der Anstalt diese Stufe erreichen müssen"? Hat nicht *E. Menninger-Lerchenthal* darauf hingewiesen, daß „die Melancholie manchmal nicht vordringt bis zum Kern der Persönlichkeit, in dem deren Grundhaltung verankert ist"? Unseres Erachtens kann auch noch der im Sinne einer endogenen Depression leidende Mensch qua geistige Person dieser Affektion des psychophysischen Organismus trotzen und sich so aus dem organismischen Krankheitsgeschehen heraushalten. Tatsächlich haben wir es bei der endogenen Depression mit einer psychophysischen Affektion zu tun; denn Psychisches und Physisches sind bei ihr gleichgeschaltet, parallelgeschaltet. Hand in Hand mit der psychophysischen Depression gehen somatische Anomalien der Menstruation, der Sekretion des Magensaftes oder dergleichen mehr. Der Mensch ist endogen-depressiv mit dem Magen, mit Haut und Haaren, mit Leib und Seele, aber eben nicht mit dem Geist. Vielmehr ist es der psychophysische Organismus allein, der affiziert wird, nicht jedoch die geistige Person, die ja als solche, als geistige, gar nicht affiziert zu werden vermöchte. Ob ceteris paribus der eine Mensch sich von seiner endogenen Depression distanziert, während sich der andere in diese Depression fallen läßt, liegt nicht an der endogenen Depression, sondern an der geistigen Person. Und so sehen wir, wie dem psychophysischen Parallelismus ein psychonoëtischer Antagonismus gegenübersteht. Ihn gilt es aufzurufen.

2.3 Daseinsanalyse der Psychosen

Die Daseinsanalyse von *L. Binswanger* behält die Möglichkeit eines solchen Aufrufs und Appells viel weniger im Auge. Nur daß dies nicht zu ihren Ungunsten in die Waagschale einer vergleichenden Beurteilung von Daseinsanalyse und Existenzanalyse fallen muß. Ist doch das Anliegen der Daseinsanalyse gar kein psychotherapeutisches; zumindest behauptet *M. Boss:* „Die Daseinsanalyse hat nichts mit psychotherapeutischer Praxis zu tun.“ Während die Existenzanalyse der Behandlung von Neurosen zu dienen versucht, ist es das Verdienst der Daseinsanalyse, zum Verständnis von Psychosen beigetragen zu haben. (In diesem Sinne ist die Daseinsanalyse der Existenzanalyse gegenüber nicht konträr, sondern komplementär.)

Um dieses Verständnisses willen muß die Daseinsanalyse die Einheitlichkeit des In-der-Welt-Seins *(M. Heidegger)* anpeilen, während die Existenzanalyse die Mannigfaltigkeit in dieser Einheit hervorkehren, die Einheitlichkeit dimensional aufgliedern muß in die Mannigfaltigkeit von Existenz und Faktizität, von Person und Organismus, von Geistigem und Psychophysikum, um überhaupt an die Person appellieren und die Trotzmacht des Geistes aufrufen zu können. Wenn sie wie die Daseinsanalyse die geistige Person in einem noopsychophysisch neutralen Dasein aufgehen ließe – an wen sollte ein solcher Appell und Aufruf dann adressiert werden? Der Adressat wäre unbekannt. Wessen Trotzmacht sollte dann aufgerufen werden? Gegen wessen Scheinmacht sollte sie ausgespielt werden? Wo in diesem Menschenbild zwischen der geistigen Person und dem organismischen Krankheitsgeschehen nicht mehr unterschieden werden könnte. Der endogen-depressive Mensch könnte sich nicht mehr von sich selbst distanzieren. Er wäre einheitlich endogen-depressiv, denn der psychotische Mensch, dessen Nun-einmal-so-und-nicht-anders-in-der-Welt-Sein zu erhellen die Daseinsanalyse so erfolgreich und verdienstvoll bemüht ist, wird durch diese Weise des In-der-Welt-Seins so sehr durchstimmt und durchwaltet, der psychotische Mensch ist so durch und durch befangen in seiner Weise des In-der-Welt-Seins, daß von einer Infiltration, Imbibition und Diffusion solchen Daseins durch die Psychose gesprochen werden müßte. Daseinsanalytisch gibt es für den psychotischen Menschen kein Heraus aus der psychotischen Haut des Nun-einmal-so-und-nicht-anders-in-der-Welt-Seins.

Haben wir eingangs den Geltungsbereich der Psychoanalyse abgegrenzt, was ihren Anspruch anlangt, zum Verständnis des Psychogenen an den Psychosen beizutragen, so erinnern wir uns nun daran, daß sich die Psychoanalyse selbst versteht und bezeichnet als dynamische Psychologie; demgegenüber würde der Daseinsanalyse eine Psychologie entsprechen, die sich als statische kennzeichnen ließe, während die Logotherapie, beiden gegenüber, als appellative Psychotherapie charakterisiert werden müßte. *Für die Logotherapie ist ein biologisches Faktum wie die Psychose trotz alledem noch lange kein biographisches Faktum;* denn während die Daseinsanalyse ja die Einheit in der Mannigfaltigkeit „Leib-Seele-Geist" anpeilt, peilt die Logotherapie, umgekehrt, die Mannigfaltigkeit in und trotz der Einheit des Menschseins an, und zwar den Geist in einem fakultativen Antagonismus zur Leibseele, den wir – im Gegensatz zum psychophysischen Parallelismus (der ein obligater ist) – als psychonoëtischen Antagonismus bezeichnet haben. Die These der Logotherapie von der Schicksalhaftigkeit der Psychose ist für sie selbst, für die Logotherapie, keine fatalistische. Zwar anerkennt sie, innerhalb der Psychosengenese, keine echte, vielmehr nur Pseudo-Psychogenese, nämlich psychische Pathoplastik; dennoch anerkennt sie eine strikte Indikation zur Psychotherapie auch bei Psychosen, selbstverständlich nur im Rahmen simultaner Somatotherapie.

3 Logotherapie bei Psychosen

Wir haben gehört: *Psychogenese gibt es innerhalb der Psychosengenese nur im Sinne psychischer Pathoplastik;* weiters haben wir gehört, daß es – in diesem Sinne – auch Noogenese gibt, also auch eine Pathoplastik vom Geistigen her. Nun versteht es sich von selbst, daß es dort, wo es eine Pathoplastik vom Geistigen her gibt, auch eine Psychotherapie vom Geistigen her geben muß – auch bei Psychosen. Als Psychotherapie vom Geistigen her aber versteht sich selbst ex definitione, was wir Logotherapie nennen. Hier ist der Ort, wo Existenzanalyse in Logotherapie umschlägt.

Die Logotherapie[26] muß sich zweierlei angelegen sein lassen: nicht anders als die Psychotherapie der Neurosen muß sie den Patienten dazu anleiten und anhalten, das Krankheitsgeschehen zu objektivieren und sich selbst von diesem Krankheitsgeschehen zu distanzieren. Mit einem Wort: der Patient soll es lernen, Dingen wie Angst und Zwang ins Gesicht zu sehen – und ins Gesicht zu lachen (Methode der paradoxen Intention). Ist es doch so, daß gerade das Hinstellen der Krankheit als schicksalhaften Geschehens und das Hinnehmenlassen der Krankheit in dieser ihrer Schicksalhaftigkeit den Patienten nur um so mehr instand setzt, den fakultativen psychonoëtischen Antagonismus faktisch werden zu lassen, ihn zu aktualisieren, so zwar, daß das primäre Krankheitsgeschehen aller psychogen neurotischen Reaktionen und sekundären Überbauungen und Überlagerungen wieder entkleidet und auf seinen wirklich schicksalhaften Kern reduziert wird.

Aber die Logotherapie bei Psychosen muß mehr besorgen als dies: sie muß nicht nur objektivieren – sie muß das Krankheitsgeschehen auch subjektivieren lassen: sie muß den Patienten dazu anregen, daß er ihm Gepräge und Stempel seiner Persönlichkeit aufdrücke, daß er die Psychose personiere. Mit einem Wort: wir haben dafür zu sorgen, daß *die Auseinandersetzung zwischen dem Menschlichen im Kranken und dem Krankhaften am Menschen geleistet werde.*

3.1 Implizite Pathoplastik

Die Auseinandersetzung zwischen dem Menschlichen im Kranken und dem Krankhaften am Menschen kann nun sehr wohl auch in Form einer Aussöhnung geschehen. Um nur ein einziges Beispiel für viele zu erwähnen, wie sie dem Kliniker geläufig sind: eine unserer schizophrenen Patientinnen gibt an, daß sie zwar Stimmen höre; dies sei ihr aber noch immer lieber, als wenn sie schwerhörig wäre. Wir sehen: wenn *H. J. Weitbrecht* erklärt, „Adel und Untergang scheinen tragisch verflochten“, so ließe sich ergänzend sagen: nicht selten auch komisch. Nun zeigt sich gerade an diesem konkreten Falle, in dem ein Mensch sein schweres Schicksal, genannt akustische Halluzinationen, zu gestalten vermochte – dieses Schicksal, von dem wir gesagt haben, daß es grundsätzlich „noch immer gestaltbar und erst zu gestalten“ sei – gerade am obigen konkreten Beispiel zeigt sich nun, daß solche Gestaltung auch geleistet werden kann, ohne daß sich der betreffende Mensch auch nur im geringsten etwa bewußte Rechenschaft darüber ablegen würde, was da vor sich geht. Mit einem Wort: diese Leistung erfolgt nicht reflexiv; sie geschieht vielmehr implizit – die Auseinandersetzung (im konkreten Falle: die Aussöhnung) ist eine durchaus stillschweigende. Alles geht da unausdrücklich vor sich – selbstverständlich; denn gerade dies kann die Person des Psychotischen nicht: sich ausdrücken. Gerade die expressive (und, darüber hinaus, instrumentale) Funktion im Dienste der geistigen Person, die dem psychophysischen Organismus zukommt, ist ja gestört.

So zeigt denn die Existenzanalyse, daß und inwieweit das Schicksal, Psychose genannt, „immer noch gestaltbar ist“, und die Logotherapie zeigt, daß und inwiefern „dieses Schicksal erst zu gestalten ist“; nun aber werden wir dessen gewahr, daß dieses Schicksal, Psychose genannt, immer schon gestaltet ist; denn immer schon war die Person am Werk; immer schon war sie mit im Spiel; immer schon hat sie mitgestaltet das Krankheitsgeschehen; denn es widerfährt und geschieht einem Menschen: ein Tier müßte sich fallen lassen in die krankhafte Affektivität – ein Tier müßte sich treiben lassen von der krankhaften Impulsivität; der Mensch allein kann sich auseinandersetzen mit alledem. Und er hat sich immer schon auseinandergesetzt – er hat es getan im Augenblick, in dem es überhaupt zu Verarmungswahn und Versündigungswahn kommt – je nachdem.

Nur daß solche implizite Pathoplastik nicht verwechselt werden dürfte mit der gängigen Behauptung, der Wahn stelle die psychische Reaktion auf einen somatischen Prozeß dar; denn unsererseits ist nicht die Rede von psychischen Reaktionen, sondern von geistigen Akten, und zwar solchen personaler Haltung und Einstellung zur Psychose. Wie sehr diese geistigen Akte personaler Haltung und Einstellung zu unterscheiden sind von bloßen psychischen Reaktionen, geht eindeutig hervor aus der Tatsache, daß die jeweilige personale Haltung und Einstellung auch noch dem Wahn selbst gegenüber eingenommen werden kann, muß und wird.

So gilt es, genau zu unterscheiden zwischen dem Somatischen, dem Psychischen und dem Geistigen. In einzelnen Fällen ist Eifersuchtswahn tatsächlich die psychische Reaktion auf einen somatischen Prozeß; aber daß ein solcherart paranoid Erkrankter – wie in einem uns bekannten konkreten Falle – nicht aus seinem Wahn heraus sich hinreißen läßt zu einem Mord, sondern hingeht und seine plötzlich erkrankte Frau zu verwöhnen und zu verzärteln beginnt[27] – dies ist eine geistige Umstellung, durchaus zurechenbar der – in dieser Hinsicht durchaus zurechnungsfähigen – geistigen Person.

3.2 Lebenswert und Menschenwürde

Wir haben gesprochen vom Sinn der Psychose für mich als Arzt und gesagt, er sei zu finden, sodann vom Sinn der Psychose für den Patienten selbst und gesagt, er habe ihn zu geben. Nunmehr ein drittes und letztes Pendant: wir haben zu sprechen vom Wert des Patienten für uns. War zu wenig die Rede vom „lebensunwerten Leben“? Und war etwas anderes gemeint als nicht zuletzt das Leben psychotischer Patienten? Nun mag der prognostisch infausteste psychotisch Erkrankte noch so sehr allen Nutzwert verloren haben – er behält seine Würde, denn der Wertrang des Homo patiens ist höher als der des Homo faber. Der leidende Mensch steht höher als der tüchtige Mensch. Und wäre dem nicht so, dann stünde es nicht dafür, Psychiater zu sein; denn nicht für einen verdorbenen „psychischen Mechanismus“, nicht für einen ruinierten seelischen „Apparat“ und nicht für eine zerbrochene Maschine möchte ich Seelenarzt sein; sondern nur für das Menschliche im Kranken, das hinter alledem und über alledem steht.

Anhang

Psychotherapie bei endogenen Depressionen

1 Kryptosomatische Genese und somatische Simultantherapie

Wenn von endogenen Depressionen die Rede ist, will das heißen, daß die endogenen Depressionen als solche, als endogene – im Gegensatz zu exogenen, reaktiven, psychogenen Depressionen – eben nicht psychogen, sondern somatogen sind. Nur ist zu bedenken, daß wir unter dieser Somatogenese eine primäre Somatogenese verstehen, und es ist klar, daß solche bloß primäre Somatogenese immer noch genügend Spielraum frei und offen läßt für jene psychische Pathoplastik, welche die somatische Pathogenese umrankt und so erst das klinische Bild des konkreten Falles komplettiert. In ebendiesem Spielraum, der gegenüber der Somatogenese ausgespart bleibt, hat die Psychotherapie zu inserieren.

Aus der prinzipiellen wenn auch nur primären Somatogenese endogen-depressiver Zustände ergibt sich, daß deren Psychotherapie keine kausale Therapie sein kann. Nur daß wir uns auch dessen bewußt sein müssen, daß ja der Somatotherapie, zumindest bis zum heutigen Tage, nicht weniger versagt bleibt, kausale Therapie zu werden. Nicht nur die Ursachen der betreffenden Erkrankung, sondern auch die Wirkungen der entsprechenden Behandlung sind, was den Mechanismus des Zustandekommens anlangt, eigentlich nichts weniger als aufgehellt. Man denke bloß an die vielen Mutmaßungen betreffs des Wirkungsmechanismus des Elektroschocks.

Nun, so wenig die Psychotherapie wie die Somatotherapie bei den endogenen Depressionen Anspruch und Aussicht hat, kausale Therapie zu sein – so sehr haben wir allen Grund, wenn schon nicht kausale, so doch nur um so aktiver Therapie zu betreiben.

Im Sinne solcher Aktivität jedoch ist eine *somatopsychische Simultantherapie* zu empfehlen, und aus diesem Grunde möchten wir anhand eines kasuistischen Beitrages die medikamentöse Therapie in unsere Überlegungen und Erwägungen einbeziehen – in therapeutischer Hinsicht; in diagnostischer Hinsicht kommt nämlich die larvierte endogene Depression zur Sprache:

Fritz T., 32 Jahre alt. Steht anderwärts wegen „Angst-Neurose", und zwar Karzinophobie, in Behandlung. Im besonderen fürchtet er sich davor, an einem Hirntumor erkrankt zu sein. War deshalb schon bei vielen Ärzten, darunter namhaften Spezialisten, hatte sich diversen Untersuchungen unterzogen – unter anderem auch einer Enzephalographie – und die verschiedensten Behandlungen über sich ergehen lassen. Die Anamnese ergibt, daß einer seiner Onkel tatsächlich an einem Hirntumor gelitten hatte und schließlich durch Selbstmord geendet war. Patient selbst leidet an einer sichtlich vasomotorisch bedingten chronischen Cephalea. Trotz alledem will uns das Bild nicht recht als vasovegetative Neurose imponieren; vielmehr fahnden wir in Richtung auf vegetative Depression, als welche jene Fälle endogener Depression gekennzeichnet zu werden pflegen, in deren symptomatologischem Vordergrund weniger die üblichen hypochondrischen Klagen stehen als speziell vegetative Beschwerden; denn – wie gesagt: während früher die larvierte endogene Depression sich mit skrupulösen Zwangsvorstellungen maskiert hatte, war in letzter Zeit insofern ein zunehmender Symptomenwandel zu verzeichnen, als skrupulöse Themen, verglichen mit den hypochondrischen, in den Hintergrund getreten waren. Der Verdacht, daß auch im konkreten Falle eine vegetative Depression vorlag, ließ sich zur Diagnose verifizieren, indem wir nach den anamnestischen Characteristicis der endogenen Depression forschten, als welche wir folgende herausstellen möchten: Tagesschwankungen der Stimmung mit morgendlicher Exazerbation beziehungsweise abendlicher Remission; frühere Phasen; entsprechende Heredität. Im vorliegenden Falle waren nun die beiden ersten Momente unschwer nachzuweisen. Wie war er nun therapeutisch anzugehen? Wollen wir uns zunächst anhand eines Schemas die pathogenetische Struktur vergegenwärtigen (Abb. 7).

Die vegetative larvierte rezidivierende endogene Depression bringt als solche, als endogene, eine typische Angstbereitschaft mit sich; diese Angstbereitschaft nun ist von sich aus inhaltslos: wie jede bloße Angstbereitschaft sucht sie jeweils erst – und findet sie immer auch – einen Inhalt, so zwar, daß sie sich im konkreten Falle auf den Kopfschmerz des Patienten bezieht, um sich sodann gleichsam auf ein Detail der Familienanamnese zu stürzen, nämlich auf die Tatsache des Hirntumors, an dem einer seiner Onkel gelitten hatte. Der Hirntumor wird dann der konkrete Gegenstand

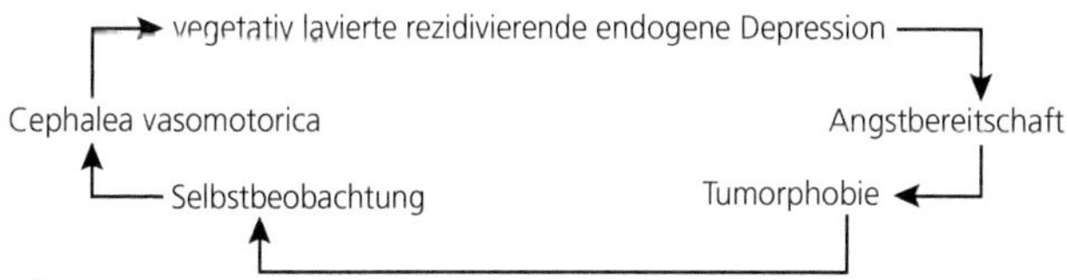

Abb. 7

der Angst, der Gegenstand einer Phobie – zu der sich die vage, inhaltslose Angst sozusagen kondensiert, wobei sein Kopfschmerz und die Krankheit des Onkels gleichsam den Kondensationskern bilden. Nun führt die Angst, dem Kopfschmerz könnte ein Hirntumor zugrunde liegen, einfühlbarerweise zu einer forcierten Selbstbeobachtung auf den Kopfschmerz hin, und diese Selbstbeobachtung allein ist auch schon danach angetan, die Beschwerden nur noch zu steigern – eben damit ist aber der Zirkel geschlossen.

Und nun zur somatopsychischen Simultantherapie: Sie mußte – dem oben dargestellten Zirkel entsprechend – so recht zu einem konzentrischen Angriff übergehen, gegen möglichst viele „Angriffspunkte“: Zunächst galt es, gegen die endogen-depressive Substruktion des Falles das Feuer einer zielenden Medikation zu eröffnen. Wie der Fall von der psychischen Seite her angegangen werden muß, läßt sich aus den folgenden Ausführungen ersehen.

2 Psychagogische Betreuung endogen Depressiver

2.1 Poliklinische Betreuung und stationäre Behandlung

In Anbetracht der prinzipiellen nämlich primären Somatogenese versteht sich von selbst, daß sich für eine Psychotherapie nur Fälle eignen, die leichteren Grades sind. Damit ist nicht gesagt, daß sich die Psychotherapie der endogenen Depressionen auf eine ambulante Behandlung in poliklinischem Rahmen zu beschränken hat. Mit einem Wort, es soll nicht getan werden, als decke sich der Kreis von Fällen, die in Betracht kommen, mit demjenigen, der sich in den Rahmen poliklinischer Betreuung fügt. Beziehungsweise als schlössen einerseits die Indikationen zur Hospitalisierung und andererseits die Indikation zur Psychotherapie einander aus. Nun kennen wir als solche Indikationen die folgenden:

a) Indikation zur Hospitalisierung zum Zwecke der Behandlung und

b) Indikation zur Hospitalisierung aus Gründen der Erkrankung selbst.

a) Indikation zur Hospitalisierung zum Zwecke der Behandlung. Sowohl die klassische Schockbehandlung als auch die medikamentösen Methoden – die letzteren dann, wenn sie in hochdosierter Form angewandt werden – bedürfen, sollen sie lege artis gehandhabt werden, im allgemeinen wohl stationärer Unterbringung.

Daß auch in all diesen Fällen eine parallelgeschaltete Psychotherapie nicht unversucht bleiben sollte, ist bekannt.

b) Indikation zur Hospitalisierung aus Gründen der Erkankung selbst. Hinsichtlich der Erkrankung selbst sind es zwei Gründe, die uns dazu bewegen, eine Internierung zu veranlassen:

1. Weil gerade endogene Depressionszustände mit einer für sie so typischen Tendenz zu Selbstvorwürfen einhergehen und
2. weil sie eine nicht weniger charakteristische Selbstmordtendenz heraufbeschwören.

1. *Tendenz zu Selbstvorwürfen.* Der Sinn der Hospitalisierung in solchen Fällen ist darin gelegen, daß auf diesem Wege eine Entfernung des Patienten aus einem Milieu zustande kommt, das eine Kette von Verpflichtungen mit sich bringt, seien sie familiärer, seien sie professioneller Natur. Es handelt sich hierbei um Verpflichtungen, die eine unaufhörliche Konfrontation des Patienten zustande bringen mit – wie wir sie nennen möchten: einer *Trias des Versagens;* sind es doch drei Insuffizienzen, unter denen der Patient so sehr zu leiden hat:

- seine Arbeitsunfähigkeit,
- seine Genußunfähigkeit – und in Fällen der sogenannten Melancholia anaesthetica:
- seine Leidensunfähigkeit.

Seine Arbeitsunfähigkeit wird Inhalt und Gegenstand von Vorwürfen, die er selbst sich macht, die er aber auch seitens seiner Umgebung zu hören bekommt, was nur Wasser auf die Mühle seiner Selbstvorwürfe ist. Analog *arbeiten Vorhalte wie der, der Patient solle sich doch nur ein wenig zusammennehmen, seinen Selbstvorwürfen in die Hände;* sie können einen paradoxen, unerwünschten Effekt zeitigen, indem der Mißerfolg nach einem entsprechenden Versuch seitens des Kranken als persönliche Insuffizienz gebucht wird und so sein subjektives Schuldkonto nur noch mehr belastet.

Gleiches gilt jedoch auch von der biederen Empfehlung, sich zu zerstreuen, womit nicht an der Arbeitsunfähigkeit, sondern an der Genußunfähigkeit vorbeigeredet wird.

2. *Selbstmordtendenz und Indikation zur Internierung.* Im Hinblick auf die seitens der Selbstmordtendenz heraufbeschworene Gefährdung des Patienten ist nicht nur eine Hospitalisierung, vielmehr im besonderen die Internierung indiziert. Insofern nun, als es gilt zu beurteilen, inwieweit die bedrohliche Selbstmordgefahr von einem Grade ist, der entweder die Abgabe des Patienten in geschlossene Anstaltspflege ratsam und angebracht sein läßt, oder aber, umgekehrt, seine Entlassung aus der geschlossenen Anstalt, haben wir selbst eine Standardmethode angegeben, die sich (nicht nur uns selbst) immer wieder bewährt; sie setzt uns in die Lage, die Diagnose (fort)bestehender Selbstmordgefahr zu erstellen beziehungsweise die Dissimulation der Selbstmordtendenz als solche zu diagnostizieren.

Zunächst stellen wir dem betreffenden Kranken die Frage, ob er (noch) Selbstmordabsichten hege: in jedem Falle – sowohl im Falle, daß er die Wahrheit spricht, als auch im Falle bloßer Dissimulation tatsächlicher Selbstmordabsichten – wird er diese unsere erste Frage verneinen; woraufhin wir ihm *eine zweite Frage* vorlegen, wenn sie auch geradezu brutal klingt: *warum er sich nicht (mehr) das Leben nehmen wolle.* Und nun erweist es sich regelmäßig, daß derjenige, der wirklich keine Selbstmordabsichten hat, sogleich mit einer Reihe von Gründen und Gegenargumenten bei der Hand ist, die alle dagegen sprechen, daß er das Leben von sich werfe: daß er seine Krankheit doch für heilbar halte, daß er doch auf seine Familie Rücksicht nehmen oder an seine beruflichen Verpflichtungen denken müsse, daß er doch viel zu sehr religiös gebunden sei usf. – *während sich derjenige, der seine Selbstmordabsichten nur dissimuliert hat, auf unsere zweite Frage hin dadurch entlarvt, daß er uns eine Antwort auf unsere Frage schuldig bleibt,* an Stelle dessen mit einer charakteristischen Verlegenheit reagiert, und zwar einfach schon deswegen, weil er ja tatsächlich um Argumente verlegen ist, die gegen den Selbstmord sprächen, aus welchem Grunde der Patient außerstande ist, irgendein Motiv dafür anzugeben, daß er (angeblich) von einem Selbstmordversuch künftighin Abstand nehmen wolle. Im Falle es sich um einen bereits internierten Patienten handelt, *beginnt er dann typischerweise, auf Entlassung zu drängen* beziehungsweise zu beteuern, daß keinerlei Selbstmordabsichten solcher Entlassung im Wege stünden.

An dieser Stelle muß angemerkt werden, daß es bei unserer Exploration um den Nachweis von (je nachdem dissimulierten oder manifesten) Selbstmord*absichten* geht, nicht aber um den bloßen Selbstmordgedanken; denn im Gegensatz zu den Selbstmord*gedanken* implizieren die Selbstmordabsichten auch schon die jeweilige Stellungnahme des Patienten zu den Selbstmordgedanken – die Gedanken selbst, diesseits aller Stellungnahme zu ihnen, sind ja eigentlich unerheblich: worauf es uns ankommen muß, ist vielmehr eine Antwort auf die Frage, welche Konsequenzen der Patient aus den Selbstmordgedanken zieht, die sich in ihm regen, *ob er sich mit ihnen identifiziert oder aber, umgekehrt, sich von ihnen distanziert.* Daß solche Distanzierung – als Weise und Möglichkeit personaler Stellungnahme zu organismischem Krankheitsgeschehen – zumindest im Sinne eines Fakultativums möglich ist und darüber hinaus zu einem Faktum werden kann, indem sie sich therapeutisch aktualisieren läßt, ist eine klinische Empirie, die leider nur allzu sehr in Vergessenheit zu geraten droht.

Wir selbst versuchen, der Umsetzung von Selbstmordgedanken in Selbstmordabsichten oder gar der Setzung von Selbstmordtaten dadurch einen Riegel vorzuschieben, daß wir die eine der beiden Tendenzen, von denen im Zusammenhang mit den endogenen Depressionen die Rede war, gegen die andere ausspielen: *Die Tendenz zu Selbstvorwürfen spielen wir aus gegen die Selbstmordtendenz.* In entsprechend gelagerten Fällen lassen wir nämlich in unser Gespräch mit dem Kranken einfließen, welches Risiko wir auf uns nehmen, wenn wir ihn bloß ambulatorisch behandeln: Wir pflegen unseren Patienten auszumalen, was sie alles auf ihr Gewissen nehmen würden, wenn sie sich trotzdem zu einem Selbstmordversuch hinreißen ließen: Wir malen ihnen aus, der behandelnde Arzt beziehungsweise die diensthabenden Schwestern würden dann etwa „ins Kriminal gebracht" usw. – womit wir auch schon ins Gebiet der Psychotherapie bei endogenen Depressionen vorgestoßen wären.

2.2 Psychotherapie bei endogenen Depressionen

2.2.1 Prophylaxe von Pfropfdepressionen

Zumindest unser eigenes Vorgehen prätendiert wie gesagt keineswegs, kausale Therapie zu sein; damit ist allerdings noch nicht gesagt, daß es sich bei diesem unserem Verfahren nicht um spezifische und zielende Therapie handelt. Und spezifisch und zielend mag sie insofern sein, als sie sich an die geistige Person des Patienten adressiert. Tatsächlich hat sich die Psychotherapie bei endogenen Depressionen um die personale Stellungnahme des Kranken zum organismischen Krankheitsgeschehen in ihm fokal zu zentrieren; denn es ist ja nicht die Krankheit an sich und als solche, die psychotherapeutisch zu beeinflussen es gälte; sondern was wir uns angelegen sein lassen müssen, ist die Einstellung des Kranken zu eben seinem Kranksein beziehungsweise ein Wandel solcher Einstellung – mit einem Wort: eine Umstellung des Kranken. Eigentlich aber dient diese Umstellung weiter nichts anderem als einer Prophylaxe, und zwar der Prophylaxe einer sekundären, nachträglichen, zusätzlichen Depression, die sich der primären, anfänglichen, ursprünglichen Depression erst aufpfropft.

Sehen wir doch vielfach, daß die Kranken an sich nicht einmal so verzweifelt wären, also aus endogenen Gründen gar nicht so sehr zu leiden hätten, wenn sie nicht über die Tatsache einer gewissen verzweifelten Stimmung (wie sie eben somatogen ist) nun neuerdings verzweifeln würden: über die (endogene) Depression sind sie (psychogen) deprimiert. Ja, wir kennen Fälle, in denen die Kranken darob weinen, weil sie so weinerlich sind; dies aber nicht etwa im Sinne eines Kausalnexus, also im Sinne von Ursache und Wirkung, sondern wesentlich im Sinne eines Motivationszusammenhangs, also im Sinne von Grund und Folge. Solche Menschen – wie übrigens auch vereinzelte Fälle von Zwangsweinen oder von emotionaler Inkontinenz bei Arteriosclerosis cerebri – nehmen ihre Weinerlichkeit wahr, aber nicht ohne darüber so entsetzt zu sein, daß sie auf dieses Faktum, statt es zur Kenntnis und schlicht hinzunehmen, nun erst recht mit einem (nunmehr psychogenen) Weinen reagieren. Während jedoch die primäre Weinerlichkeit einem notwendigen, organischen Geschehen entsprach, entspringt das sekundäre Weinen einer unnötigen, luxurierenden Traurigkeit.

Eine Prophylaxe der sekundär psychogenen *Pfropfdepressionen* bei primär endogenen Fällen ist heute mehr denn je angebracht aus einem Grunde, auf den *Edith Weisskopf-Joelson* von der University of Georgia hingewiesen hat. Die Genannte hat nämlich in einem Aufsatz, der in The Journal of Abnormal and Social Psychology im November 1955 erschienen ist (Some Comments on a Viennese School of Psychiatry), darauf aufmerksam gemacht, daß die aller Psychohygiene immer schon zugrunde gelegte weltanschauliche Einstellung von heute die Lebensauffassung in den Vordergrund schiebt, der Mensch sei dazu da, glücklich zu sein, und jede Verzweiflung sei ein Symptom mangelhafter Angepaßtheit. Solch eine Wertung nun, fährt *Edith Weisskopf-Joelson* fort, mag unter Umständen dafür verantwortlich zu machen sein, daß die Last und Bürde unvermeidbaren Unglücks nur noch vermehrt wird durch die Verzweiflung über das Verzweifeltsein.

2.2.2 Zielende Psychotherapie bei endogenen Depressionen

Soviel zur eigentlich psychohygienischen Seite aller psychotherapeutischen Unternehmungen und Bemühungen um endogen-depressive Patienten – nunmehr zur eigentlich psychotherapeutischen Frage: In erster Linie ist es angezeigt, darauf zu achten, daß nicht – wie in solchen Fällen so leicht – die versuchte Psychotherapie selbst zur iatrogenen Noxe wird. Vor allem *ist jeder Versuch eines Appells an den Patienten, sich doch zusammenzunehmen, durchaus verkehrt.*

Auch ein Therapieversuch nach individualpsychologischem Muster kann kontraindiziert sein, denn die etwaige Insinuation – gemäß der ubiquitären individualpsychologischen Deutung der endogenen Depression: der Patient wolle mit seiner Depression die Angehörigen tyrannisieren – kann leicht einen Selbstmordversuch provozieren – nicht unähnlich einem analogen psychotherapeutischen Kunstfehler beim anderen Formenkreis psychotischer Erkrankungen, bei der Schizophrenie, bei der, wenn sie als Neurose fehldiagnostiziert und mit Hypnose behandelt wird, floride Beeinflussungs- und Hypnosewahnideen provoziert werden können.

Die Richtung, in der sich eine zielende Psychotherapie endogener Depressionen zu bewegen hat, ist vielmehr die: Wir haben den Patienten dazu zu bringen, *daß er nicht „sich zusammenzunehmen" versucht, sondern im Gegenteil: die Depression über sich ergehen läßt* – daß er sie als eben endogene hinnimmt, mit einem Wort, daß er sie objektiviert und solcherart sich selbst von ihr distanziert – soweit dies möglich ist, und in leichten bis mittelschweren Fällen ist es möglich.

Zunächst haben wir den Kranken immer aufs neue darauf zu verweisen, daß er eben krank sei – richtiggehend krank. Damit arbeiten wir auch schon seiner Tendenz zu Selbstvorwürfen entgegen, insofern nämlich, als er ja von Haus aus dazu neigt, seinen Zustand eben nicht als Krankheitszustand zu verstehen, vielmehr als bloß hysterisch hinzustellen oder, sich selbst moralisch verurteilend, gar zu behaupten, er „lasse sich nur gehen“. Und nun verlangen wir vom Kranken allem voran, daß er (und natürlich auch seine Umgebung) von sich nichts verlange: Als echter Kranker müsse er *aller Verpflichtungen enthoben werden;* und es empfiehlt sich, um dieser Auffassung Nachdruck zu verleihen, den Kranken unter Umständen schon aus dieser Indikation heraus zu internieren, zumindest aber ihn überhaupt in ein (wenn auch offenes) Krankenhausmilieu zu bringen, denn damit werden wir wohl am besten demonstrieren, daß wir ihn für einen wahrhaft Kranken halten.

Freilich, so setzen wir fort, sei er nicht geisteskrank im engeren Wortsinn, sondern gemütskrank – womit wir auch schon allfälligen psychotophobischen Befürchtungen den Wind aus den Segeln nehmen.

Seine Gemütskrankheit nun, so schließen wir an, nehme eine Ausnahmestellung ein, so zwar, daß sie eine exzeptionell günstige Prognose zuläßt; denn – so erklären wir ihm – während wir nicht einmal von einer so banalen Erkrankung wie einer einfachen Angina mit hundertprozentiger Sicherheit vorhersagen können, daß sie auch wirklich ganz sicher ohne die geringsten Komplikationen oder Rest- und Folgezustände ausheilen werde (schließlich wäre ja möglich, daß dem Betreffenden etwa eine Polyarthritis oder eine Endokarditis zurückbleibt), – von seiner Krankheit, als der einzigen, so sagen wir ihm, kann mit absoluter Gewißheit noch dazu spontane Heilung vorausgesehen werden. Und auch er werde diese Gesetzmäßigkeit, die seit dem Bestehen einer Psychopathologie bekannt und anerkannt sei, nicht umstürzen. Dies sei die Wahrheit, und wir könnten nichts dafür, daß sie für ihn „zufällig“ tröstlich ist – deshalb brauchten wir sie ja gewiß nicht zu verschweigen und ihm vorzuenthalten.

Wörtlich pflegen wir dem Patienten zu sagen: Wir können Ihnen versichern, daß Sie aus Ihrer Krankheit, zumindest aus der jeweiligen Phase, ganz als der Mensch wieder hervorgehen werden, der Sie in gesunden Tagen waren. Bis zum Tage solcher Genesung habe die Behandlung nichts anderes zu tun, als den Zustand zu mitigieren, einzelne, besonders quälende Beschwerden zu lindern und zu mildern. Ansonsten *werde die betreffende Phase abklingen und ausheilen* und – wir betonen dies ausdrücklich – grundsätzlich auch ohne Behandlung, also von selbst, denn *nicht wir seien es, die ihn gesund machen, sondern er werde auch ganz von selber gesund werden* – so gesund zumindest, wie er auch schon früher war: nicht besser und nicht schlechter; das heißt soviel wie, daß er unter Umständen auch genauso schwerblütig oder nervös sein würde wie vorher.

Und zum Schlusse werden wir es nicht verabsäumen, ihm einzuschärfen, daß er auch trotz seiner – so symptomatischen – Skepsis gesunden werde, auf jeden Fall, auch wenn er es nicht glaube und nichts dazutäte, ja selbst dann, wenn er „sich auf den Kopf stellte". Denn von vornherein wird der endogen-depressive Patient selber uns unsere so günstige Prognose nicht glauben – nicht glauben können: denn zu den Symptomen der endogenen Depression gehören diese Skepsis und sein Pessimismus dazu: Er wird immer „ein Haar in der Suppe finden" und auch weder an sich selbst noch an den andern „ein gutes Haar lassen". Immer wird er sich selbst vorwerfen, daß er bloß zuwenig mitarbeitet; aber mag er auch noch so sehr entweder sich selbst gar nicht für wirklich krank, sondern entsprechend seinen krankhaften Selbstvorwürfen bloß für verworfen halten oder aber wohl für krank, aber eben für unheilbar krank – schließlich wird er sich dennoch an die Worte seines Arztes klammern und an die Hoffnung, die aus ihnen spricht.

Wir aber müssen uns bemühen, psychotherapeutisch über das eine endogene Depression konkomitierende lebhafte Krankheitsgefühl hinaus auch noch einen möglichsten Grad von *Krankheitseinsicht* zu erstellen. Wissen wir doch: Weder an sich selbst noch an den andern, an der Welt, ist der endogen Depressive fähig, Werte oder einen Sinn wahrzuhaben. Nur um so mehr müssen wir ihn immer wieder darauf hinweisen, daß auch seine Wertblindheit, sein Unvermögen, an sich einen Wert und im Leben einen Sinn zu finden, zur Gemütskrankheit gehört – ja, mehr als dies: daß er zweifelt, beweist nur, daß er an einer endogenen Depression leidet und daß die günstige Prognose gerechtfertigt ist.

Der Patient muß dazu angehalten werden, es aufzugeben, weiterhin aus einer Traurigkeit, seiner Angst und seinem Lebensekel heraus Urteile über Wert oder Unwert, Sinn oder Sinnlosigkeit seines Daseins zu fällen; denn solche Urteile sind allemal vom krankhaften Gefühlsleben her diktiert, und die von da herrührenden (katathymen) Gedanken können ja gar nicht richtige sein.

Oben war davon die Rede, wir hätten den Patienten eindringlich und nachdrücklich darauf zu verweisen, daß und in welchem Sinne er nun einmal krank sei, richtiggehend krank; dies hat nun, über alle Versuche hinaus, das pathognomonische bloße Krankheitsgefühl in die Richtung auf eine echte Krankheitseinsicht hin psychotherapeutisch zu erweitern, den eigentlichen Sinn, das Bewußtsein wachzurufen und wachzuhalten, wie sehr er von allen Verpflichtungen frei und entbunden ist. Aus diesem Grunde plädieren wir für gewöhnlich auch bei leichtergradigen endogen-depressiven Fällen dafür, daß die berufliche Arbeit auf ein halbtägiges Pensum eingeschränkt – aber nicht unterbrochen werde: diese Maßnahme ist deshalb gerechtfertigt, weil, wie sich immer wieder zeigt, die berufliche Arbeit oft die einzige Möglichkeit darstellt, den Patienten von seinen Grübeleien abzulenken. Dabei schlagen wir aus begreiflichen Gründen eher eine nachmittägige Arbeit vor und weisen den Patienten an, vormittags nicht nur keiner geregelten Arbeit nachzugehen, vielmehr womöglich im Bett zu verbleiben: Angesichts der für endogene Depressionsfälle so kennzeichnenden abendlichen Spontanremission beziehungsweise vormittägigen Exazerbation ängstlicher Erregung würde der Patient auf jede Arbeit vor Mittag immer noch mit vertieften Insuffizienzgefühlen reagieren, während er mittags noch am ehesten das in ihr zu sehen geneigt ist, was sie sein soll: eine ablenkende „Fleißaufgabe" – die, zumindest im Erfolgsfall, geeignet ist, seine professionellen Insuffizienzgefühle eher zu mitigieren.

Bloß von zwei Verpflichtungen entbinden wir ihn nicht – im Gegenteil: Zweierlei müssen wir vom Patienten verlangen, und zwar Vertrauen zum Arzt – und Geduld mit sich selbst:

Vertrauen – das heißt Vertrauen gegenüber der hundertprozentig günstigen Prognose, die ihm ja sein Arzt stellen darf: Er braucht, wie wir ihm erklären müssen, sich nur vor Augen zu halten, daß er vermutlich der einzige Fall dieser Art sei, den er kennt, – während wir Ärzte Tausende und aber Tausende derartiger Fälle kennen und in ihrem Verlauf verfolgen konnten – wem soll er nun eher glauben: sich selbst – so fragen wir ihn – oder dem Fachmann? Und sofern er – so fahren wir fort –, gestützt auf unsere Diagnose und Prognose, Hoffnung faßt – wir Fachleute können es uns leisten, nicht nur zu hoffen, sondern überzeugt zu sein von unserer für ihn so günstigen Prognose.

– und Geduld: eben im Hinblick auf die günstige Prognose seiner Krankheit: Geduld im Warten auf die spontane Heilung, Geduld im Warten darauf, daß die seinen Werthorizont verdunkelnde Wolke vorüberziehe, um ihm dann die Sicht wieder freizugeben auf das Wertvolle und die Sinnfülle des Seins. Und so wird er schließlich *instand gesetzt werden, seine endogene Depression vorüberziehen zu lassen wie eine Wolke, die zwar die Sonne verdunkeln kann, aber nicht vergessen läßt, daß es trotzdem die Sonne gibt:* Genau so wird auch der endogen-depressive Patient sich daran klammern müssen, daß seine Gemütskrankheit wohl imstande ist, den Sinn und die Werte des Daseins zu verdunkeln, so daß er weder an der Welt noch an sich selbst etwas findet, was sein Leben noch lebenswert zu machen vermöchte – aber daß auch diese seine Wertblindheit vorübergeht und er auch an sich einen Abglanz davon erfährt, was *Richard Dehmel* einmal in die schönen Worte gekleidet hat: „Siehe: mit dem Schmerz der Zeit – spielt die ewige Seligkeit."

Soll all dies bedeuten, daß wir auf diesem psychotherapeutischen Wege auch nur einen einzigen Fall von endogener Depression heilen? Keinesfalls. Bereits in unserer Zielsetzung sind wir bescheidener: Wir begnügen uns damit, dem Kranken sein Los zu erleichtern, und auch dies nicht auf die Dauer, sondern – je nach dem Schweregrad der Erkrankung – auf ein paar Stunden oder auf Tage; denn es gilt letztlich und eigentlich, für die Dauer seiner Krankheit den Kranken einfach „über Wasser zu halten" – im Sinne einer (wie gesagt zwar nicht kausalen, darum aber nicht weniger aktiven – ja, einer zielenden) „supportiven" Psychotherapie nun einmal durch die Phase einer Depression hindurchzulotsen.

Dennoch: alles in allem handelt es sich bei solcher Psychotherapie um eine der dankbarsten seelischen Behandlungen, die einem Psychiater in der Praxis erwachsen – und bei diesen Kranken um die dankbarsten Kranken, denen wir in solcher Praxis begegnen.

Wir sind und bleiben uns dessen bewußt, welche Banalität – um es unverblümt auszusprechen – den meisten Ratschlägen und all den Hinweisen anhaftet, die wir unseren endogen-depressiven Patienten mit auf den Weg zu geben imstande sind – und trotz allem: wer nicht den Mut aufbringt zu solcher Banalität, der bringt vielfach sich – und seine Kranken – um den Erfolg.

2 Psychosomatische Erkrankungen

Kritische Bemerkungen zur Psychosomatischen Medizin

a) Allgemeiner Teil

Psychosomatik ist heute ein Schlagwort und eine Mode. Wie sehr sie ein Schlagwort ist und, wie jedes Schlagwort, mißverständlich gebraucht wird, mag aus der Geschichte hervorgehen, die ein prominenter amerikanischer Psychohygieniker erzählt hat: Nach einem Radiovortrag über Psychosomatik erhielt er den Brief eines Hörers, in dem letzterer bat, ihm mitzuteilen, in welcher Apotheke er ein Fläschchen psychosomatische Medizin kaufen könne.

Wie wenig andererseits Psychosomatik, mag sie noch so sehr in Mode sein, deshalb auch schon ein wirkliches Novum darstellt, ergibt sich im Augenblick, wo wir *eine psychosomatische Erkrankung* definieren als *eine vom Seelischen her ausgelöste – im Gegensatz zur psychogenen Erkrankung als einer seelisch bedingten und verursachten.* Fragen wir uns beispielsweise im Falle eines Asthma bronchiale, sofern wir es eben als psychosomatische Erkrankung auffassen, was da „vom Seelischen her ausgelöst" wird, so läßt sich auf diese Frage antworten: der einzelne Anfall. Daß aber ein Asthmabronchiale-Kranker oder jemand, der an pektanginösen Anfällen leidet, seine Anfälle jeweils erst dann bekommt, wenn er sich aufregt, oder aber nur dann, wenn er sich aufregt, ist eine Trivialität und stellt keineswegs eine neue Erkenntnis dar. Im übrigen besagt sie noch nicht, daß das Asthma bronchiale bzw. die Angina pectoris als solche, im ganzen, also nicht der einzelne Anfall, sondern das jeweilige Grundleiden, psychosomatisch oder gar psychogen sei.

1936 hat *R. Bilz* ein Buch unter dem Titel „Die psychogene Angina" veröffentlicht. Er verstand darunter nicht eine Angina pectoris, sondern die Angina im banalen Wortsinn, die Angina lacunaris seu tonsillaris. Aber auch von ihr gilt wohl auf keinen Fall, daß sie psychogen sein kann – wohl aber, daß sie mitunter psychosomatisch im oben definierten Sinne sein mag. Denn es ist bekannt, daß ihr Erreger ubiquitär ist, daß er im allgemeinen saprophytär bleibt und nur gelegentlich pathogen wird. Wenn er es wird, so hängt dies in keinem Fall von seiner Virulenz allein ab, sondern von der Immunitätslage des betreffenden Organismus;

diese Immunitätslage jedoch ist ihrerseits nur der Ausdruck des allgemeinen „Biotonus“ *(Ewald).* Läßt letzterer, läßt der Elan vital *(Bergson)* nach, so kommt es – wenn ich den Ausdruck von *Janet:* „Abaissement mental“ – variieren darf – zu einem *Abaissement vital,* zu einer vitalen Baisse, und gleichzeitig damit zu einer Herabsetzung der Abwehr- und Widerstandskraft des Organismus gegenüber einem Virus. Nun, all dies kann, um beim Beispiel der banalen Angina tonsillaris zu bleiben, zum Beispiel durch eine sogenannte Erkältung geschehen. Aber es kann gelegentlich auch durch eine Erregung, also vom Seelischen her, ausgelöst werden. Mit einem Wort, *die Immunlage hängt unter anderem von der Affektlage ab.*

Vor Jahrzehnten bereits konnten Hoff und Heilig experimentell nachweisen, daß Versuchspersonen, die sie in Hypnose versetzt und denen sie freudige oder ängstliche Affekte suggeriert hatten, je nachdem einen höheren oder aber niedrigeren Agglutinationstiter ihres Serums gegenüber Typhusbazillen aufwiesen. Jahrzehnte später gab es ein anderes Experiment, nämlich das Massenexperiment der Konzentrationslager. In der Zeit zwischen Weihnachten 1944 und Neujahr 1945 kam es in allen Lagern zu einem Massensterben, das keineswegs erklärt werden konnte etwa durch veränderte, verschlechterte Arbeits- oder Lebensbedingungen oder durch das Auftreten und Hinzutreten weiterer Infektionskrankheiten, als vielmehr dadurch, daß die Häftlinge sich in stereotyper Weise immer schon an die Hoffnung geklammert hatten, „Weihnachten sind wir zu Hause“; nun, Weihnachten kam, aber man war eben noch nicht zu Hause, man mußte vielmehr alle Hoffnung fahren lassen, in absehbarer Zeit nach Hause zu kommen. Ebendies genügte, um eine vitale Baisse herbeizuführen, die für so manchen eben den Tod bedeutete. So hatte sich damals das Bibelwort bestätigt: „Das Herz, das vergeblich hofft, wird krank.“ (Sprüche 13, 3.)

Noch drastischer und dramatischer zeigt sich all dies an folgendem Einzelfall:

Anfangs März 1945 erzählte mir ein Lagerkamerad, er hätte am 2. Februar 1945 einen merkwürdigen Traum gehabt: Eine Stimme, die sich als prophetisch ausgab, sagte ihm, er möge sie etwas fragen – sie könne ihm alles sagen. Und er fragte sie, wann für ihn der Krieg zu Ende sein werde; die Antwort lautete: am 30. Marz 1945. Nun, dieser 30. März nahte heran, aber es sah keineswegs so aus, als ob die „Stimme“ recht behalten sollte. Am 29. März wurde mein Kamerad febril und delirant. Am 30. März wurde er bewußtlos. Am 31. März starb er: das Fleckfieber hatte ihn hinweggerafft. Tatsächlich war am 30. März – an jenem Tage, an dem er bewußtlos geworden war – „für ihn“ der Krieg zu Ende. Wir gehen wohl nicht fehl, wenn wir annehmen, daß durch die Enttäuschung, die ihm der wirkliche Verlauf der Dinge bereitet hatte, der Biotonus, die Immunlage, die Abwehr- und Widerstandskraft des Organismus dermaßen abgesunken war, daß die in ihm bereits schlummernde Infektionskrankheit nunmehr nur allzu leichtes Spiel hatte.

Alles in allem läßt sich somit sagen, daß die seelisch-leibliche Verfassung des Lagerhäftlings von seiner geistigen Einstellung abhängig war. Nun, die Kenntnis analoger Erfahrungen, und zwar solcher auf dem Gebiet der sogenannten Dystrophie, wie sie in den Kriegsgefangenenlagern aufgetreten ist, verdanken wir *Meusert.* Und es war der amerikanische Militärpsychiater *Nardini,* der über seine Erfahrungen mit amerikanischen Soldaten in japanischer Kriegsgefangenschaft berichtete und auch hierbei Gelegenheit hatte festzustellen, wie sehr die Chance, die Gefangenschaft zu überleben, abhängig war von der Lebensauffassung des Menschen, also von seiner geistigen Einstellung zur konkreten Situation. Schließlich konnte *Stollreiter-Butzon* vor wenigen Jahren in einer Arbeit zeigen, wie sehr der Krankheitsverlauf bei Querschnittsläsionen namentlich hinsichtlich des Auftretens von Komplikationen und interkurrenten Erkrankungen abhängig war von der Haltung und Einstellung des Menschen zu seinem Kranksein.

Immer wieder zeigt sich, daß es keineswegs die viel zitierten Komplexe, Konflikte usw. sind, die da an sich pathogen sind. Es liegt nicht am Komplex und am Konflikt, wenn er pathogen wird, sondern an der psychischen Gesamtstruktur des Patienten. Denn all die inkriminierten Komplexe und Konflikte sind nahezu ubiquitär und können schon deshalb nicht an sich pathogen sein. Aber die psychosomatische Medizin behauptet mehr: Sie behauptet nicht nur die Pathogenität von Komplexen und Konflikten, sondern sie behauptet die Spezifität solcher Pathogenität. Das heißt, sie behauptet nicht mehr und nicht weniger, als daß sich bestimmten Erkrankungen bestimmte Komplexe und Konflikte mehr oder weniger durchgängig und eindeutig zuordnen lassen. In dieser Beziehung macht sie aber die Rechnung ohne den Wirt insofern, als sie hier wieder die somatische Gesamtstruktur des Patienten außer acht läßt. So daß sich sagen läßt: *die psychosomatische Medizin geht fürs erste einmal gar nicht auf die Frage ein, warum ein bestimmter Komplex oder Konflikt ausgerechnet bei diesem Patienten überhaupt pathogen geworden ist; zum anderen geht sie an der Frage vorbei, warum daraufhin der betreffende Patient ausgerechnet an dieser Krankheit erkrankt ist.* Mit Recht schreibt *Wolfgang Kretschmer* jun.: „Es gelingt nicht, die Spezifität psychologisch abzuleiten, warum ein Konflikt zum Beispiel nur zu einer Magersucht führen konnte."

Wie sich zeigt, fängt die eigentliche Problematik psychosomatischer Zusammenhänge genau dort überhaupt erst an, wo die Psychosomatik insofern „aufhört", als sie uns ihre Antworten auf unsere Fragen schuldig zu bleiben beginnt. Denn dem Kenner ist es klar, daß wir nunmehr vor dem alten Problem der Organwahl stehen (dem das Problem der Symptomwahl als das allgemeinere übergeordnet ist). Nun, *Freud* sah sich gezwungen, hierbei auf das Somatische zu rekurrieren, indem er den Begriff des „somatischen Entgegenkommens" einführte; während *Adler* mit seiner Studie über die Organminderwertigkeit nicht minder die somatische Substruktion aller Organwahl anerkannte.

In diesem Zusammenhang sprach *Adler* von einem „Organdialekt", in dem die Neurose sich ausdrückt. Nun, wir könnten sagen, *im Organdialekt spricht auch schon der Volksmund* – wir brauchen nämlich nur an Redewendungen zu denken wie die: „Etwas auf dem Herzen haben – etwas im Magen liegen haben – etwas hinunterwürgen."

Gerade in Beziehung auf letzteres existiert in der einschlägigen Literatur ein ungemein instruktiver experimenteller Beitrag von einem italienischen Autor:

Er versetzte eine Reihe von Versuchspersonen in Hypnose und suggerierte ihnen hierbei, daß es sich in ihrem Fall um kleine Angestellte handelt, die unter einem tyrannischen Chef zu leiden haben, ohne daß sie aufbegehren können; vielmehr müssen sie alles, was er ihnen antut, „hinunterwürgen". Daraufhin stellte er seine Versuchspersonen, noch während sie sich in Hypnose befanden, hinter einen Röntgenschirm und durchleuchtete ihre Magengegend, und alle hatten sich in Aerophagen verwandelt: Sie wiesen durchwegs eine vermehrte Luftansammlung im Magen auf. Sie hatten also nicht nur bildlich – nein: sie hatten wirklich etwas hinuntergewürgt, hinuntergeschluckt, nämlich Luft.

Und es braucht niemanden zu wundern, wenn wirkliche kleine Angestellte, die unter wirklichen tyrannischen Chefs zu leiden haben, gelegentlich zu ihren Ärzten kommen und beispielsweise über Druck in der Herzgegend (bedingt durch einen Zwerchfellhochstand) oder dergleichen Beschwerden klagen.

In solchen Fällen, wo das betreffende Organ – im konkreten

Fall der Magen – dem symbolischen Ausdruck eines neurotischen Geschehens im gekennzeichneten Sinne „entgegenkommt“, können wir auch (wie ich es in meiner „Psychotherapie in der Praxis“, Wien 1947, getan habe) von einem *„symbolischen Entgegenkommen“* des betreffenden Organs sprechen.

Abgesehen vom somatischen Entgegenkommen im allgemeinen und vom symbolischen Entgegenkommen im zuletzt besprochenen besonderen Sinne gibt es aber auch noch ein *„soziales“ Entgegenkommen.* Ich denke hierbei im besonderen an das „Entgegenkommen“, das seitens der Sozialversicherung dem fakultativen Patienten entgegengebracht wird. Denn nicht selten ist es überhaupt erst die Berentungsaussicht, die eine Neurose sei es züchtet, sei es zumindest fixiert. Und wenn *Freud* vom „sekundären Krankheitsmotiv“ beziehungsweise vom „Krankheitsgewinn“ gesprochen hat, so könnte man im Zusammenhang mit dem, was ich soeben als soziales Entgegenkommen bezeichnet habe, von einem buchstäblichen, nämlich einem *finanziellen Krankheitsgewinn* sprechen, der in der Neurosenätiologie, allgemein: in der Psychogenese – eine ebenso große Rolle spielt.

b) Besonderer Teil

1 Kritik der amerikanischen Psychosomatik

Es sind vor allem 3 Momente, die uns gegenüber der amerikanischen Psychosomatik bedenklich und kritisch stimmen müssen:

1. verläßt sie sich allzusehr auf statistische,
2. auf Testergebnisse,
3. beschränkt sie sich allzusehr auf einen psychoanalytischen Modus der Interpretation.

Ad 1. Ich greife als illustrativen Fall dieser Forschungsrichtung eine Arbeit von Grace und Graham heraus, deren Titel – bemerkenswerterweise – lautet: „The specifity (!) of the relation between attitudes and diseases.“ In dieser Arbeit berichten die Autoren über 127 Patienten mit 12 verschiedenen Krankheiten, die sie interviewt und deren Interview sie ausgewertet haben. So gelangten sie zu dem Ergebnis, daß bestimmten Krankheiten bestimmte seelische Haltungen und Einstellungen korreliert sind, und zwar, wie der Titel der Arbeit andeutet, in einer spezifischen Zuordenbarkeit. So ergab sich beispielsweise, daß der gemeinsame Nenner, auf den sich die seelischen Haltungen und Einstellungen aller Patienten mit, sagen wir, Rhinitis vasomotoria, Diarrhöe usw. hatten bringen lassen – daß dieser gemeinsame Nenner in einem Fall lautete: „Die Patienten wollten mit ihren Problemen nichts zu tun haben" – und in einem anderen Fall: „Die Patienten wünschten, von ihren Problemen befreit zu sein", und so fort. Solange man nun von links nach rechts liest, das heißt zuerst die jeweilige „disease", sodann die jeweils koordinierte „attitude", fällt einem weiter nicht auf, was einem sofort auffallen würde, sobald man nicht von links nach rechts, sondern von oben nach unten die Liste durchgehen würde, um alsbald zu bemerken, daß zwar die Liste der Krankheiten die verschiedensten Krankheiten aufweist, die Liste der Seelenhaltungen jedoch nicht selten praktisch Identisches, wie durch das obige Beispiel aufgezeigt werden sollte; denn es ist klar, daß „mit seinen Problemen nichts zu tun haben wollen" einerseits und „von ihnen befreit zu sein wünschen" andererseits praktisch dasselbe ist. Worauf es bei der Beurteilung statistisch-psychosomatischer Forschungsergebnisse ankommt, ist also nicht zuletzt die Lesart.

Im übrigen ist, um nur von dem als psychosomatische Erkrankung par excellence geltenden Ulkus zu sprechen, die Behauptung, daß zwischen Ulkus und Charakterstruktur Zusammenhänge bestehen, von *Kleinsorge* strikte bestritten worden. Daß man den Unfug einseitig statistisch ausgerichteter psychosomatischer Forschung auch mit seinen eigenen Waffen bekämpfen kann, nämlich mit Hilfe statistischer Mittel, mag sich ergeben aus einer Arbeit des englischen Autors *Kellock,* der die Kindheitserlebnisse – von deren traumatisierendem Einfluß man im allgemeinen so überzeugt ist – von 250 Ulkus-Patienten mit denen von 164 gesund Gebliebenen verglichen hat, wobei sich nicht die geringsten Differenzen feststellen ließen.[28]

Ad 2. Was nun jene psychosomatische Forschungsrichtung anlangt, die sich nur allzusehr auf Testergebnisse stützt, sei zum Beispiel auf eine Arbeit aus dem Departement of Oral Pathology eines Bostoner College verwiesen, deren Ergebnis lautet, daß zwischen neurotischen Tendenzen einerseits und der Zahnkaries andererseits auffallende Korrelationen bestehen. Dieses Ergebnis resultierte aus der Testung von – insgesamt – 49 Personen.

Bei dieser Gelegenheit erscheint es angebracht, sich zu fragen, inwieweit die einzelnen Testmethoden überhaupt verläßlich seien. Schon *Manfred Bleuler* warnt vor der Überschätzung der Tests im psychiatrisch-klinischen Betrieb. Was im besonderen die psychiatrisch-klinische Diagnostik anlangt, so meint *Richard Kraemer,* daß eine geschickte Exploration im allgemeinen das gleiche leiste wie das Arbeiten mit Tests. Man darf sich nur nicht vorstellen, daß eine solche Exploration weiß Gott wie lange dauern müsse und etwa nur stationär vorgenommen werden könne. Hat doch *Langen* aufgrund exakt statistischer Untersuchungen den Nachweis zu erbringen vermocht, daß die Abschlußdiagnose nach längerer Beobachtungsperiode mit dem ersten Eindruck, den der Untersuchende vom Patienten gewonnen hatte, in 80% der psychotischen Fälle durchaus übereinstimmte und in Fällen von Neurose sogar praktisch in 100%.

Aber es gibt auch eine grundsätzliche Grenze des Testens. Sie scheint dort auf, wo man beispielsweise versucht – wie es tatsächlich geschehen ist – mit Hilfe von Tests festzustellen, wie intensiv Selbstmordtendenzen bei einzelnen Patienten seien. Damit ist dem Psychiater weder theoretisch noch praktisch gedient. Denn wie intensiv eine Selbstmordtendenz im gegebenen Fall ist, ist ja gar nicht das eigentlich Relevante; worauf es jeweils ankommt, ist vielmehr, welche Konsequenz der betreffende Patient aus der gegebenen Selbstmordtendenz, aus seinem Selbstmorddrang oder aus seinem suizidalen Zwangsimpuls zieht, mit einem Wort, wie er qua geistige Person sich zur Selbstmordtendenz qua psychologisch-organismischem Faktum einstellt, wie er sich zu diesem Faktum verhält. Und daran vorbeizutesten, heißt die Rechnung ohne den Wirt machen. Denn nicht die Selbstmordtendenz an sich mordet – sondern der Mensch „selbst mordet“ sich eben. Freilich, letzten Endes gibt es eine Art Test, will heißen einen Weg, um sich auch in die Haltung und Einstellung der geistigen Person gegenüber dem psychophysischen Krankheitsgeschehen Einblick zu verschaffen. Ich denke hierbei an die von mir angegebene Methode, die Dissimulation von Suizidtendenzen zu entlarven (siehe Seite 81). Tatsächlich gelingt es immer wieder, mit Hilfe dieser differentialdiagnostischen Methode die bloße Dissimulation von Selbstmordtendenzen zu unterscheiden vom wirklichen Freisein von ihnen.

Keinem psychiatrischen Kliniker braucht man erst zu sagen, wie wichtig eine solche Differentialdiagnose sein kann im Hinblick auf die Frage, ob man in einem konkreten Fall den Patienten schon oder noch nicht internieren muß beziehungsweise, wenn er bereits interniert ist, ihn schon oder noch nicht entlassen kann.

Ad 3. Das dritte Moment, das wir gegenüber der amerikanischen psychosomatischen Richtung kritisch hervorgehoben haben, betraf den Umstand, daß sie sich auf psychoanalytische Interpretationen zu beschränken pflegt. Als Beispiele möchte ich nur die folgenden beiden herausgreifen: *N. Fodor* behauptet, thrombotische Hämorrhoiden können der Preis sein, den Erwachsene für ihre analen Geburtsphantasien bezahlen. Oder: Byschowski erklärt, die Fettsucht könnte eine Ego-Verteidigung darstellen, ebenso wie sie manchmal ein Schutz gegen exhibitionistische Wünsche und gegen maskuline Angriffe sei.[29]

Zwischenbemerkung. Wenden wir uns wieder der Kritik der Psychosomatik im grundsätzlichen zu und bedenken wir folgendes: 1. Das Psychische und das Physische beziehungsweise das Somatische gehen am Menschen zwar eine innige Einheit ein; dies heißt aber noch keineswegs, daß Einheit mit Selbigkeit identisch ist, das heißt, daß das Psychische und das Somatische ein und dasselbe sind. 2. Auch eine noch so innige psychosomatische Einheit am Menschen macht noch nicht dessen Ganzheit aus; zu letzterer gehört vielmehr das Noëtische, das Geistige, insofern wesentlich hinzu, als der Mensch ein zwar nicht nur, aber im Wesen geistiges Wesen darstellt, daß mit anderen Worten die geistige Dimension für ihn insofern konstitutiv ist, als sie (zwar nicht die einzige, aber dafür) die eigentliche Dimension seiner Existenz repräsentiert.

Sofern Psychologismus jenes wissenschaftliche Vorgehen vorstellt, welches das Geistige als eigene Dimension ignoriert, hat die amerikanische Psychosomatik noch nicht einmal diesen Psychologismus erreicht, geschweige denn, daß sie ihn überwunden hätte; vielmehr ist sie einem *Somatopsychologismus* verhaftet geblieben, der sich durchaus noch diesseits und keineswegs jenseits des Psychologismus bewegt; denn er behauptet nicht nur die Einheit, sondern auch die Selbigkeit des Psychischen und des Somatischen; hält doch diese Richtung, insbesondere *F. Alexander*, „psychische und somatische Phänomene für zwei Aspekte desselben Prozesses."

So zeigt sich denn, daß die amerikanische Psychosomatik den Psychologismus nicht überwunden, sondern erst unterboten hat; demgegenüber *überbietet* ihn die deutsche Psychosomatik – wie sie sich im wesentlichen um die große Geistesgestalt eines *Viktor von Weizsäcker* gruppiert beziehungsweise von ihr herleitet. Von dieser psychosomatischen Richtung wäre nämlich zu sagen, daß sie – im Sinne der obigen Auseinanderhaltung vom Somatischen, Psychischen und Noëtischen beziehungsweise von Einheit, Selbigkeit und Ganzheit – das Psychische nicht überwunden hat, sondern übersprungen. So daß wir zusammenfassend – und das Folgende vorwegnehmend – formulieren könnten: die deutsche Psychosomatik ist so recht eigentlich eine *Noosomatik.*

2 Kritik der deutschen Psychosomatik

Der deutschen Psychosomatik zufolge ist die Krankengeschichte nur von der Lebensgeschichte her zu verstehen, und zwar ist jedes krankengeschichtliche Detail lebensgeschichtlich bestimmt, so daß sich füglich von einem *biographischen Determinismus* sprechen ließe. Mit einem Wort: *krank wird nur, wer sich kränkt.*

Eine Kränkung kann auch wirklich eine Krankheit herbeiführen. So konnten *Kleinsorge* und *Klumbies* nachweisen, daß sich Sorge, also Kränkung, im Elektrokardiogramm so verhält wie ein Koronarkrampfgift, während sich Freude elektrokardiographisch wie ein Nitrit auswirkt.

Nun gibt es aber nicht nur ängstlich erregte und freudig gestimmte Menschen, sondern auch freudig erregte. Beispielsweise verdanken wir *Fervers* den Hinweis darauf, daß Anfälle von Angina pectoris auch nach heftiger Freude entstehen, und er erwähnt in diesem Zusammenhang „unvermutete Rückkehr eines Sohnes aus russischer Kriegsgefangenschaft".

Ein weiteres, tragikomisches Beispiel für die pathogene Auswirkung auch freudiger Erregung:

Auf unserer Abteilung lag ein Patient, der vor Jahrzehnten ein gefeierter Fußballstar war. Zufällig zur Zeit seines Klinikaufenthaltes wurde die Fußball-Weltmeisterschaft im Radio übertragen, und unser Fußballveteran ließ sich selbstverständlich nicht davon abhalten, den Übertragungen der einzelnen Spiele zuzuhören. Dabei regte er sich mehr oder weniger auf – am meisten aber dann, wenn seine heimische, die österreichische Mannschaft ein Spiel gewonnen hatte, so daß er nach einem Siege Österreichs kardial schwer kollabierte.

Es ist also einsehbar, daß krank wird, wer sich kränkt; falsch wäre nur die Behauptung, daß „nur" er krank wird. Es zeigte sich ja soeben: *krank wird auch, wer sich freut* – und was sollte dies für einen Sinn haben, von der Biographie her? Ein solcher Sinn ließe sich nur konstruieren.

Wie die Symptomatologie von der Biographie her restlos bestimmbar sein soll, ist im übrigen in erster Linie dort nicht ersichtlich, wo es sich um angeborene Mißbildungen und ihre Folgen und um Erbleiden handelt *(Weitbrecht)*.

Ähnlich steht es um die Unfälle: Daß jeder einzelne Fall eines Unfalls einen biographischen Sinn habe[30], läßt sich wohl nur an den Haaren herbeiziehen. Selbstverständlich gibt es so etwas wie eine accident proneness – wie sie von *Alexandra Adler* vor Jahrzehnten bereits herausgestellt wurde; aber damit ist nicht gesagt, daß auch jedes accident von einer proneness herrühre.

Sollten auch die Vergiftungen nur von der Lebensgeschichte her zu verstehen sein, dann wäre jede Intoxikation eine Autointoxikation in jenem unfreiwillig humoristischen Sinne, in dem einmal ein Arzt eine Patientin, die sich durch Einatmen von Leuchtgas das Leben zu nehmen versucht hatte, in geschlossene Anstaltspflege einwies unter der Diagnose „Autointoxikation durch Leuchtgas."

Gewiß hat so manches im menschlichen Dasein einen biographischen Stellenwert und, soweit es einen solchen Stellenwert hat, auch einen personalen Ausdruckswert; denn die Biographie ist letzten Endes nichts anderes als die temporale Explikation der Person: *Im Leben, das da abläuft, im Dasein, das da abrollt, expliziert sich die Person, entfaltet sie sich, wird sie aufgerollt wie ein Teppich, der erst dann sein unverwechselbares Muster enthüllt.* So auch die Person: sie enthüllt sich in ihrer Biographie, sie erschließt sich, ihr Sosein, ihr unverwechselbares Wesen nur einer biographischen Explikation, während sie sich einer direkten Analyse verschließt.

In diesem Sinne kommt selbstverständlich jedem biographischen Datum, ja jedem lebensgeschichtlichen Detail, ein biographischer Stellenwert und eben damit auch ein personaler Ausdruckswert zu – aber nur bis zu einem gewissen Grade und nur innerhalb gewisser Grenzen. Diese Begrenztheit entspricht nämlich der Bedingtheit des Menschen, der nur fakultativ ein unbedingter ist, während er faktisch ein bedingter bleibt; denn mag er auch noch so sehr ein im Wesen geistiges Wesen sein – er bleibt ein endliches Wesen. Daraus ergibt sich auch schon, daß die geistige Person sich nicht unbedingt durchzusetzen vermag – durch die psychophysischen Schichten hindurch. Weder ist die geistige Person durch die psychophysischen Schichten hindurch immer sichtbar, noch immer wirksam. Zwar ist der psychophysische Organismus das Insgesamt von Organen, von Werkzeugen, also von Mitteln zum Zweck, und dieser Zweck ist ein doppelter, gemäß den beiden Funktionen des Organismus gegenüber der geistigen Person: seiner expressiven und instrumentalen Funktion – der Organismus ist ein Mittel zu diesem doppelten Zweck im Dienste der Person; aber dieses Mittel, dieses Medium, ist – quoad seine expressive Funktion – durchaus trübe und – quoad seine instrumentale Funktion – durchaus träge. Eben entsprechend der Trübheit ist die geistige Person durch das Medium des psychophysischen Organismus hindurch nicht immer sichtbar und entsprechend der Trägheit nicht immer wirksam. Mit einem Wort: diesem Mittel im Dienste der Person eignet keine vollendete Dienstbarkeit – die „Potentia oboedientialis“ ist irgendwie gebrochen, hat irgendeinen Knick erfahren (um mich der Worte meines theologischen Gewährsmannes, des verstorbenen *Dr. Leopold Soukup,* zu bedienen). So daß man gegebenenfalls auch von einer *Impotentia oboedientialis* sprechen könnte. Jedenfalls kann davon nicht die Rede sein, daß der psychophysische Organismus bzw. alles Krankheitsgeschehen an ihm repräsentativ sei für die geistige Person, die dahinter steht und sich seiner so oder so bedient; denn letzteres vermag sie keinesfalls unter allen Bedingungen und unter allen Umständen. Da die geistige Person solcherart nicht unter allen Umständen durch den psychophysischen Organismus hindurch wirksam ist – aus ebendiesem Grunde ist sie auch nicht unter allen Umständen durch den psychophysischen Organismus hindurch sichtbar[31]; ebendarum, weil dieses Medium träge ist – ebendarum ist es auch trübe. Sofern der Organismus – nicht zuletzt im Krankheitsgeschehen – ein Spiegel ist, in dem sich die Person spiegelt, ist dieser Spiegel nicht fleckenlos. Mit anderen Worten: nicht jeder Fleck an ihm ist der Person zurechenbar, die sich in ihm spiegelt.

So macht denn die psychosomatische Medizin die Rechnung ohne den Wirt – ohne den psychophysischen Organismus. Nur ein verklärter Leib wäre repräsentativ für die geistige Person; der Leib des „gefallenen“ Menschen jedoch stellt einen zerbrochenen und darum verzerrenden Spiegel dar.

Nicht nur ein gesunder – nein: auch ein kranker Geist kann in einem gesunden Körper wohnen – dies vermag ich als klinischer Psychiater zu bezeugen – ebenso wie ich als klinischer Neurologe imstande bin, dafür Zeugnis abzulegen, daß auch umgekehrt in einem siechen (beispielsweise in einem gelähmten) Leib ein heiler Geist wohnen kann. Auf keinen Fall darf jede insanitas corporis auch schon einer mens insana zugerechnet beziehungsweise von einer insanitas mentis abgeleitet werden. Nicht jede Krankheit ist noogen. Wer es behauptet, ist Spiritualist beziehungsweise – was leibliches Kranksein anlangt – Noosomatiker. Solange wir uns dessen bewußt bleiben, daß der Mensch nicht alles, was er qua geistige Person will, bei sich selbst qua psychophysischem Organismus auch durchzusetzen vermag, werden wir – angesichts solcher Impotentia oboedientialis – uns davor hüten, alles Kranksein am Leibe einem Versagen im Geiste anzulasten. Wobei wir ohnehin von den Extremen der Noosomatik absehen, wie der Behauptung, die Erkrankung an einem Karzinom stelle nicht nur einen unbewußten Selbstmord dar, sondern eine unbewußt an sich selbst exekutierte Todesstrafe aus irgendeinem Schuldkomplex heraus.[32]

Gewiß: alles, auch jede Krankheit, hat einen Sinn; aber dieser Sinn liegt nicht dort, wo die psychosomatische Forschung ihn sucht: der Kranke ist es, der seinem Kranksein den Sinn gibt, und zwar in der Auseinandersetzung mit ihm als Schicksal – in der Auseinandersetzung seiner selbst qua geistiger Person mit der Krankheit qua Affektion des psychophysischen Organismus. In der Auseinandersetzung mit dem Schicksal des Krankseins, in der Einstellung zu diesem seinem Schicksal, erfüllt der kranke Mensch, der Homo patiens, einen – nein: den tiefsten Sinn. *Nicht im Daß: im Wie des Leidens liegt der Sinn des Leidens.*[33]

Schlußbetrachtung. Zu Beginn sprachen wir unter anderem von der psychogenen Angina (Bilz), die wir als eine psychosomatische Erkrankung angesprochen haben. Es ist uns der instruktive und illustrative Doppelfall einer psychosomatischen Angina bekannt, und zwar betrifft er einen Kliniker und dessen Assistenten:

Beide bekommen, wenn sie überhaupt an einer Angina erkranken, letztere an einem Donnerstag. Der Assistent bekommt sie nämlich an einem Donnerstag dann, wenn er am darauffolgenden Freitag einen wissenschaftlichen Vortrag halten soll – was bei ihm immerhin eine gewisse Aufregung bedeutet. Der Kliniker jedoch bekommt seine Angina – wenn er eine bekommt – ebenfalls am Donnerstag einfach deshalb, weil er am Mittwoch immer seine Vorlesungen zu halten hat. An diesem Tage ist er jeweils noch ananginös. Zwar haben wir alles Recht anzunehmen, daß an diesem Tage der Infekt bereits schlummert; aber er bricht nicht aus. Der Kollege kann es sich einfach nicht leisten, an seinem Vorlesungstag zu erkranken, und der Ausbruch der Krankheit, der schon fällig ist, wird aufgeschoben.

Aber wir können statt einer Krankengeschichte auch die Literaturgeschichte in die Debatte ziehen:

Goethe arbeitete 7 Jahre am Manuskript des Faust II; im Jänner 1832 verschnürte er dieses Manuskript und setzte sein Siegel darauf – im März 1832 starb er. Wir gehen gewiß nicht fehl in der Annahme, Goethe habe einen Großteil dieser 7 Jahre, wenn ich so sagen darf, über seine biologischen Verhältnisse gelebt. Hier war es nicht ein Leiden, sondern sogar das fällige, ja überfällige Sterben, das da aufgeschoben wurde, bis des Lebens Werk vollendet war.

So hätte ich denn gezeigt: *die psychosomatische Medizin läßt uns viel weniger verstehen, warum da einer krank wird, als vielmehr, warum da einer gesund bleibt.*[34] Zumindest in den zuletzt dargelegten Fällen ließe sich mit mehr Recht als von psychosomatischer Erkrankung von psychosomatischer Gesundheit sprechen. Diesbezüglich kann uns die psychosomatische Medizin wirklich wertvolle Hinweise geben. Eben damit aber rückt sie auch aus der Sphäre notwendiger Krankheitsbehandlung hinüber in die Sphäre möglicher Krankheitsverhütung. Ist doch klar, daß es dort, wo es eine Auslösung vom Seelischen her gibt, auch eine Verhütung von dort her geben muß. Damit aber wird aus der psychosomatischen Medizin eine Angelegenheit der Psychohygiene.[35]

3 Funktionelle Erkrankungen

Somatogene Pseudoneurosen

Wir sind davon ausgegangen, daß sich die Neurose als psychogene Erkrankung definieren läßt. Im besonderen stellt dann die Organneurose die Auswirkung einer psychischen Ursache im somatischen Bereich dar. Nun gibt es aber auch das Umgekehrte:

die Auswirkung von Somatischem im Psychischen. Zwar sind es eigentlich die Psychosen, die ex definitione als in diesem Sinne somatogen und phänopsychisch zu qualifizieren wären. Aber wovon nun die Rede sein soll, sind ja neurosenähnliche Krankheitsbilder. Ihre Symptomatologie ist also sozusagen eine mikropsychische. Jedenfalls läßt sich eine Platzangst kaum mit einer Angstmelancholie in eine Reihe stellen. Aber auch ihre Ätiologie ist gleichsam eine mikrosomatische, so zwar, daß in den einschlägigen Fällen keine Strukturveränderungen von Organen oder Organsystemen vorliegen, vielmehr bloße Funktionsstörungen, aus welchem Grunde wir diese Erkrankungen auch als funktionelle bezeichnen können.

Die Organsysteme, um die es sich nun vorwiegend handelt, sind das Vegetativum und das Endokrinium. Und ihre Funktionsstörungen können, was wesentlich ist, auch monosymptomatisch verlaufen, wobei das betreffende Monosymptom auch ein psychisches sein kann. Daraus ergibt sich, daß die vegetativen und endokrinen Funktionsstörungen[36] insofern, als sie unter dem klinischen Bilde von Neurosen verlaufen, larviert sind. Gegenüber den echten Neurosen, den Neurosen im engeren Wortsinn, die, wie gesagt, als psychogene Erkrankungen definiert werden können, soll demnach im folgenden die Rede sein von somatogenen Erkrankungen, die daher als Pseudoneurosen bezeichnet werden müssen.

Selbstverständlich sind die meisten solcher Pseudoneurosen vom Seelischen her überbaut und überlagert. Mit anderen Worten, bei ihrer Somatogenese handelt es sich bloß um eine primäre Somatogenese. Therapeutisch ist es ungemein relevant, was primär vorliegt: Psycho- oder Somatogenese.

Sofern wir uns nun von praktischen Gesichtspunkten leiten lassen, können wir als die wichtigsten Gruppen somatogener Pseudoneurosen die folgenden unterscheiden.

Angesichts der von uns so benannten mikrosomatischen Ätiologie derartiger Erkrankungstypen ist es verständlich, daß nach der somatischen Ursache jeweils erst zu fahnden ist. Mit einem Wort, die jeweilige Funktionsstörung vegetativer und endokriner Art läßt sich unter Umständen nur laboratoriumsmäßig nachweisen. Es gilt sonach nicht von allen Fällen, daß der Befund überhaupt objektivierbar ist. Bekannt ist beispielsweise, wie verhältnismäßig wenig verläßlich Befunde wie der Chvostek oder gar der Kalium-Kalzium-Quotient sein mögen. Aber abgesehen von die-

	Psychisches Monosymptom	Objektivierbarer Befund	Therapie der Wahl
Basedowoide Gruppe (larvierte Hyperthyreose)	Agoraphobie	GU >	Dihydroergotamin
Addisonoide Gruppe (larvierte Hypokortikose)	Depersonalisation, Psychadynamisches Syndrom	RR <	Desoxykortikosteron
Tetanoide Gruppe	Klaustrophobie, Globus »hystericus« Durchatembeschwerden	Chvostek + K: Ca > 2	Kalzium, Dihydrotachysterin, o-Methoxyphenyl-Glyzerinäther

Abb. 8

sen sich auf die tetanoide Gruppe beziehenden Befunden: Auch bei der basedowoiden Gruppe muß keineswegs immer eine Erhöhung des Grundumsatzes aufscheinen – ebensowenig wie bei der addisonoiden Gruppe eine Erniedrigung des Blutdrucks; dennoch zeigt sich immer wieder auch in solchen diagnostisch ärmlichen Fällen, auf welch signifikante Weise sie auf die von uns herausgestellte Therapie der Wahl ansprechen.

a) Basedowoide Pseudoneurosen

Zunächst ein kasuistisches Beispiel:

Die betreffende Patientin leidet seit 5 Jahren an schwerster Platzangst. Ein halbes Jahr lang steht sie bei einer Psychoanalytikerin in Behandlung, die nicht Ärztin ist. Zuletzt ist sie ihr ausgeblieben, und zwar einfach deshalb, weil auch jeder therapeutische Erfolg ausgeblieben war; im Gegenteil, die Depressionen hatten sich sogar vertieft. Objektiv zeigt die Patientin Fingertremor und Lidflattern; die Thyreoidea ist diffus vergrößert, und der GU beträgt + 44 %. Die Patientin erhält nun Dihydroergotamin parenteral, und bereits am nächsten Tag berichtet sie, die Injektion habe „Wunder gewirkt": „Ich hätte mir nicht gedacht", sagt sie, „daß ich so rasch so weit komme." Nach einigen weiteren Injektionen bleibt sie dauernd angstfrei und bemerkt unter anderem, daß schreckhafte Träume, an denen sie früher gelitten hatte, nunmehr „gut ausgehen". – „Die Psychoanalytikerin hatte die Träume zwar gedeutet, aber sie waren schreckhaft geblieben", sagt sie mokant.

Selbstverständlich muß man angesichts derartiger therapeutischer Erfolge darauf gefaßt sein, daß es sich um Suggestiveffekte handelt. Zwar ist eine suggestive Wirkung nicht ehrenrührig, aber immerhin irreführend, und zwar für den Kliniker. Für den Praktiker ist es nämlich weder nötig noch möglich, einen Suggestiveffekt entweder von vornherein auszuschalten, bei der Behandlung, oder aber ihn im nachhinein auszuschließen, bei der Beurteilung von Behandlungserfolgen. Der Kliniker jedoch muß sich diesbezüglich vorsehen, und es ist selbstverständlich, daß die Fälle, auf deren Grundlage unsere Darlegung der praktisch wichtigsten somatogenen Pseudoneurosen erstellt wurde, nur dann herangezogen wurden, wenn sie entweder ursprünglich auch mit anderen Medikamenten vorbehandelt worden waren und erst auf die zielende Medikation therapeutisch angesprochen hatten, oder aber wenn sie, umgekehrt, nachträglich auch mit weiteren Medikamenten behandelt worden waren und nur auf die zielende Medikation günstig reagiert hatten. Ebenso selbstverständlich ist es, daß der jeweilige Patient selbst bei alledem in Unkenntnis dessen war, was er jeweils erhalten hatte, oder gar im Glauben, ein anderes Medikament zu bekommen, als er in Wirklichkeit erhalten hatte. Absichtlich lassen wir den Patienten im Glauben, er bekomme jenes Medikament, das seinen Angaben und Aussagen zufolge ihm so gut getan hat. Aber es kann auch die gegenteilige Situation eintreten, insofern nämlich, als der Patient – mit oder ohne Recht – sich vor irgendwelchen Injektionsfolgen fürchtet und in eine ausgesprochene Erwartungsangst vor den Nach- und Nebenwirkungen der Medikation gerät; liegt eine solche Antisuggestion vor, so kommt dem (vom Patienten eben nicht erwarteten) therapeutisch günstigen Effekt der zielenden Medikation nur um so mehr Beweiskraft zu.

Im folgenden seien nun 2 atypische Fälle, die trotz solcher Atypizität noch dem Bereich basedowoider Pseudoneurosen angehören, erwähnt; der erste dieser beiden Fälle ist insofern als atypisch zu bezeichnen, als seine Symptomatik eine gemischte war, so zwar, daß sie sich aus dem Syndrom 1 (basedowoide Gruppe) und dem Syndrom 2 (addisonoide Gruppe) zusammensetzte; demgemäß mußte die Therapie eine kombinierte sein und an den pathogenen Faktoren konzentrisch angreifen. Daß zu diesen Faktoren auch die psychische Reaktion der Patientin beziehungsweise deren reaktive Neurose gehörte, versteht sich ebenso von selbst, wie daß unter solchen Umständen die adäquate, multikausale Therapie nur in einer somatopsychischen Simultantherapie bestehen konnte.

Judith K. (Neurologische Poliklinik, amb. 376/1955 bzw. stat. 1779/1955), 37jährige Patientin, die seit 13 Jahren an einer schweren Agoraphobie leidet; in der Kindheit ungemein ängstlich gewesen: Angst vor Feuer und Erdbeben; *seit 13 Jahren nicht allein auf die Straße gegangen* aus Angst vor Ohnmacht und Schwindel; meidet aber auch Menschenansammlungen, was, ebenso wie die Angabe „Würgegefühl im Hals", nach dem Gesagten eigentlich weniger in agoraphober als vielmehr in klaustrophober Richtung zu deuten ist, seit 4 Jahren vermochte die Patientin nicht mehr allein in der Wohnung zu bleiben. Klagt ansonsten über Druck in der Herzgegend, Durchfälle, häufigen Harndrang und Frösteln, ist wetterfühlig und föhnempfindlich. War bereits bei prominenten Fachkollegen, wurde einmal hypnotisiert, ein andermal einer Narkoanalyse unterzogen und hat in einer Nervenheilanstalt mehrere Elektroschocks erhalten; doch blieben all diese Maßnahmen ohne Erfolg. In letzter Zeit Gewichtsverlust von nicht mehr und nicht weniger als 22 kg; wiegt derzeit 47 kg. Der Grundumsatz betrug einmal + 50 %. Das EKG spricht für eine Myokardschädigung leichten Grades. Therapeutisch galt es, im Sinne der somatopsychischen Simultantherapie die psychotherapeutische Führung der Patientin von allem Anfang an zu kombinieren mit einer gezielten Medikation. Sollte doch letztere der Psychotherapie das Feld bereiten, auf dem die Psychotherapie sich überhaupt erst entfalten kann. Nun bot der vorliegende Fall, wie bereits angedeutet wurde, nicht nur agoraphobe, sondern auch klaustrophobe Züge, welch letztere wir im allgemeinen der tetanoiden Gruppe pseudoneurotischer Erkrankungen zuordnen, genau so wie wir eingangs von agoraphoben Zuständen behauptet haben, daß sie oftmals[37] als dessen monosymptomatisches Psychokorrelat einen basedowoiden Zustand verbergen beziehungsweise – für den Kenner – verraten. Aus ebendiesem Grunde nun: daß der Fall solcherart auch in die tetanoide Richtung wies – sahen wir uns veranlaßt, neben dem Dihydroergotamin auch Myoscain E zu geben, nachdem wir selbst[38] hatten zeigen können, daß dieser Methoxyphenyl-Glyzerinäther die (pseudo-)neurotische Angst (in unserem Sinne) „funktionell" gestörter Fälle zu dämpfen imstande ist.

Der Effekt dieser doppelgleisigen medikamentösen Behandlung, die durch die Psychotherapie (nach der Methode der paradoxen Intention) ergänzt wurde, war folgender: Am 13. Tag der stationären Behandlung vermag die Patientin – die 13 Jahre lang nicht allein das Haus zu verlassen vermocht hatte – ohne Begleitung von Hernals (wo sie wohnt) in die Poliklinik zu gehen; *am 17. Tag geht sie zum ersten Mal seit 20 Jahren allein ins Kino; am 18. Tag ist sie zum ersten Mal in ihrem Leben überhaupt allein im*

Kaffeehaus (nur „Angst vor der Angst" habe sie gehabt, gibt sie an; die aber sei alsbald geschwunden). In der 4. Woche ihres Anstaltsaufenthalts fährt sie auf dem Rücksitz eines Motorrollers mit ihrem Mann durch die Stadt; auch fährt sie allein in einer überfüllten Straßenbahn (deren Überfüllung sie schon aus klaustrophoben Motiven heraus hätte perhorreszieren müssen). Als sie, nach einer stationären Behandlungsdauer von insgesamt 4 Wochen, aus der Anstalt entlassen wird, fühlt sie sich „wie neugeboren". Ohne daß sie noch irgendwelche Medikamente hätte nehmen müssen, bleibt die Patientin beschwerdefrei auch für die Zeit periodisch wiederholter Kontrollen; bei dieser Gelegenheit ergibt sich nur noch, daß sie – nach vierjähriger Karenz – auch die sexuelle Beziehung mit ihrem Mann wieder aufgenommen hat. Wir führen dies nur deshalb an, weil wir damit sagen wollen, wie verfehlt es wäre, die Ätiologie einer solchen Neurose aufgrund der sexuellen Abstinenz zu konstruieren – während in Wirklichkeit gerade das Gegenteil stimmt: daß nämlich die sexuelle Karenz (nicht die Ursache vielmehr) eine bloße Wirkung der (Pseudo-)Neurose darstellt, nicht anders als wie die sexuelle Rehabilitierung der Patientin eine (Neben-)Wirkung unserer Therapie.

Nun ein zweiter Fall, ebenfalls atypisch, aber insofern, als das Syndrom 3 (tetanoide Gruppe) vorlag, der therapeutische Effekt jedoch zu verdanken war der im allgemeinen, in typischen Fällen, bei basedowoiden Pseudoneurosen indizierten Therapie, nämlich Dihydroergotamin:

Margarete Sch. (Neurologische Poliklinik, amb. 3641/1953 bzw. stat. 677/1953), 39jährige Patientin, die angibt, seit vielen Jahren bereits zunehmend unter Angst zu leiden, die sie namentlich in geschlossenen Räumen befalle; auch vertrage sie keinerlei eng anliegendes Kleidungsstück. Vor 4 Wochen habe sie beim Zahnarzt eine Injektion erhalten, woraufhin plötzlich eine überaus heftige ängstliche Erregung über sie gekommen sei; sie habe Herzklopfen bekommen, das dann angehalten habe und auch nicht auf ärztlicherseits verordnete Mittel, wie Chinin, Digitalis und Luminal, gewichen sei. Schließlich klagt die Patientin über Beklemmungs- und Globusgefühl. Während letzteres routinemäßig so oft in hysterischem Sinne mißdeutet wird, vertreten wir selbst die Ansicht, daß es ebenso in tetanoider Richtung diagnostisch zu verwerten ist wie das Gefühl des Beengtseins und der Beklemmung – unsere Patienten sprechen für gewöhnlich von einem Nicht-Durchatmen-Können.

Was nun den vorliegenden Fall anlangt, ergab sich tatsächlich ein in tetanoider Richtung suspekter Kalium-Kalzium-Quotient von 20,7 : 8,8, während der Grundumsatz nur + 4 % betrug. Wir hatten somit alles Recht, im konkreten Falle eine Affektion anzunehmen, die der tetanoiden Gruppe larvierter vegetativer und endokriner Funktionsstörungen einzuordnen ist, und demgemäß verordneten wir eine Kalzium-Medikation, verabreichten aber auch Myoscain E; aber all diesen Behandlungsmaßnahmen blieb jeder therapeutische Effekt versagt. Hingegen zeigt sich, daß Gaben von DHE 45 „sehr gut" wirken. Bemerkenswert ist, daß die Patientin unmittelbar nach jeder Injektion für die Dauer einer halben Stunde „furchtbar müde" war, daß sie jeweils über Schwindel und Übelkeit klagte: hätte es sich nur um eine suggestive Wirkung gehandelt, dann wohl um eine Antisuggestion, das heißt, die Patientin hätte höchstens eine weitere Verschlechterung erwarten müssen. Nun, nicht nur daß von alledem keine Rede sein konnte: auch der objektive Zustand besserte sich alsbald – so die Tachykardie.

Zusätzlich wird die Kranke einer logotherapeutischen Behandlung unterzogen, die – abermals im Sinne der paradoxen Intention – insbesondere gegen ihre Erwartungsangst gerichtet ist. Als die Patientin zu uns gekommen war, hatte sie sich in einem Zustand höchstgradiger ängstlicher Agitiertheit befunden; denn sie hatte Angst vor dem Verrücktwerden. Auf die diversen Beschwerden, die wir im Sinne einer (in unserer Terminologie) funktionellen Erkrankung interpretiert haben, reagierte die Patientin also mit einer Psychotophobie. Nunmehr können wir nicht mehr von einer bloß funktionellen Erkrankung sprechen, vielmehr müssen wir das Bild in seiner Gesamtheit als eine reaktive Neurose kennzeichnen. Nun: die Patientin wird innerhalb der wenigen Wochen ihres Anstaltsaufenthaltes völlig beschwerdefrei und ist es auch geblieben, die ganzen Jahre hindurch, die seit ihrer stationären Behandlung bei uns verflossen sind.

Wir haben absichtlich 2 atypische Fälle ausgewählt, um davor zu warnen, aus dem theoretischen Schema die Konsequenz einer schematischen Praxis zu ziehen.

Erwähnenswert ist schließlich, daß die klinische Empirie dafür spricht, daß die pseudoneurotische Agoraphobie und Klaustrophobie dermaßen spezifisch der basedowoiden beziehungsweise tetanoiden Pseudoneurose zuordenbar sind, daß es uns gelungen ist, auch in jenen Fällen, in denen es weder zur einen noch zur anderen manifesten Phobie gekommen ist, die Differentialdiagnose und damit die Indikation zu dieser oder jener zielenden Therapie mit Hilfe einer Testfrage zu erstellen: Wir fahnden sozusagen nach einer latenten Agora- beziehungsweise Klaustrophobie, indem wir dem Patienten die Frage vorlegen, was er mehr perhorreszieren würde: inmitten eines freien Platzes allein stehen – oder aber in einem überfüllten Kino in der Mitte einer Reihe sitzen zu müssen. Bereits die solcherart ertestbare bloße klaustro- beziehungsweise agoraphobe Bereitschaft ist für die koordinierbare Pseudoneurose so signifikant, daß wir auf Grund des betreffenden Testergebnisses auch schon die entsprechende Therapie der Wahl erstellen können.

b) Addisonoide Pseudoneurosen

Zunächst wieder ein kasuistischer Beitrag:

Dr. Sch., ein Arzt, klagt über Magenbeschwerden, hat Durchfälle und muß deshalb längere Zeit bereits Diät halten, wobei er Schwarzbrot, Obst und Gemüse aus der Kost ausschalten muß. Bekanntlich führt dies nicht selten zu einem Defizit des B-Vitaminkomplexes, und zwar sowohl im Sinne einer Resorptionsstörung als auch in dem eines verminderten Angebots. Charakteristischerweise findet sich die anamnestische Angabe, daß Hitze und Sonne schlecht vertragen werden; schließlich gibt der Patient zu, oft – ebenso charakteristischerweise – Lust auf salzige Speisen zu haben. Und nun kommen wir zur Schilderung des Depersonalisationssymptoms: Der Patient klagt darüber, daß ihm nichts wie wirklich vorkommt; auch er selbst habe nicht das Gefühl, „da zu sein"; vielmehr erlebe er sich selbst, als ob er „wesenlos" wäre – „als ob in mir eine Saite gesprungen wäre", sagt er. „Ich komme mir vor wie im Traum – meine Bewußtheit ist zu gering – das Ichbewußtsein ist ganz weg – ich komme zu meinem eigentlichen Ich nicht zurück – ich muß mich fragen: Warum bin ich ich und nicht derjenige, den ich gerade anschaue? Alles kommt mir vor wie fern, und ich selbst komme mir vor wie fremd; meine Stimme klingt so fremd; es ist, als ob meine Glieder nicht mir gehörten, als ob ich über meinem Körper stünde oder gar keinen Körper hätte, vielmehr ein reiner Geist wäre." Zu alledem kommen iatrogene Noxen: Zunächst werden, wie so häufig im Sinne einer Routinemedikation, Barbiturate verordnet, von denen wir wissen, daß sie den in den meisten Fällen (im vorliegenden Falle beträgt der RR bloß 95 mm Hg) ohnehin erniedrigten Blutdruck nur noch mehr erniedrigen; aber nicht nur die arterielle Hypotonie wird vertieft, sondern auch die von *J. Berze* so benannte „Hypotonie des Bewußtseins", als welche sich ja auch die Depersonalisation verstehen läßt. Zudem spricht der ursprünglich behandelnde Kollege unbedacht, um nicht zu sagen bedenkenlos, von „Spaltung", woraufhin der Patient eine reaktive Psychotophobie zu entwickeln beginnt.

Nun, unsererseits besteht die Therapie in täglich einer Linguette Percorten. Nach wenigen Tagen bereits geht es dem Patienten „wunderbar": „Alles ist normal – alles ist wieder so nahe, hell und klar wie in normalen Zeiten." (Ein analoger Fall, ein englischer Student, sagt im Hinblick auf den subjektiven therapeutischen Effekt des Desoxykortikosterons: „It cleared my brain; my thinking capacity is better".) Auch „Bewußtsein und Gedächtnis sind verschärft". In den nächsten Monaten wird er völlig beschwerdefrei, und er bleibt es auch, sobald er kein Percorten mehr zu sich nimmt.

In anderen Fällen verabreichen wir DOC auch parenteral. So im Falle einer jungen Pharmazeutin, die, wegen ihres schweren Depersonalisationserlebnisses, in wöchentlichen Abständen insgesamt dreimal 5 mg Cortiron intraglutäal verabfolgt bekommt. Wie sie behauptet, dauert die Wirkung der ersten beiden Injektionen jeweils 5 Tage lang an und besteht darin, daß „alles bedeutend unmittelbarer und selbstverständlicher ist". Nur muß gerade bei solcher parenteraler Medikation bedacht werden, daß wir wohl die Nebennierenrindenfunktion anzukurbeln haben, ohne jedoch die Nebennierenrinde selbst zu verwöhnen. Das heißt praktisch, daß es nicht unbedenklich ist, in den Fällen, die wir im Auge haben, sogleich Depotpräparate anzuwenden; denn diese Darreichungsformen gleichen Pfeilen, die sich, einmal abgeschossen, unserer weiteren Kontrolle entziehen. Unter welchen Bedingungen läuft nun, sobald sie angekurbelt ist, die Nebennierenrindenfunktion in annähernd normalem Maße weiter? Unter den Umständen, wie sie in unseren doch nur leicht gestörten, eben nur funktionellen Fällen vorliegen, genügt es im allgemeinen, diese spontane Ertüchtigung in Form einer allgemeinen Umstimmung herbeizuführen, die optimal wohl das sportliche Training mit sich bringt. Ad hoc der folgende Fall, dessen Mitteilung wir dem Kollegen *J. M. David* (Buenos Aires) verdanken:

Es handelt sich um einen argentinischen Offizier von 30 Jahren, der 6 Jahre lang nicht bloß an schwerster Depersonalisation leidet, sondern am kompletten Psych-adynamischen Syndrom: Konzentrations- und Gedächtnisschwäche.[39] Bereits bei 5 Ärzten in Behandlung und 2 Jahre hindurch in Psychoanalyse gewesen; Azetylcholin- und 10 Elektroschocks. Erhält nunmehr Percorten, kombiniert mit Vitamin B, parenteral, und wird, im Hinblick auf eine gleichzeitige existentielle Frustration, einer logotherapeutischen Kurzbehandlung unterzogen. Nach 3 Injektionen von Nebennierenrindenhormon stellt sich, was die Depersonalisation anlangt, ein erstaunlicher Erfolg ein: der Patient fühlt sich ausgezeichnet, fährt aufs Land, vergißt aber, das verordnete perorale NNR-Präparat mit sich zu nehmen und bekommt prompt einen schweren Rückfall. Im Laufe der nächsten Wochen jedoch beginnt er systematisch Sport zu treiben, und alsbald kommt er ohne irgendein Medikament aus.

In vielfacher Hinsicht instruktiv, will uns scheinen, ist auch der folgende Fall:

Es handelt sich um eine jugendliche Patientin aus dem Ausland, die dort 6 Jahre lang 6 Stunden in der Woche von einer Psychoanalytikerin behandelt worden war und dann aus äußeren Gründen die Behandlung abbrechen mußte; nachdem sie dies der Psychoanalytikerin angekündigt hatte, erklärte letztere, von einer Unterbrechung könne überhaupt nicht die Rede sein, da die Analyse eigentlich noch gar nicht begonnen habe, vielmehr am Widerstand der Patientin gescheitert sei. Von uns wurde in diesem Falle eine Hypokortikose mit Depersonalisation im Vordergrund diagnostiziert, und auf die Medikation von Desoxykortikosteron hin „ging es der Patientin", wie der Bericht der behandelnden Hausärztin lautet, „alsbald nicht nur hinsichtlich der Depersonalisation, sondern auch körperlich besser" (die Patientin war zur Zeit des Beginns unserer Behandlung bettlägerig gewesen); „sie hat", so heißt es weiter, „an Gewicht zugenommen, ist nicht mehr anfällig, hat eine Dissertation fertiggebracht und keiner Behandlung mehr bedurft".

Wieder einmal zeigt sich: Um eine Neurose diagnostizieren zu können, müssen wir zunächst eine somatogene Pseudoneurose ausschließen – dies ist notwendig[40]; möglich aber ist es nur für einen klinisch voll ausgebildeten Arzt. Sosehr jedoch der Ausschluß einer somatogenen Pseudoneurose die notwendige Bedingung darstellt für die Diagnose einer echten (psychogenen) Neurose, sowenig ist diese notwendige Bedingung auch schon eine hinreichende Bedingung; denn bloß auf Grund dessen, daß eine somatogene Pseudoneurose ausgeschlossen werden kann, darf noch lange nicht eine (psychogene) Neurose diagnostiziert werden. Mit anderen Worten: Es ist unstatthaft, die Diagnose Neurose per exclusionem zu stellen. Der folgende Fall möge diese Warnung illustrieren:

Cäcilie D. pendelt seit 5 Jahren von einer neurologisch-psychiatrischen Klinik auf die andere und wird allen möglichen Maßnahmen unterworfen – sowohl diagnostischen als auch therapeutischen: von der Lumbalpunktion bis zur Enzephalographie, von der Narkoanalyse bis zum Elektroschock. Schließlich heißt es wörtlich: „Etwas Organisches ist ausgeschlossen; es handelt sich um eine Konversionshysterie." Unter dieser diagnostischen Etikette wird die Patientin auf unsere Abteilung transferiert; aber bereits beim Anhören der Anamnese drängt sich uns auf, daß alles für einen Thalamusherd spricht. Die Röntgenuntersuchung ergibt eine chronische endokranielle Drucksteigerung, und der ophtalmoskopische Befund spricht von einer Chorioiditis centralis peracta. Auf diesem Umweg gelangen wir von der Orts-(Vermutungs-)Diagnose Thalamusherd zur Artdiagnose Toxoplasmose. Tatsächlich erweist sich der *Sabin-Feldmann-Test* als positiv; auch die Toxoplasminreaktion fällt positiv aus.

c) Tetanoide Pseudoneurosen[41]

Abermals mögen konkrete Beispiele in die Phänomenologie dieser dritten Gruppe somatogener Pseudoneurosen einführen.

Stud. med. K. wird von autoritativer Seite ausdrücklich zwecks Psychotherapie an unsere Abteilung gewiesen. Seit 4 Jahren leidet er an „Nervenkrämpfen": krampfähnlichen Zuständen, die bis zu einer Stunde lang dauern, mit Parästhesien in Form von Kribbeln und Spannungsgefühl einhergehen, zeitweise aber auch mit Starrheit der Extremitäten, bei deren Schilderung der Patient eine, wenn auch angedeutete, so doch typische Pfötchenstellung der Hände demonstriert. Weiters gibt er an, zur Zeit von Anfällen „komisch zu atmen", und wir haben allen Grund zum Verdacht, daß er jeweils hyperventiliert. Vage Magenbeschwerden komplettieren das Bild. Objektiv ist der Chvostek positiv, der Kalium-Kalzium-Quotient beläuft sich auf 22,4:9,8, beträgt demnach erheblich mehr als 2. Bereits einer probatorischen Kalziuminjektion sagt der Patient „eine ausgezeichnete Wirkung" nach; sobald er Myoscain E bekommt, wird und bleibt er anfallsfrei.

Wie eingangs gesagt, ist in Fällen tetanoider Pseudoneurosen auch Dihydrotachysterin indiziert, und zwar auch in Fällen, die mit Angst einhergehen. Als kasuistischer Beleg hierfür diene der folgende Fall:

Irene Z., 32 Jahre alt, klagt über Angstzustände: sie könne nicht allein in der Straßenbahn fahren (typisch klaustrophobe Reaktion); auch klagt sie über Würgen im Hals und Atemnot; in den Armen hat sie ein Krampfgefühl. Objektiv ist der Chvostek positiv, während der Kalium-Kalzium-Quotient 2,9 beträgt. Bereits auf Myoscain E hin deutliche Erleichterung, was Ängstlichkeit anlangt: die Patientin kommt erstmalig ohne Begleitung. Erhält sodann Calcamin – selbstverständlich unter Kontrolle des Kalziumspiegels – und ist nach wenigen Wochen beschwerdefrei. Monate später kommt es zu einem Rezidiv: die Patientin hat es verabsäumt, regelmäßig Calcamin zu sich zu nehmen. Später setzt sie mit dem Calcamin aus, und dennoch bleibt sie beschwerdefrei – 2 Jahre lang; nach diesen beiden Jahren zweites Rezidiv; die Patientin wendet sich an unsere Abteilung, weil sie seit wenigen Wochen wieder Beklemmungs- und Würgegefühl hat und nicht durchatmen kann. Auf Myoscain E hin prompte Besserung, aber die Patientin spricht auch schon auf eine probatorische Kalziuminjektion an. Ist nun seit Jahren dauernd beschwerdefrei, fühlt sich wohl, kann allein auch in der dicht besetzten Straßenbahn fahren, ohne im geringsten Angst zu haben.

d) Vegetative Syndrome

G. v. Bergmann hat die Bezeichnung „vegetative Stigmatisierung“ und *Siebeck* den Ausdruck „vegetative Labilität“ geprägt; heute ist die Rede von der vegetativen Dystonie, welcher Begriff 1934 von *Wichmann* eingeführt wurde. Vegetative Symptome stehen auch bei psychotischen, nämlich endogenen Depressionszuständen dermaßen im Vordergrund des Bildes, daß mit Recht von einer vegetativen Depression gesprochen wird: Im Gegensatz zur skrupulösen Larvierung der larvierten endogenen Depression nach der vorigen Generation stoßen wir im Rahmen dieses Krankheitsbildes heute auf vorwiegend vegetative Beschwerden und reaktiv hypochondrische Klagen.

Soweit es sich um neurotische beziehungsweise pseudoneurotische Zustände handelt, möchten wir selbst es vorziehen, unverbindlich von vegetativen Syndromen und nicht von einer vegetativen Dystonie zu sprechen. Vom therapeutischen Gesichtspunkt jedoch ist es notwendig, die vegetativen Syndrome zu differenzieren. In diesem Sinne geschieht es mit vollem Recht, wenn etwa *W. Birkmayer* sympathikotone und vagotone Syndrome einander gegenüberstellt. Bekanntlich tritt auch *F. Hoff* für die Berechtigung solcher Trennung und Sonderung ein, und *F. Curtius* sagt ausdrücklich: „Die Typen der Vagotonie und Sympathikotonie haben sich trotz mancher Einschränkung klinisch außerordentlich bewährt.“ Daß wir im Einzelfall immer wieder bloß auf eine Überschneidung der beiden vegetativen Formenkreise stoßen, ist selbstverständlich und ändert nichts an der diagnostischen Möglichkeit und therapeutischen Notwendigkeit der Feststellung, was jeweils vorwiegt: Sympathikotonie oder Vagotonie.

Uns will scheinen, daß die Kenntnis sympathikotoner beziehungsweise vagotoner Zustände dort am wichtigsten ist, wo es sich um vegetatives Anfallsgeschehen, und zwar im besonderen um vegetative Herzanfälle handelt. In dieser Richtung verdanken wir ungemein viel der Forschung von *K. Polzer* und *W. Schober,* die sich um die Herausarbeitung sympathikovasaler beziehungsweise vagovasaler Anfallsformen verdient gemacht haben. Wir stehen nicht an, die Behauptung zu wagen, daß täglich und sprechstündlich Patienten ärgstes Unrecht getan wird, die als neurotisch oder gar hysterisch stigmatisiert und etikettiert und in Wirklichkeit bloß fehldiagnostiziert werden, da es sich um vegetativ Anfallskranke handelt.

Wie eingangs betont worden ist, haben wir uns von klinisch praktischen Gesichtspunkten leiten lassen, wenn wir die 3 Gruppen basedowoider, addisonoider und tetanoider Pseudoneurosen herausgegriffen haben. Es ist selbstverständlich, daß aber nicht nur Funktionsstörungen des Endokriniums und des vegetativen Nervensystems auch unter dem Bilde von Neurosen verlaufen können, sondern auch organische Läsionen und Affektionen des Zentralnervensystems. Das klassischeste Beispiel stellt wohl das als solches bezeichnete „pseudoneurasthenische“ Prodromalstadium der progressiven Paralyse dar. Daß aber auch andere Organsysteme, nicht nur das Nervensystem im Sinne pseudoneurotisch larvierter Funktionsstörungen erkranken können, ist dem Kliniker bekannt und geläufig.

4 Reaktive Neurosen

Zuerst sahen wir, daß sich die Neurosen als psychogene Erkrankungen definieren lassen. Sodann zeigte sich, daß von ihnen Pseudoneurosen abzugrenzen sind, die zwar unter dem klinischen Bilde von Neurosen verlaufen, aber als somatogen bezeichnet werden müssen. Ihnen gegenüberstellen können wir nun Neurosen, die nur in einem weiteren Wortsinn psychogen, nur Neurosen im weiteren Sinne des Wortes sind.

Handelt es sich bei den somatogenen Pseudoneurosen um *die psychischen Auswirkungen somatischer Ursachen,* so zeigt es sich immer wieder, *daß es auf diese Auswirkungen hin zu psychischen Rückwirkungen kommt,* und zwar zu neurotischen Reaktionen, die wir aber auch als reaktive Neurosen bezeichnen dürfen; denn die betreffenden Reaktionen sind psychisch, und so sind denn auch die entsprechenden Erkrankungen psychogen.

Nun gibt es unter den in Betracht kommenden neurotischen Reaktionen auch typische. Der gemeinsame Nenner dieser Reaktionsmuster jedoch ist die Erwartungsangst.

Wie dem unvoreingenommenen Kliniker bekannt ist, ist *die Erwartungsangst* nicht selten das eigentlich Pathogene innerhalb der Neurosenätiologie, so zwar, *daß sie ein an sich flüchtiges und in-*

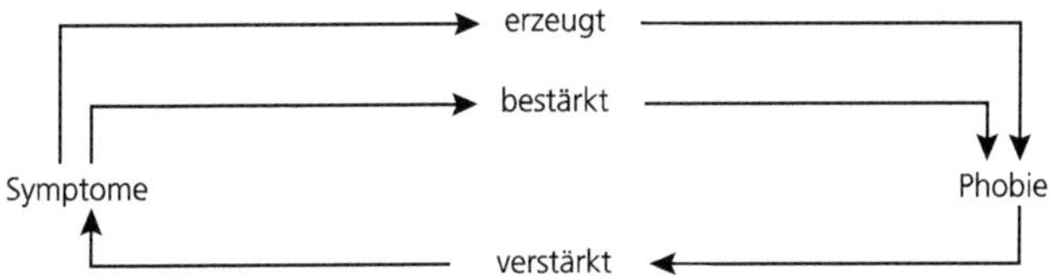

Abb. 9

sofern harmloses Symptom fixiert, indem sie die Aufmerksamkeit des Patienten um dieses Symptom fokal zentriert.

Der sogenannte Mechanismus der Erwartungsangst ist dem Praktiker geläufig: Das Symptom erzeugt eine entsprechende Phobie, die betreffende Phobie verstärkt das Symptom, und das solcherart verstärkte Symptom bestärkt den Patienten nur noch mehr in seiner Befürchtung einer Wiederkehr des Symptoms (Abb. 9).

In den Teufelskreis, der sich da schließt, schließt sich der Patient ein; er spinnt sich in ihn ein – wie in einen Kokon. Ein konkreter Fall möge all dies erläutern:

Ein junger Kollege wendet sich an uns; er leidet an einer schweren Hidrophobie. Von Haus aus ist er vegetativ labil. Eines Tages reicht er seinem Vorgesetzten die Hand und beobachtet hierbei, daß er in auffallendem Maße in Schweiß gerät. Das nächste Mal, bei analoger Gelegenheit, erwartet er bereits den Schweißausbruch, und die Erwartungsangst treibt ihm auch schon den Angstschweiß in die Poren, womit der Circulus vitiosus in sich geschlossen ist: Die Hyperhidrose provoziert die Hidrophobie, und die Hidrophobie fixiert die Hyperhidrose (Abb. 10).

Können Neurosen einem Zirkelgeschehen entspringen, so muß ihre Therapie einer Zangenbewegung entsprechen. Wir haben zum konzentrischen Angriff sowohl gegen das Symptom als auch gegen die Phobie als Angriffspunkte anzutreten. Mit anderen Worten: Im Sinne einer somatopsychischen Simultantherapie ist die eine Branche der therapeutischen Zange – die den neurotischen Zirkel

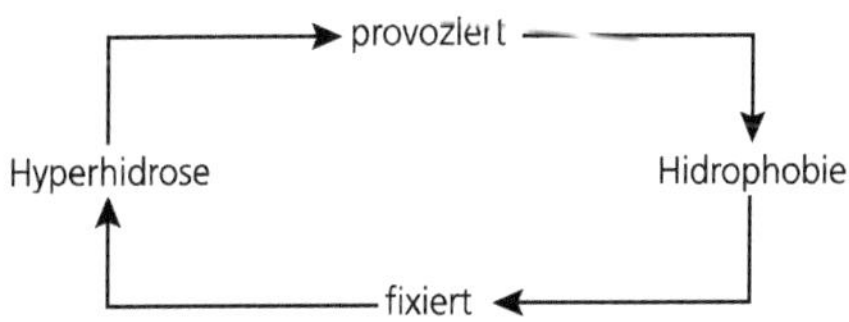

Abb. 10

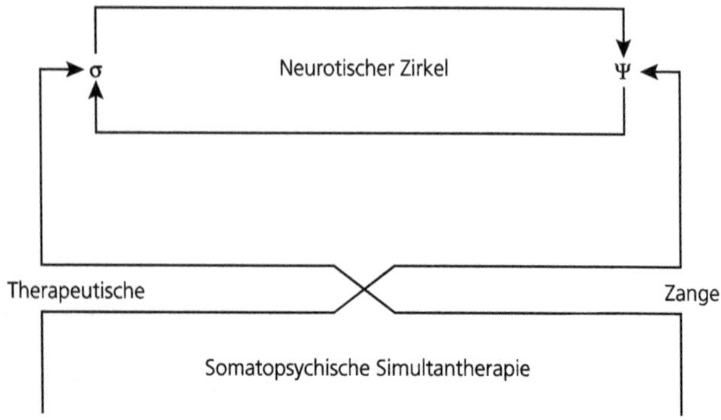

Abb. 11

durchbrechen und sprengen kann – an der vegetativen Labilität als dem somatischen Pol anzusetzen und die andere Branche der therapeutischen Zange an der reaktiven Erwartungsangst als dem psychischen Pol anzulegen (Abb. 11).

Aus dem Beispiel der Erwartungsangst erhellt, daß die Furcht verwirklicht, was sie fürchtet. Mit einem Wort: *Ist der Wunsch der sprichwörtliche Vater des Gedankens, so die Furcht die Mutter des Geschehens,* nämlich des Krankheitsgeschehens. Zumindest gilt dies von der Erwartungsangst. Oft schlägt die Stunde der Neurose erst dann, wenn sich die Erwartungsangst des Krankheitsgeschehens bemächtigt.

a) Angstneurotische Reaktionsmuster

Was wird im Sinne solcher Erwartungsangst nun am ängstlichsten erwartet? Zunächst wäre zu sagen, daß unsere neurotischen Patienten es anscheinend mit *F. D. Roosevelt* halten, der im Rahmen einer seiner berühmten Chatteries at the Fireplace gesagt haben soll: „The only thing we have to fear is fear itself." Tatsächlich gehört zu den Dingen, die von den Patienten am meisten gefürchtet zu werden pflegen, die Angst selbst. In diesem Sonderfall von Erwartungsangst können wir auch von Angsterwartung sprechen. Die Patienten selbst jedoch sprechen für gewöhnlich von einer *Angst vor der Angst.*[42] Es handelt sich um die ängstliche Erwartung der Wiederkehr eines Angstanfalls, den sie einmal gehabt haben.

Die Angst vor der Angst stellt ein Potenzierungsphänomen dar, wie es uns auf analoge Weise bei endogenen Depressionen begegnet, die trotz ihres endogenen Charakters ein reaktives Moment implizieren, und zwar nicht etwa im Sinne einer exogenen Komponente, sondern in dem einer Reaktion auf die Depression als endogene. Die unbegründete Traurigkeit der betreffenden Patienten gibt ihnen Grund zu einer zusätzlichen Traurigkeit.[43]

Letztlich und eigentlich ist es aber doch nicht die Angst selbst, vor der sich unsere Patienten fürchten; denn, wenn wir ihrer Angst vor der Angst auf den Grund gehen, und zwar buchstäblich, das heißt, wenn wir nach dem Grund fahnden, aus dem sich diese Patienten vor der Angst fürchten, zeigt sich immer wieder, daß sie sich im besonderen davor fürchten, die ängstliche Erregung könnte in gesundheitlicher Hinsicht schädliche „Folgen" haben. In erster Linie sind es drei Dinge, auf die sich diese ihre Angst bezieht: Sie könnten, vor lauter Aufregung, auf der Straße zusammenfallen – sie könnten vom Herzschlag – oder vom Hirnschlag getroffen zusammenbrechen. Mit anderen Worten, hinter der Angst vor der Angst steht, je nachdem, eine Kollapsphobie – eine Infarktphobie – oder eine Insultphobie.

Angsterwartung	1. Kollapsphobie
	2. Infarktphobie
	3. Insultphobie

All dies gibt den Patienten Grund zu ihrer Angst vor der Angst; was ist nun die Folge dieser Angst vor der Angst? Nun, *aus Furcht vor der Angst begeben sich die Patienten auf die Flucht vor der Angst;* mit einem Wort, *sie laufen vor der Angst davon – paradoxerweise, indem sie daheimbleiben;* denn womit wir es zu tun haben, ist das erste der zu besprechenden Reaktionsmuster, nämlich das agoraphobe Reaktionsmuster. Ein kasuistischer Beleg:

Marie B. (Neurologische Poliklinik, 394/1955 bzw. 6264/1955). Die Patientin wurde behandelt und ihre Krankengeschichte verfaßt von *Dr. Kocourek.* Die Mutter der Patientin habe an einem Waschzwang gelitten. Sie selbst stehe seit 11 Jahren wegen einer vegetativen Dystonie in Behandlung; trotzdem sei sie zunehmend nervös geworden. Im Vordergrund des Krankheitsbildes steht anfallsweises Herzklopfen; mit ihm einher geht Angst und „ein kollapsartiges Gefühl". Nach den ersten Herz- und Angstanfällen habe sich die Angst eingestellt, daß es wieder zu alledem kommen könnte, woraufhin die Patientin das Herzklopfen auch schon bekommen habe. Im besonderen fürchte sie sich davor, auf der Straße zusammenzustürzen oder vom Schlag getroffen zu werden. Zur Erwartungsangst gesellt sich ein Beobachtungszwang, das heißt, die Patientin beobachtet sich auf ihre Beschwerden hin; zum Beispiel fühlt sie immer wieder ihren Puls. Das Familienleben der Patientin wird als gut bezeichnet. Objektiv erweist sich die Thyreoidea als vergrößert; es zeigen sich Tremores und Lidflattern.

Therapeutisch erhält die Patientin 3mal täglich 2 Tabletten Myoscain E und wird von *Dr. Kocourek* angewiesen, sich zu sagen: *„Das Herz soll noch mehr klopfen. Ich werde versuchen, auf der Gasse zusammenzustürzen." Die Patientin wird angewiesen, trainingsmäßig alle ihr unangenehmen Situationen aufzusuchen und nicht ihnen auszuweichen.* Fokalsanierung unter Penicillinschutz. 2 Wochen nach der Aufnahme berichtet die Patientin: „Ich fühle mich sehr wohl und habe kaum mehr Herzklopfen. Das Herzklopfen macht mir nichts mehr, denn es kann mir ja nichts passieren. Die Angstzustände sind vollkommen verschwunden. Ich bin fast völlig gesund." Nachdem die Patientin entlassen worden war, berichtete sie 17 Tage später: „Habe ich ab und zu Herzklopfen, sage ich mir: ‚Das Herz soll noch mehr klopfen.' Das Herzklopfen hört dann auch wieder auf, während es früher immer ärger geworden ist, weil ich mir gedacht habe: um Gottes willen, es passiert mir etwas. Ich habe immer geglaubt, der Schlag trifft mich. Ich habe ja nicht gewußt, was ich habe. Auf der Straße habe ich mich gefürchtet, daß ich zusammenfalle. Angst habe ich eigentlich nicht mehr."

So hätte sich denn erwiesen, daß die Angst vor der Angst, der wir auf den Grund zu gehen versuchten, tatsächlich einen Grund hat, und zwar liegt ihr die Kollapsphobie, die Infarktphobie oder die Insultphobie zu „Grunde". Nur daß wir bedenken müssen, daß die Angst vor der Angst insofern eine sekundäre Angst darstellt, als sie sich auf eine primäre Angst bezieht, die der Patient anfänglich hatte, während er die Angst vor der Angst nachträglich bekam. Im Gegensatz zur sekundären Angst hat die primäre Angst jedoch keinen Grund, vielmehr eine Ursache.

Der Unterschied zwischen Grund und Ursache läßt sich an Hand der Höhenangst erläutern. Sie kann darauf zurückzuführen sein, daß dem Betreffenden angst und bange wird im Hinblick auf seine mangelhafte Ausbildung oder aber angesichts seiner mangelhaften Ausrüstung. Die Höhenangst läßt sich aber auch vom Sauerstoffmangel herleiten. In einem Falle liegt eine Höhenfeigheit, und im anderen Falle eine Höhenkrankheit vor. Die erstere hat einen Grund und die letztere eine Ursache. Jener ist etwas Psychisches, und diese ist etwas Somatisches. Der Unterschied zwischen psychischem Grund und somatischer Ursache erhellt aber auch aus einem weiteren Beispiel: *Eine Zwiebel ist kein Grund zum Weinen; aber sie mag die Ursache einer Tränensekretion sein.* Umgekehrt ist kitzeln kein Grund zum Lachen (witzeln wäre ein Grund), vielmehr die Ursache, die einen Lachreflex auszulösen vermag.

Welche somatische Ursache hat nun die primäre Angst unserer Patienten? Nun, wir konnten nachweisen, daß der Agoraphobie nicht selten eine Hyperthyreose zugrunde liegt. Dies bedeutet aber nicht, daß die Hyperthyreose an und für sich auch schon eine volle Angstneurose zu erzeugen vermag – etwa im Sinne einer somatogenen Pseudoneurose; denn letztlich und eigentlich erweist sich als die somatogene Folge- und Begleiterscheinung einer hyperthyreotischen Erkrankung eine bloße Angstbereitschaft, und *in die vegetative Angstbereitschaft muß erst eine reaktive Erwartungsangst einklinken:* Dann erst etabliert sich die volle Angstneurose – nunmehr im Sinne einer reaktiven Neurose.

Eigentlich sind wir hiermit auf die neuropathische Grundlage der Neurosen zu sprechen gekommen – von deren psychopathischer Substruktion noch die Rede sein wird. Mit *W. Villinger* sind wir der Ansicht, daß „einer Überdehnung des Neurosebegriffs wichtige Gründe entgegenstehen", und gleich ihm bedauern auch wir, daß „der Deflation auf dem Gebiete der Psycho- und Neuropathie eine auffallende Inflation auf dem der Neurose gegenübersteht"; denn nicht anders als *H. Kranz* halten wir die Psychopathie für einen „erhaltungswürdigen Begriff", trotz seines Alters – er wurde 1891 von *Koch* geprägt –, und um die Neuropathie steht es analog. Der Ausdruck einer Neuropathie kann nun die Sympathikotonie beziehungsweise die Vagotonie sein – an der Legitimität welcher Begriffe wir nach wie vor nicht zu zweifeln brauchen *(F. Curtius; F. Hoff; W. Villinger).* Die Korrelation zwischen der Sympathikotonie und der Hyperthyreose ist bekannt: sie überschneiden sich. Ad hoc ein Fall:

Frau W. ist 30 Jahre alt. Sie sucht uns wegen phobischer Zustände auf. Hinter ihnen zeichnet sich eine anankastische Psychopathie ab. Über die psychopathische Anlage hinaus macht sich aber auch eine neuropathische Anlage geltend, und zwar in Form einer Sympathikotonie beziehungsweise einer Hyperthyreose: Thyreoidea vergrößert – Exophthalmus – Tremores –

Tachykardie (Pulsfrequenz 140) – Gewichtsabnahme (5 kg) – Grundumsatz + 72 %. Die psychopathische und die neuropathische Anlage stellen die konstitutionelle Grundlage der Neurose vor. Zu ihr gesellt sich eine dispositionelle Grundlage: Vor 2 Jahren wurde die Patientin strumektomiert, was ein vegetatives Derangement mit sich brachte. Schließlich kam es – worin wir die konditionelle Grundlage sehen – zu einer vegetativen Desäquilibrierung, nachdem die Patientin vor 2 Monaten gegen ihre Gewohnheit einen starken Mokka zu sich genommen hatte, woraufhin sie einen vegetativen Angstanfall bekam. Nun stoßen wir auf eine bemerkenswerte anamnestische Angabe: *„Nach dem ersten Angstanfall habe ich beim bloßen Gedanken an ihn sofort wieder Angst bekommen."* Daraus ersehen wir, daß sich des vegetativen Angstfalls eine reaktive Erwartungsangst bemächtigt hatte.

Eine Existenzanalyse des Falles ekphoriert nun jenseits der psychopathischen und der neuropathischen Anlage und der konstitutionellen, der dispositionellen und der konditionellen Grundlage den existentiellen Hintergrund der Neurose – die Patientin verbalisiert ihn folgendermaßen: *„Ein geistiger Leerlauf ist da; ich hänge in der Luft, alles erscheint mir sinnlos; am meisten geholfen hat mir immer, wenn ich für jemand zu sorgen hatte, aber jetzt bin ich allein; ich möchte wieder einen Lebenssinn haben."* Bei diesen Worten handelt es sich längst nicht mehr um die anamnestische Angabe einer Patientin. Was wir heraushören, ist vielmehr der Notschrei eines Menschen. Wir sprechen in analogen Zusammenhängen von einer *existentiellen Frustration.* Als solche bezeichnen wir die *Frustration des Willens zum Sinn,* dieses den Menschen so kennzeichnenden Anspruchs auf ein möglichst sinnerfülltes Dasein.

Die existentielle Frustration ist nicht pathologisch, sondern nur pathogen, und nicht einmal dies ist sie obligat, vielmehr bloß fakultativ. Wann immer sie jedoch faktisch pathogen wird, wann immer der vergebliche Sinnanspruch ans Leben einen Menschen krank macht, nennen wir solche Krankheiten *noogene Neurosen.* Im obigen Falle ist die Neurose aber keine noogene, sondern eine reaktive. Dennoch zeigt sich, wie all die Zirkelbildungen, von denen die ganze Zeit über die Rede war, erst in das von uns so bezeichnete *existentielle Vakuum* hineinzuwuchern vermögen, und nichts anderes als ein existentielles Vakuum ist es, was die Patientin in den vorhin zitierten Worten zu umschreiben versuchte. Sollen die psychischen Vakatwucherungen abgebaut werden, so muß das existentielle Vakuum aufgefüllt werden. Erst sobald dies geschieht und besorgt wird, ist die Therapie vollendbar, ist die Neurose vollends überwindbar. Was gewagt und geleistet werden muß, ist der Einstieg in die geistige Dimension, der Einbezug des Geistigen in die Theorie und Therapie der Neurosen. Und so mag es denn auch in diesem Falle darauf ankommen, im Sinne einer Logotherapie – wie wir eine Psychotherapie vom Geistigen her nennen – der Patientin klarzumachen, daß auch ihr Dasein nicht eines konkreten und persönlichen Sinnes entbehrt.

Sollte unser Rekurs auf die neuropathische Anlage implizieren, daß wir die therapeutischen Waffen strecken und einem therapeutischen Nihilismus oder einem Fatalismus verfallen? In einem Faktum wie dem einer Sympathikotonie beziehungsweise einer Vagotonie sehen wir noch lange nicht ein Fatum. Mag der eine Sympathikotone auch noch so sehr aufgeregt sein, ein anderer Sympathikotoner ist, aus der identischen neuropathischen Anlage heraus, nicht aufgeregt, sondern aufgeweckt: er ist irgendwie wach – bis ins periphere Gesichtsfeld hinein, womit angespielt werden soll auf eine aus der Neurologischen Poliklinik hervorgegangene Arbeit von *E. Bachstez* und *W. Schober,* die „bei jenen überwachen, alarmbereiten, sensiblen und leicht erregbaren Patiententypen mit starken Erweiterungsreaktionen auffallend oft ein besonders großes Gesichtsfeld gefunden" hatten. Analog ist der eine Vagotone verkrampft und verhalten – bis in die Stuhlverhaltung hinein im Sinne einer spastischen Obstipation – , während ein anderer Vagotoner verhalten nur in dem Sinne sein mag, daß er in sich ruht. Es bestätigt sich, was *Goethe* in „Wilhelm Meisters Wanderjahren" sagt: „Von Natur besitzen wir keinen Fehler, der nicht zur Tugend, keine Tugend, die nicht zum Fehler werden könnte." Denn, was einer aus seiner Sympathikotonie beziehungsweise seiner Vagotonie macht, wie er sie einbaut in sein Leben, was für ein Leben er aufbaut auf ihr, hängt von der geistigen Person ab und nicht vom Sympathikotonus beziehungsweise vom Vagotonus seines psychophysischen Organismus. Im besonderen braucht eine neuro- beziehungsweise psychopathische Konstitution nicht klinisch manifest zu werden. Solange sie es nicht ist, haben wir eigentlich nicht das Recht, von mehr zu sprechen denn von bloßer konstitutioneller Neuro- beziehungsweise Psycholabilität.

Wenden wir uns wieder der sekundären Angst zu, so wäre noch zu sagen, daß sie nicht nur eine reaktive Angst ist – und zwar die erste Form der reaktiven Angst, deren weitere Formen wir noch kennenlernen werden: In Form der Angst vor der Angst ist die reaktive Angst eine reflexive Angst, das heißt, sie läßt sich abgrenzen gegenüber einer transitiven Angst, wie wir die phobische Angst bezeichnen möchten, will heißen, die Angst vor etwas Bestimmtem. So oder so: Mit der Zeit sucht die Angst immer – und findet sie jeweils auch – einen konkreten Inhalt und Gegenstand; sie konkretisiert sich, sie kondensiert sich um den Inhalt und Gegenstand als einen Kondensationskern. Wobei der Inhalt und Gegenstand auch alternieren kann:

Gisela R., eine präklimaktische Patientin, wendet sich an uns wegen einer Astraphobie: sie fürchtet sich vor Blitzen. Tatsächlich war ihr Haus nach einem Blitzschlag abgebrannt. Auf die Frage, wovor sie sich im Winter – wenn es keine Blitze gebe – fürchte, gibt die Patientin die Antwort: „Dann leide ich nicht an Blitzfurcht, sondern an Krebsfurcht". Ein paar Jahre früher war die Mutter der Patientin an Krebs gestorben. Krebs und Blitzschlag waren die Kondensationskerne einer alternierenden Phobie geworden.

Ebenso, wie auch das Gegenteil der Fall sein kann, kann die reflexive Angst in eine transitive Angst übergehen: ein Patient hat Angst vor dem Vorgesetzten – dann hat er Angst davor, vor dem Vorgesetzten zu sprechen – dann hat er Angst überhaupt vor dem Sprechen – dann hat er Angst vor der Angst. Ein analoger Fall:

Eine Patientin leidet an schwerster Erythrophobie. Die Anamnese lautet wie folgt: zuerst errötet die Patientin, wenn ihre Mutter von einem bestimmten jungen Mann spricht; sodann errötet sie auch, wenn von anderen jungen Männern die Rede ist; später errötet sie auch aus anderen Gründen; schließlich errötet sie nicht nur der Mutter gegenüber, sondern auch, wann immer sie sich vor dem Erröten fürchtet.

Somatogenen Pseudoneurosen begegnen wir nicht nur im Zusammenhang mit Hyperthyreosen, sondern auch mit Hypokortikosen, bei denen es sich nicht um eine Überfunktion der Schilddrüse, sondern um eine Unterfunktion der Nebennierenrinde handelt; die Folge- und Begleiterscheinung ist das von uns so bezeichnete psych-adynamische Syndrom, in dessen Vordergrund die Depersonalisation steht. Auch sie führt zu etwas, das über somatogene Pseudoneurosen hinausgeht, nämlich zu reaktiven Neurosen.[44] Wieder ist es so, daß der Patient mit Angst reagiert – auf dieses Merkwürdige, das er erfährt – auf dieses Unheimliche, das ihm widerfährt: auf die Depersonalisation; aber er reagiert auf all dies nicht wie der hyperthyreotische Patient mit Angst vor irgendwelchen Wirkungen seiner Zustände, vielmehr mit Angst vor Ursachen, die hinter diesen Zuständen stehen könnten. Und zwar fürchten sich die meisten Patienten, es könnte sich um die Vorboten oder gar die Anzeichen einer Geisteskrankheit, um die Prodrome oder gar die Symptome einer Psychose handeln. Wir nennen dies Psychotophobie. Solche Patienten sehen sich auch schon in Gitterbetten landen und in Zwangsjacken enden.

Wieder ist es so, daß wir einem Potenzierungsphänomen begegnen; ist doch seit der bezüglichen Publikation von *Haug* bekannt, daß die Depersonalisation durch eine forcierte Selbstbeobachtung provozierbar ist, und zwar auch beim Normalen. Wir sehen: Wie sich die Angst durch den Zirkel der reaktiven Erwartungsangst zur Angst vor der Angst potenziert, so potenziert sich auch die Depersonalisation, sobald sie in den Wirbel der forcierten Selbstbeobachtung und der reaktiven Psychotophobie hineingerissen wird.

Es ist nicht so, als ob nur die Depersonalisation zum Kristallisationspunkt einer Psychotophobie werden könnte. Im folgenden Falle zeigt sich vielmehr, daß sich die Psychotophobie auch um anderweitige Umstände fokal zentrieren kann.

Herr Matthew N., 40 Jahre alt, wendet sich an uns in höchstgradiger Erregung, die seit Wochen besteht. Er war zwei Wochen in Untersuchungshaft gewesen, und zwar im Zusammenhang mit einer Schleichhandelsaffäre (die Krankengeschichte spielte sich in der unmittelbaren Nachkriegszeit ab). Die Haftentlassung wurde nun gefeiert, wobei der Patient gegen seine Gewohnheit reichlich alkoholische Getränke zu sich nahm. Daraufhin bekam er einen anscheinend vegetativen Anfall, der mit einem Angstgefühl einherging. Dieses Angstgefühls versuchte der Patient Herr zu werden, indem er, ebenfalls gegen seine Gewohnheit, Zigaretten zu rauchen begann, woraufhin sein Angstgefühl nur noch zunahm und er in einen vegetativen Ausnahmezustand hineinschlitterte. Nun haben wir gehört, daß die Angst einen Inhalt und Gegenstand sucht und findet, und es wird uns nicht überraschen, wenn wir nun hören, daß dem Patienten plötzlich einfällt, daß ein Onkel von ihm geisteskrank war, daß ein zweiter durch Selbstmord geendet ist und daß er selbst eines Nachts Zeuge war, wie jemand, sichtlich geisteskrank geworden, im Pyjama auf die Straße lief und sich schließlich suizidierte. Nunmehr befürchtete der Patient, seine unerklärliche ängstliche Erregung könnte Vorbote oder gar Anzeichen einer Geisteskrankheit sein und auch er könnte, aus dieser Erregung heraus, Selbstmord versuchen. Mit einem Wort: der Patient entwickelte eine Psychoto- und Suizidphobie, und zum vorhin besprochenen somatischen Teufelskreis „Angst – Nikotin – Angst" tritt ein psychischer Circulus vitiosus hinzu: vegetative Angstbereitschaft – reaktive Psychoto- und Suizidphobie – ängstliche Erregung (Abb. 12).

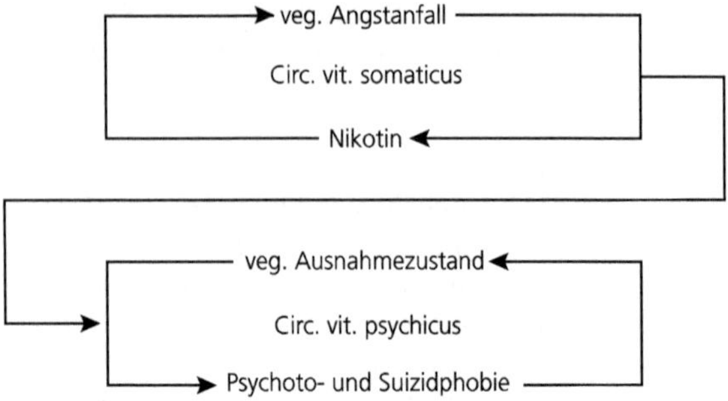

Abb 12

In diesem Falle fungiert also nicht nur die Geisteskrankheit, sondern auch der Selbstmord als je ein phobischer Kondensationskern. Es folgt ein anderer Fall.

Frau B. befindet sich in der Laktationsperiode und bekommt eines Tages einen vegetativen Anfall. Subjektiv stehen im Vordergrund Parästhesien. Die Patientin spricht vom „Gefühl bleierner Glieder". Diese anamnestische Angabe ist es auch, die uns auf die „endokrine" Spur führt[45], so zwar, daß wir in tetanoider Richtung fahnden. Tatsächlich erweist sich der Chvostek als hoch positiv. Daß tetanoide Pseudoneurosen mit vegetativer Angstbereitschaft einhergehen, ist nicht unbekannt; haben wir doch auf die Korrelation der in Betracht kommenden Zustände mit der Klaustrophobie hingewiesen. Im konkreten Falle führt die vegetative Angstbereitschaft nicht zu einer solchen; vielmehr ist es naheliegend, daß das merkwürdige, unheimliche Gefühl, das über die Patientin gekommen war, sie veranlaßte, sich davor zu fürchten, ihre Zustände könnten ausarten, sie selbst könnte überschnappen (Psychotophobie), sie könnte etwas anstellen – wir sprechen in analogen Zusammenhängen von einer Kriminophobie –, sei es, daß sie sich (im Sinne der Suizidphobie) oder aber dem buchstäblich am nächsten Liegenden: dem Kind – etwas antut: wir sprechen von einer Homizidphobie. Aus alledem entsteht bei der Patientin die Angst, mit dem Kind allein zu sein, also doch eine Klaustrophobie, aber nicht auf direktem, sondern auf indirektem Wege. Auch in diesem Falle begegnen wir, neben dem psychischen Zirkel (Angstbereitschaft – Erwartungsangst – Angstbereitschaft), einem somatischen Zirkel; denn eine der anamnestischen Angaben lautet folgendermaßen: „Vor lauter Angst habe ich merkwürdig zu atmen begonnen." Wir gehen wohl nicht fehl, wenn wir vermuten, die Patientin habe zu hyperventilieren begonnen und die Hyperventilation habe die Angstbereitschaft erhöht und gesteigert; läßt sich doch der Ge-

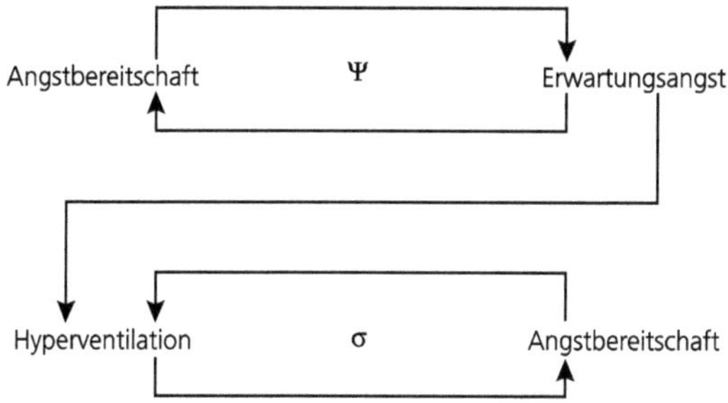

Abb. 13

sündeste in eine tetanoide Stoffwechsellage hineinmanövrieren, sobald er zur Hyperventilation angehalten wird (Abb. 13).

In solchen Fällen haben wir es nicht mehr zu tun mit der Angst vor der Angst; vielmehr lernen wir etwas Neues kennen: eine Angst des Patienten vor sich selbst.

Angst vor sich selbst

Angst des Patienten davor

1. seine Zustände könnten ausarten, der Vorbote oder gar das Anzeichen einer Geisteskrankheit sein ... 1) Psychotophobie
2. er selbst könnte etwas anstellen, etwas antun, und zwar
   a) sich selbst ... a) Suizidphobie
   oder aber
   b) anderen ... b) Homizidphobie
   2) Kriminophobie

b) Zwangsneurotische Reaktionsmuster

Die genannten Phobien müssen nun keineswegs etwa bloß im somatischen Bereich: sie können auch im psychischen Bereich starten. Mit anderen Worten: Im Sinne konstitutioneller Grundlagen läßt sich nicht nur eine neuropathische, sondern auch eine psychopathische Anlage nachweisen, und zwar ist es die anankastische Psychopathie, auf die sich, je nachdem, diese oder jene Ausprägung der Angst des Patienten vor sich selbst aufpfropft. Es kommt dann zu zwanghaft sich einstellenden Einfällen, und die Reaktion des Patienten besteht in seiner Befürchtung, er könnte die sinnlos ihm vorkommenden Zwangseinfälle in die Tat umsetzen, aus ihnen heraus eine Tat setzen:

Herr G. (Neurologische Poliklinik, 19/1950) hat Angst davor, der Schlag könnte ihn treffen, er könnte Krebs bekommen, sein Kind zum Fenster hinauswerfen, sich selbst vor einen Zug werfen usw. usw.

Die Reaktion des Patienten besteht nun darin, *daß er gegen die Zwangseinfälle ankämpft,* daß er gegen sie anrennt, daß er gegen sie *Sturm läuft – im Gegensatz zum Angstneurotiker, der vor den Angstanfällen davonläuft;* mit einem Wort: wir stoßen nunmehr auf das zwangsneurotische Reaktionsmuster: *Während der Angstneurotiker vor der Angst die Flucht ergreift, tritt der Zwangsneurotiker gegen den Zwang den Kampf an.*

Angstanfall → Furcht vor der Angst → Flucht vor der Angst → reaktive Angstneurose

Zwangseinfall → Angst vor dem Zwang → Kampf gegen den Zwang → reaktive Zwangsneurose

Aber *Druck erzeugt Gegendruck, und der Gegendruck verstärkt den Druck.* Und so gilt denn auch vom inneren Druck, unter dem der Patient steht, daß er durch den Gegendruck, den der Patient ausübt, zur inneren Höchstspannung potenziert wird, nicht anders als wie sich die Angst zur Angst vor der Angst potenziert.

Wie sich zur neuropathischen Konstitution die angstneurotische Reaktion addiert, so zur psychopathischen Konstitution die zwangsneurotische Reaktion – aber die reaktive Zwangsneurose läßt sich von der anankastischen Psychopathie auch subtrahieren. Mit einem Wort: Die zwangsneurotische Reaktion auf den psychopathischen Anankasmus ist reversibel – sie läßt sich rückgängig machen. An Stelle des Ankämpfens, Anrennens und Sturmlaufens gegen die Zwangseinfälle, an Stelle der schlechten Aktivität braucht nur die rechte Passivität des Patienten zu treten, und sie kann so weit gehen, daß die Zwangseinfälle einer Art Inaktivitätsastrophie verfallen.[46]

Worauf es jeweils ankommt, ist: daß der Patient es lerne, mit den Angstanfällen oder Zwangseinfällen – letzten Endes mit sich selbst – auf die rechte Art und Weise umzugehen. Je mehr der

Patient sich in diesem Sinne umstellt, desto mehr sistiert das eigentlich pathogene Ankämpfen und Anrennen gegen die Zwangseinfälle, und schließlich erfolgt eine Reduktion der Zwangssymptome auf ein erträgliches Minimum, auf den schicksalhaften Kern – und der Kern *ist* schicksalhaft: Wurde doch bekannt, daß sich das Elektroenzephalogramm bei Zwangsneurosen – nach *Silvermann* in 48,4, nach *Leonardo* in 53, nach *Hill* und *Waterson* in 75 und bei anankastischen Psychopathien nach *Rockwell* und *Simons* in 100% der Fälle – als abnorm erwiesen hatte. Abgesehen davon ist *v. Dytfurth,* um nur die neuere Literatur zu berücksichtigen, den Beziehungen der Zwangsneurose zum Hirnstamm nachgegangen, nicht ohne daß sich diesbezügliche Vermutungen anderer Autoren bestätigt haben. Darüber hinaus ist *Peter Hays* („Determination of the Obsessional Personality", American Journal of Psychiatry 129, 217, 1972) der Ansicht, daß auch ein hereditäres Moment mit im Spiel ist: „Genetic predisposition is almost a sine qua non."

Wir sind aber weder Erbfatalisten noch Hirnmythologen, und auch in einem Faktum wie dem der Psychopathie sehen wir noch lange kein Fatum. Ebensowenig sind wir therapeutische Nihilisten. Vielmehr halten wir, auch noch im Bereich der Psychopathie, eine zielende Psychotherapie für durchaus möglich und notwendig. Wir denken hierbei an eine Art seelische Orthopädie. Daß der Patient gegen die Zwangseinfälle ankämpft – dies ist es, was ausgeschaltet werden muß. Nur daß wir bedenken müssen, daß der Kampf gegen den Zwang einen Grund hat. Und zwar liegt der Grund in der Angst vor dem Zwang. Sie kann gegenstandslos gemacht werden, so zwar, daß wir den Patienten auf die relative Immunität gegenüber Psychosen hinweisen, die dem zwangsneurotischen Charaktertypus zukommt, und darauf hinweisen, daß es praktisch nicht in Betracht kommt, daß die Neurose in eine Psychose übergeht. Mit einem Wort: Es ist so, daß sich der zwangsneurotische Psychotophobe vor etwas fürchtet, wovor zu fürchten gerade er als psychotophober Zwangsneurotiker keinen Grund hat. All dies gilt selbstverständlich nicht nur von den psychotophoben, sondern auch von den kriminophoben Befürchtungen unserer Patienten.

Um es an Hand eines konkreten Beispiels zu illustrieren, wenden wir uns wieder dem instruktiven Falle des Herrn Matthew N. zu:

Angesichts seiner Psychoto- und Suizidphobie gestaltet sich unser Vorgehen wie folgt: Wir sagen dem Patienten auf den Kopf zu, daß er immer schon pedantisch und skrupulös gewesen sei, und fragen ihn, ob er nicht immer schon die Gewohnheit hätte, wiederholt zu kontrollieren, ob Gashahn und Gangtür 100%ig sicher geschlossen seien, und sobald der erstaunte Patient unsere Frage bejaht, erklären wir ihm: „Sehen Sie, jeder Mensch kann geisteskrank werden, auch ein erblich Unbelasteter; eine einzige Gruppe von Menschen ist allerdings ausgenommen, die sind gefeit vor Geisteskrankheit, und das sind jene Menschen, die einen zwangsneurotischen Charakter haben, die also zu diversen Zwangsbefürchtungen neigen oder gar an ihnen leiden – und, was Sie vorhin angegeben haben – wir nennen es Wiederholungs- und Kontrollzwang –, sind typische Zwangsbefürchtungen. So muß ich Ihnen Ihre Illusionen zerstören und rauben: Sie können gar nicht geisteskrank werden – gerade Sie nicht!" Spricht man mit dem Patienten so, dann glaubt man die Steine poltern zu hören, die ihm vom Herzen fallen. Nun, innerhalb 48 Stunden klingt der Zustand ab, und Jahre später berichtet er gelegentlich eines zufälligen Zusammentreffens, daß er völlig beschwerdefrei geblieben ist.

Kammerschauspieler ... hat Angst davor, der Hirnschlag könnte ihn treffen, er könnte an einem Hirntumor leiden, auf der Bühne zu schreien beginnen usw. usw.; vor 2 Jahren verletzte er sich, nachdem er auf die Bühne gekommen war, und 3 Wochen später mußte er in derselben Rolle auftreten und bekam einen Schwindelanfall; auf entsprechendes Befragen hin gibt er nun zu, Erwartungsangst gehabt zu haben. Objektiv erweist sich der arterielle Blutdruck als erniedrigt – was wir uns therapeutisch insofern sofort zunutze machen, als wir den Patienten darauf aufmerksam machen, daß er, was die Gefahr eines Hirnschlags anlangt, nicht besorgt zu sein brauche; aber mehr als dies: er wird darauf hingewiesen, daß durch die Hypotonie der Schwindelanfall geklärt sei. Nun fragen wir den Patienten, ob er nicht immer schon pedantisch und skrupulös gewesen sei. Er bejaht diese Frage und wird entsprechend aufgeklärt (siehe oben). Darüber hinaus wird er angewiesen, sich unmittelbar vor dem nächsten Auftritt auf der Bühne zu sagen: *Gestern habe ich auf der Bühne zweimal zu brüllen begonnen und vorgestern dreimal; nun, heute werde ich viermal überschnappen, und nun gehe ich überschnappen.*

Im folgenden Fall konnte sich der behandelnde Arzt psychotherapeutisch methodisch auf die paradoxe Intention beschränken:

Herr Wilhelm K. (Neurologische Poliklinik, 89/1956), 40 Jahre alt. Vor 17 Jahren habe ihn plötzlich die Angst befallen, wahnsinnig zu werden. Es habe ihn eine unbegründete Angst, ein bis dahin unbekanntes Gefühl überkommen, und auf dieses für ihn neue Gefühl hin habe er sich gesagt:

so ist wohl das Gefühl, wenn einer wahnsinnig wird. Nachdem diese Angst ihn befallen hatte, habe er von der Dienststelle aus – der Patient ist Polizei-Rayonsinspektor – eine Ambulanz kommen lassen, indem er meldete, jemand habe einen Nervenzusammenbruch bekommen und solle abgeholt werden. Der Arzt habe ihm Baldriantropfen gegeben und ihn nach Hause gebracht. „Von diesem Tage an habe ich darauf gewartet, daß ich wahnsinnig werde. Und zwar erwarte ich, etwas zu tun, was ein Wahnsinniger tut: Ich könnte eine Fensterscheibe zusammenschlagen oder die Scheibe einer Auslage einhauen. Bin ich mit dem Kind allein, so erwarte ich, das Kind umzubringen – wer hält dich jetzt zurück, frage ich mich, wenn du jetzt wahnsinnig wirst und das Kind umbringst? Ich habe Angst vor Brücken und offenen Fenstern; denn ich habe Angst davor, daß ich hinunterspringen könnte. Ich habe Angst davor, daß ich mich vor ein entgegenkommendes Auto oder vor einen einfahrenden Zug der Stadtbahn stürzen könnte. Schließlich habe ich Angst davor, mich zu erschießen. Auf der Straße fürchte ich mich davor, daß der Herzschlag, der Hirnschlag oder weiß ich was mich treffen könnte. Das heißt, ich fürchte mich davor, daß ich mich so aufrege, daß mich der Schlag treffen könnte. Auf all dies habe ich schon 17 Jahre gewartet. Ich beobachte mich, ich kann nicht mich vergessen." Daneben besteht Skrupulosität, Grübelzwang, Zählzwang und ein kompliziertes Lesezeremoniell. „Ich komme mit allen aus, der Dienst geht glatt, ohne Schwierigkeit, ohne Anstrengung, die Ehe ist sehr gut, das Eheleben ist ausgezeichnet, die Kinder machen mir keine Sorgen und keine Schande." Der Patient stand bereits zweimal in stationärer Behandlung von Nervenheilanstalten. Seit 1 ½ Jahren wird er von einem individualpsychologisch orientierten Facharzt psychotherapeutisch behandelt, und zwar finden die Sitzungen dreimal wöchentlich statt. „Ein Minderwertigkeitskomplex im Zusammenhang mit meiner Rothaarigkeit und ein Geltungstrieb wurden aufgedeckt." Therapeutisch wird der Patient angeleitet, der Angst ins Gesicht zu sehen, ja ins Gesicht zu lachen. Mit Hilfe der paradoxen Intention wird der Patient instand gesetzt, der Angst den Wind aus den Segeln zu nehmen.

Es läßt sich nachweisen[47], daß der so typisch zwangsneurotische Wiederholungszwang auf eine Insuffizienz des Evidenzgefühls[48] zurückgeführt werden kann und der Kontrollzwang auf eine Insuffizienz der Instinktsicherheit. Mit Recht hat *E. Straus* darauf hingewiesen, daß den Zwangsneurotiker eine Abneigung gegen alle Vorläufigkeit charakterisiert. Nicht weniger kennzeichnend ist unseres Erachtens eine Intoleranz gegenüber aller Beiläufigkeit. Nichts darf, wo es um Erkenntnis geht, beiläufig und, wo es um Entscheidung geht, vorläufig sein. Vielmehr soll alles definiert werden und definitiv bleiben. Der Zwangsneurotiker möchte am liebsten alles beweisen – auch was rational überhaupt nicht beweisbar ist, zum Beispiel seine eigene Existenz oder gar die Realität der Außenwelt. Nun ist die Außenwelt ebenso unbezweifelbar wie unbeweisbar.

Die erkenntnisbezügliche, kognitive Insuffizienz versucht der Zwangsneurotiker durch Überbewußtheit zu kompensieren, und die entscheidungsbezügliche, dezisive Insuffizienz durch Übergewissenhaftigkeit. Im kognitiven Bereich kommt es zu einer *Hyperreflexion,* zu einem Beobachtungszwang, während es im dezisiven Bereich zu einer *Hyperakusis des Gewissens* kommt. Wenn sich das Gewissen nur räuspert, vernimmt der Patient ein Dröhnen.

Den Zwangsneurotiker beseelt ein faustischer Drang, ein *Wille zur Hundertprozentigkeit,* das Ringen um eine hundertprozentig sichere Erkenntnis und um eine hundertprozentig richtige Entscheidung. Gleich Faust scheitert der Zwangsneurotiker, indem er empfindet, „daß dem Menschen nichts Vollkommenes wird".

Noch gibt er den Kampf um die Hundertprozentigkeit des Erkennens und Entscheidens nicht auf; denn, wie sich bei Angstneurosen die Angst konkretisiert und um den Inhalt und Gegenstand als einen Kondensationskern kondensiert, so zieht sich bei Zwangsneurosen der Absolutismus auf ein Pars pro toto *(R. Bilz)* zurück. Er beschränkt sich auf ein Pseudoabsolutes. Das brave Schulkind begnügt sich mit absolut reinen Händen, die tüchtige Hausfrau bescheidet sich mit absolut sauberer Wohnung, und der geistige Arbeiter gibt sich mit absoluter Ordnung[49] des Schreibtisches zufrieden.

Worauf es therapeutisch ankommt, das ist, dem Zwangsneurotiker eine goldene Brücke zu bauen, die schließlich zur Selbstaufhebung des Rationalismus führt. Auf diesen Weg geben wir dem Patienten die Losung mit: *Am allervernünftigsten ist es, nicht allzu vernünftig sein zu wollen.*

Worauf es prophylaktisch ankommt, das ist eine Empfehlung, die auf eine Überwindung des Willens zur Hundertprozentigkeit, auf einen Verzicht auf den Anspruch auf eine hundertprozentig weise Erkenntnis und eine hundertprozentig gerechte Entscheidung hinausläuft. Die Empfehlung wurde längst schon vorweggenommen: „Sei nicht zu gerecht und mache dich nicht zu weise! Warum willst du wahnsinnig werden?" (Prediger, Kapitel VII, Vers 16). Der Betreffende wird nicht gerade wahnsinnig, irrsinnig, geisteskrank; aber wer wird schon der Bibel verargen, wenn sie noch nicht die Differentialdiagnose zwischen Neurose und Psychose stellte?

c) Sexualneurotische Reaktionsmuster

Wir sagten vorhin, wie der Wunsch der sprichwörtliche Vater des Gedankens, so sei die Furcht die Mutter des Geschehens – will heißen des Krankheitsgeschehens; zumindest gelte dies von der sogenannten Erwartungsangst: Ein an sich harmloses, flüchtiges Symptom erzeuge eine entsprechende Phobie, die betreffende Phobie verstärke das Symptom, und das solcherart verstärkte Symptom bestärke den Patienten nur noch mehr in der Phobie. Der Teufelskreis sei geschlossen. Aber es gibt nicht nur eine Erwartungsangst in diesem allgemeinen Sinne, sondern auch eine solche in einem besonderen Sinne. In diesem besonderen Sinne unterscheiden wir 1. die Angst vor der Angst – wie wir ihr in erster Linie bei Angstneurosen begegnen – und 2. die Angst vor sich selbst – wie sie namentlich bei Zwangsneurosen zutage tritt.

Auch bei Sexualneurosen stoßen wir nun auf die Erwartungsangst, und zwar sowohl in allgemeiner als auch in besonderer Form. Was erstere anlangt, sehen wir immer wieder, wie unsere männlichen Patienten durch ein einmaliges, um nicht zu sagen zufälliges sexuelles Versagen ihrer sexuellen Leistungsfähigkeit unsicher werden; sind sie einmal unsicher, so bemächtigt sich ihrer die Erwartungsangst vor einer Wiederholung der Potenzstörung. Nicht selten ist es dann erst, daß die eigentliche Geburtsstunde ihrer Sexualneurose geschlagen hat, so zwar, *daß die Erwartungsangst die Potenzstörung überhaupt erst fixiert* – oder, mit anderen Worten: das einmalige Versagen zu einem erstmaligen fixiert.

Fragen wir uns, wodurch die eine Potenzstörung fixierende allgemeine Erwartungsangst ihrerseits provoziert wird, so wäre zu sagen: durch die besondere Erwartungsangst des Potenzgestörten, die darin besteht, daß er erwartet, daß etwas *von ihm* erwartet wird – daß etwas von ihm verlangt wird. Und zwar ist, was er so sehr fürchtet, daß eine Leistung von ihm gefordert wird – der Koitus –, und ebendieser *Forderungscharakter* ist es, was sich so pathogen auswirkt. Die Forderung, die für den Sexualneurotiker dem Koitus anhaftet, pflegt nun von folgenden drei Instanzen auszugehen:

1. von der Partnerin, mit der die Kohabitation stattfinden soll,
2. von der Situation, in der die Kohabitation stattfinden soll, und
3. vom Patienten selbst, der die Kohabitation vornehmen will – nicht zuletzt eben deshalb, weil er die Kohabitation nur allzu sehr *sich* vornimmt.

Ad 1. Einer sexuell anspruchsvollen, „temperamentvollen" Partnerin gegenüber hat der Sexualneurotiker Angst davor, ihren sexuellen Ansprüchen nicht gewachsen zu sein. Nicht weniger typisch kommt es zu dieser Angst, wenn der Patient viel älter ist als seine Partnerin – dann fühlt er sich, was seine sexuelle Leistungsfähigkeit anlangt, überfordert –, oder aber, wenn sie älter ist als er, unterlegen; denn dann nimmt er an, daß sie sexuell erfahren ist, und er befürchtet, sie würde seine sexuelle Leistungsfähigkeit mit der eines Vorgängers vergleichen.

Ad 2. Der Sexualneurotiker verträgt es nicht, wenn er sich in Situationen begibt, die in sexueller Hinsicht eine Forderung involvieren, also, wenn ich so sagen darf, nach einem „Hic Rhodus hic salta" aussehen; so kommt es, daß der Sexualneurotiker typischerweise versagt, wann immer er ein Absteigquartier, ein Stundenhotel aufsucht oder auch nur einer Einladung folgt, die die Forderung einer sexuellen Leistung impliziert – während derselbe Patient, sobald er Gelegenheit hat, den Koitus zu improvisieren, nicht im geringsten funktionsgestört ist.

Ad 3. Nicht nur das Hic: „Hic et nunc" spielen eine Rolle – wie bereits angedeutet wurde, als davon die Rede war, daß es für unsere potenzgestörten Patienten so charakteristisch sei, daß sie den Koitus „sich vornehmen": Mit einem Wort, er steht sozusagen auf dem Programm. Betrachten wir zum Beispiel die Situation im Stundenhotel: Dort gilt ein „Carpe – nicht diem, sondern: horam". Für den Neurotikertypus, den wir im Auge haben, ist nämlich Zeit Geld; dieses Geld aber soll Lust werden. Was dieser Neurotikertypus investiert – etwa in die Miete eines Absteigequartiers – , was er hineingesteckt hat, will er wieder hereinbringen; nur vergißt er, daß es wesentlich uneinbringlich ist; er hat die Rechnung ohne den Wirt gemacht; denn *je mehr es einem um die Lust geht, um so mehr vergeht sie einem auch schon, und schließlich entgeht einem der Genuß vollends.*

Im folgenden soll all das Gesagte kasuistisch belegt und erläutert werden.

Ad 1. Herr W., Heimkehrer aus Kriegsgefangenschaft, muß feststellen, daß seine Frau ihn betrogen hat; reagiert auf dieses Erlebnis mit Potenzschwäche, was zur Folge hat, daß seine Frau ihn verläßt, woraufhin die Potenzschwäche fortschreitet; heiratet ein zweites Mal; aber auch die zweite Frau betrügt ihn, eben auf die fortgeschrittene Potenzschwäche hin; bei alledem fordert sie, daß der Patient mit ihr geschlechtlich verkehre, droht ihm, im Falle weiteren Versagens auch weiterhin ihn zu betrügen und verwirklicht diese ihre Drohung wiederholte Male. Wir haben es also, wenn man so will, mit einer *gynogenen Potenzstörung* zu tun, die sich gegenüberstellen ließe den androgenen weiblichen Sexualstörungen, wie wir sie andernorts bezeichnet und beschrieben haben (man denke nur an die häufigen Fälle von Frigidität bei Ejaculatio praecox).

Eine zum größten Teil gynogene Potenzstörung liegt auch im folgenden Falle vor.

Ad 2. Josef K. (Neurologische Poliklinik 795/1953), 44 Jahre alt, hat bereits 10 Fachärzte konsultiert, ohne Erfolg. Die anamnestischen Antezedentien: nach dreiwöchigem Urlaub war er nach Hause gekommen, und seine Frau hatte ihn – gegen ihre Gepflogenheit – in ihr Schlafzimmer gerufen, was genügte, um eine (erstmalige) Potenzstörung auszulösen, die späterhin fixiert wurde, und zwar durch die Ungeschicklichkeit der Frau: nachdem sie es nun einmal verabsäumt hatte, die Spontaneität und Initiative in sexualibus dem Patienten zu lassen – deren Fehlen die Potenzstörung provoziert hatte –, begann sie nunmehr, ihm seine Potenzstörung vorzuwerfen, welcher Fehler seitens der Frau die Potenzstörung sodann fixieren mußte. Die gynogene Potenzstörung war unausbleiblich.

Ad 3. Georg S. (Neurologische Poliklinik 632/1952), 43jähriger Patient, der von einem Climacterium virile etwas läuten gehört hat. Seine Frau ist gravid, der Geschlechtsverkehr wird deshalb unregelmäßig, und nach der Entbindung kommt es überhaupt nur zum Coitus interruptus. Im Wienerischen gibt es hierfür ein eigenes Wort: achtgeben. Nun, wer achtgibt, wer sich in acht nehmen muß, kann sich nicht wirklich hingeben, er wird hingabeunfähig, und es braucht uns nicht zu wundern, wenn dies im konkreten Falle eine Erektionsschwäche zur Folge hat, die ihrerseits zu einer Dyspareunie auf der Seite der Frau führt. Nachdem daraufhin die Frau den Fehler begangen hatte, ihre Genußunfähigkeit dem Patienten zur Kenntnis zu bringen, war dieser Circulus vitiosus à deux in sich abgeschlossen. Die Herabsetzung der männlichen Potenz führt zu einer Verminderung des weiblichen Orgasmus, und diese Verminderung führt zu einer zunehmenden Herabsetzung der männlichen Potenz (Abb. 14).

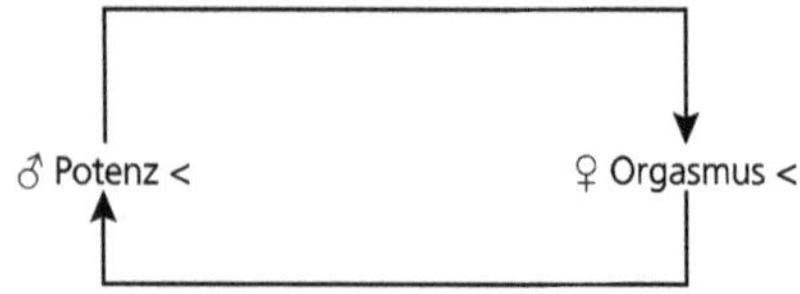

Abb. 14 Circulus vitiosus à deux

In all den genannten Fällen von Potenzstörung handelte es sich um reaktive Sexualneurosen, will heißen um eine besondere Art psychogener Potenzstörungen. Wie gestaltet sich die Therapie? Zunächst müssen wir dafür sorgen, daß der Patient in sexualneurotischen Reaktionen etwas menschlich[50] Verstehbares sehen lernt. Darüber hinaus gilt es, *den Koitus des Forderungscharakters zu entkleiden:* Hinsichtlich der Situation gilt es, sie so zu gestalten, daß ein gedeckter Rückzug offen ist; hinsichtlich der Forderung, die vom Patienten selbst ausgeht, gilt es, ihn dazu zu bewegen, *daß er die Kohabitation nicht programmatisch sich vornimmt,* sondern es bewenden läßt bei fragmentarisch bleibenden Zärtlichkeiten, etwa im Sinne eines mutuellen sexuellen Vorspiels. Dann ergibt sich der Koitus von selbst; dann stellt sich der Patient selbst vor dieses Fait accompli. Hinsichtlich der Partnerin schließlich und der von ihr ausgehenden Forderung hilft uns ein Trick: Wir veranlassen den Patienten, seiner Partnerin gegenüber zu erklären, wir hätten vorderhand *ein strenges Koitusverbot erlassen* – in Wirklichkeit ist von einem ernstlichen Verbot in dieser Beziehung keine Rede, vielmehr soll sich der Patient über kurz oder lang nicht mehr daran halten, sondern – nunmehr entlastet vom Druck sexueller Forderungen, wie sie bis dahin, bis zur Erlassung des scheinbaren Koitusverbots, seitens der Partnerin an ihn ergangen waren – in einer zunehmenden Annäherung ans Triebziel heranmachen, auf die Gefahr hin, daß er von der Partnerin – eben unter Hinweis auf das vorgebliche Koitusverbot – abgewiesen würde. Sobald das geschieht, hat der Patient gewonnenes Spiel: *Je mehr er refüsiert wird, desto mehr reüssiert er auch schon.*[51]

Ein Kapitel für sich stellt die *Eiaculatio praecox* dar. Bekannt ist die bereits physiologisch gegebene Neigung zur Eiaculatio praecox, wie sie nach unregelmäßigem Geschlechtsverkehr auch bei normalen Männern festzustellen ist. Zu schaffen gibt sie ihnen für gewöhnlich erst, sobald die reaktive Erwartungsangst hinzutritt.

Therapeutisch empfiehlt es sich in den betreffenden Fällen, den Coitus repetitus zu forcieren, und sei es auch um den Preis eines entsprechenden medikamentösen Dopings. (Daraus ergibt sich, wie verfehlt es wäre, in solchen Fällen Sedativa zu verordnen.) Sobald sich beim Coitus repetitus eine zumindest relativ retardierte Ejakulation einstellt, und sei es auch nur auf eine in dieser Richtung zielende medikamentös larvierte oder verbale Suggestion hin, ist das beschleunigt gewesene reflektorische Geschehen wieder entbahnt, und die Erwartungsangst ist gegenstandslos geworden.

Woran dem Eiaculatio-praecox-Patienten letztlich und eigentlich liegt, das ist: sich des Spermas zu entledigen und die Spannung zu entladen. Mit einem Wort, es geht ihm um die Freiheit von Unlust – um die negative Lust solchen Freiwerdens. Damit ist aber gesagt, daß ihm wesentlich an der Wiederherstellung eines seelischen Zustands gelegen ist, das heißt, der Eiaculatio-praecox-Patient ist zuständlich orientiert – und nicht gegenständlich: Der Gegenstand von so etwas wie Liebe etwa wird nicht gesehen. Und was ist der Gegenstand der Liebe? Die Person des Partners; denn lieben heißt zu ihm Du sagen können (das heißt ja der Person ansichtig werden) und, darüber hinaus, Ja sagen können. Demgegenüber ist die Sexualität des Eiaculatio-praecox-Patienten so recht eine Sexualität „ohne Ansehung der Person" des Partners.

Während die Eiaculatio praecox von der Person absieht, also vom Triebobjekt, um es psychoanalytisch auszudrücken, sieht die *Masturbation* auch vom Triebziel ab: Die Masturbation bedeutet, um uns der Ausdrücke von *A. Moll* zu bedienen, einen Verzicht auf die Kontrektation – es ist dem Masturbanten nur noch um die Detumeszenz zu tun. Nunmehr geht der Sexualität alle Intentionalität ab. Ist doch Liebe Intentionalität schlechthin. Nun kommt es zum Fortfall jeder Beziehung von Person zu Person, vom Ich zum Du. So läßt sich der Katzenjammer post masturbationem anthropologisch verstehen.

Vorhin hieß es, dem Eiaculatio-praecox-Kranken gehe es um die Freiheit von Unlust, um die negative Lust. Demgegenüber geht es dem Potenzgestörten um die positive Lust. Sagten wir doch, gerade deshalb, weil es ihm so sehr um die Lust geht, entgehe ihm eben diese Lust auch schon. Mit einem Wort, das Prinzip des Potenzgestörten ist so recht ein Lustprinzip. Es scheitert an sich selbst – es steht sich selbst im Wege. *Lust gehört zu den Dingen, die ein Effekt bleiben müssen und nicht intendiert werden können;* zu ihnen gehört auch der Schlaf, von dem *Dubois* sagte, er sei eine Taube, die dann, wenn man nach ihr hasche, fortfliegt. Auch *Lust ist ein Effekt, der sich nicht „haschen" läßt.* Analog sagte Kierkegaard, die Tür zum Glück gehe nach außen auf; sie verschließt sich einem um so mehr, als man sich ins Glück einzudrängen versucht. Wir können sagen: Die Jagd nach dem Glück verscheucht es – der Kampf um die Lust vertreibt sie. Im besonderen ist es der Sexualneurotiker, der dem Glück nachjagt – der der Lust nachläuft. *Der Kampf um die Lust ist das Charakteristikum des sexualneurotischen Reaktionsmusters.* Wir haben es hierbei mit einer forcierten Intention der Sexuallust und des Orgasmus zu tun.

Bei Sexualneurosen gesellt sich zur forcierten Intention eine forcierte Reflexion – beides ist pathogen: ein Übermaß sowohl an Aufmerksamkeit als auch an Absicht. Der Patient beobachtet sich selbst, er beachtet nicht die Partnerin, er schenkt ihr keine Beachtung, er schenkt ihr nicht sich selbst, und all dies beeinträchtigt Potenz und Orgasmus. Es kommt zu einer *Hyperreflexion*, wie wir sie nannten. Ein konkreter Fall:

Fräulein S. (Neurologische Poliklinik) wendet sich wegen ihrer Frigidität an uns. In der Kindheit wurde die Patientin vom eigenen Vater geschlechtlich mißbraucht. Heuristisch tun wir jedoch so, als ob so etwas wie ein psychosexuelles Trauma nicht existierte; vielmehr fragen wir die Patientin, ob sie etwa erwartet habe, durch den Inzest geschädigt worden zu sein, und die Patientin bestätigt unsere Vermutung, und zwar sei sie hierbei unter dem Einfluß einer populär gehaltenen Lektüre gestanden, die eine vulgär interpretierte Psychoanalyse zum Inhalt hatte. „Dies muß sich rächen" – so lautete die Überzeugung der Patientin. Mit einem Wort, es etablierte sich eine bibliogene Erwartungsangst. Im Banne dieser Erwartungsangst aber war die Patientin, wann immer es zu einem intimen Beisammensein mit ihrem Partner kam, „auf der Lauer"; eben damit war jedoch ihre Aufmerksamkeit aufgeteilt zwischen dem Partner und ihr selbst. All dies mußte aber auch schon den Orgasmus vereiteln; denn in dem Maße, in dem man auf den Sexualakt achtgibt, in ebendemselben Maße ist man auch schon unfähig, sich hinzugeben, mit anderen Worten: an Stelle des Gegenstands der Liebe tritt ins fokale Zentrum der Aufmerksamkeit der Geschlechtsakt. Im Falle unserer Patientin wurde solcherart unter der Einwirkung der bibliogenen Erwartungsangst nicht nur eine forcierte Reflexion des Sexualakts heraufbeschworen – mehr als dies: auch eine forcierte Intention der Sexuallust – die forcierte Intention des Orgasmus; denn die Patientin wollte sich endlich einmal in ihrer Weiblichkeit bewähren und bestätigen. Man spricht von bibliotherapeutischer Behandlung; in unserem Falle hatte der

Versuch einer Autobibliotherapie nur zu einer bibliogenen Neurose geführt.

Die Therapie nahm demgegenüber die forcierte Intention und die forcierte Reflexion aufs Korn. In diesem Sinne machten wir, ausgehend vom zitierten Gleichnis von *Dubois,* der Patientin klar, was vom Einschlafen gilt, gelte auch vom Beischlafen. „Nicht anders als der Schlaf", so setzten wir ihr auseinander, „ist das Liebesglück, das Sie so verkrampft und gewaltsam anpeilen, gleich einem Vogel, der fortfliegt, wenn Ihre Hand nach ihm greift. Denken Sie nicht an den Orgasmus – und je weniger Sie sich um ihn scheren, desto eher und früher wird er sich von selbst einstellen." Abstinendo obtinere, so lautet der Wahlspruch eines Mönchsordens, und, wenn es nicht blasphemisch klänge, würde man versucht sein, unseren Patienten zu empfehlen, sich an dieses weise Wort auch dort zu halten, wo das bescheidene Glück einer irdischen Liebe auf dem Spiel steht. Ich redete dann meiner Patientin ein, ich hätte im Augenblick keine Zeit, die Behandlung zu übernehmen, und bestellte sie in 2 Monaten wieder. Bis dahin möge sie sich nicht weiter um ihre Fähigkeit beziehungsweise Unfähigkeit zum Orgasmus kümmern – die würde dann im Rahmen der Behandlung ausgiebig zur Sprache kommen –, sondern nur um so mehr während des Geschlechtsverkehrs ihre Aufmerksamkeit dem Partner zuwenden.

Und der weitere Verlauf gab mir recht. Was ich erwartet hatte, trat ein. Die Patientin kam nicht erst nach 2 Monaten wieder, sondern bereits nach 2 Tagen – geheilt. Die bloße Ablösung der Aufmerksamkeit von sich selbst, von ihrer eigenen Fähigkeit beziehungsweise Unfähigkeit zum Orgasmus – kurz: eine *Dereflexion* – und die nur um so unbefangenere Hingabe an den Partner hatten genügt, um erstmalig den Orgasmus herbeizuführen.

Zwei männliche Pendants zum obigen Falle:

Einer unserer Patienten, der uns wegen einer Potenzstörung aufgesucht hatte, brachte ein anamnestisches Detail bei: er war in Paris gewesen und hatte mit Studienkollegen ein Nachtlokal aufgesucht; während sie wie gebannt auf die Bühne sahen – woselbst Nackttänze aufgeführt wurden –, war er selbst betrubt, als er feststellte, daß es bei ihm zu keiner Erektion gekommen war. Unserer Erwartung gemäß stellte sich heraus, daß der Patient nicht auf die Bühne geschaut, sondern nur achtgegeben hatte, ob sich eine Erektion einstellt.

Dr. Hermann N., 24 Jahre alt, der seit 3 Wochen verheiratet und impotent ist. Vor der Ehe kein Geschlechtsverkehr mit der Frau. Immer schon seien nur improvisierte Sexualakte gelungen. Der allererste Geschlechtsverkehr habe überhaupt nicht geklappt. „Ich beobachte dann haargenau mich selbst darauf hin, wie die Erektion wird – wird das ordentlich oder nicht? Dann schwillt jede Erregung ab, weil ich mich selbst beobachte."

Die Pathogenese reaktiver Sexualneurosen besteht nicht zuletzt darin, daß die Sexualität zum bloßen Mittel zum Zweck gemacht wird. Dies wirft ein Licht nicht nur auf therapeutische Notwendigkeiten, sondern auch auf prophylaktische Möglichkeiten. Bedeutet dies doch, daß es bedenklich ist, wann immer aus dem Geschlechtsleben eine Sexualtechnik gemacht wird.

Der Sexualneurotiker denatuiert und degradiert die Sexualität zu einem bloßen Genußmittel, während sie in Wirklichkeit ein Ausdrucksmittel ist, und zwar das Ausdrucksmittel einer Liebesstrebung; in dem Maße jedoch, in dem er das Geschlechtsleben aus der Ganzheit des Liebeslebens herausnimmt, in dem Maße, in dem er das Geschlechtsleben desintegriert und isoliert, in ebendemselben Maße verliert er jene Un-„mittel"-barkeit, jene Unbefangenheit, die eine Bedingung und Voraussetzung normalen sexuellen Funktionierens ist und deren gerade der Sexualneurotiker so sehr bedürfte.

Menschliche Sexualität ist immer auch schon *mehr als bloße Sexualität,* und zwar insofern, als sie Ausdruck eines Liebesstrebens ist. Ist sie es aber nicht, dann kommt es auch nicht zu einem vollen Sexualgenuß. *Maslow* bemerkt einmal: „The people who can't love don't get the same kind of thrill out of sex as the people who can love". Selbst wenn nicht andere Gründe dafür sprächen, so hätten wir also schon *im Interesse eines höchstmöglichen Genusses* dafür einzutreten, daß das menschliche Potential ausgeschöpft werde, das der Sexualität innewohnt, nämlich die Möglichkeit, die Liebe, die intimste und persönlichste Beziehung zwischen Menschen, zu inkarnieren.

Wie recht *Maslow* hat, geht aus der Zusammenfassung von 20.000 Antworten auf 101 Fragen hervor, die von der amerikanischen Zeitschrift „Psychology Today" gestellt wurden. Es stellte sich heraus, daß unter den Faktoren, die zu einer maximalen Steigerung von Potenz und Orgasmus beitragen, der allerwichtigste „romanticism" war (was auf Verliebtheit bis Liebe hinausläuft).

Die Sexualität kann selbstverständlich nicht von vornherein menschlich sein. Ist sie doch etwas, das der Mensch mit anderen Lebewesen teilt. Eher ließe sich sagen, menschliche Sexualität sei jeweils mehr oder weniger menschlich *geworden,* sie sei jeweils mehr oder weniger vermenschlicht. Tatsächlich schreitet die sexuelle Entwicklung und Reifung entlang einer Stufenfolge fort, aus der sich 3 Stadien herauskristallisieren.

Bekanntlich hat *Freud* die Unterscheidung zwischen Triebziel und Triebobjekt eingeführt. Auf der unreifen Stufe menschlicher Sexualität wird nun vom Trieb eigentlich nur das Ziel verfolgt, und das ist die Entladung von Erregung und Spannung ungeachtet des Weges, auf dem er sie erreicht. Masturbation tut es auch. Wenn der Geschlechtsverkehr zum Triebziel wird, womit auch schon das Triebobjekt einbezogen ist, dann ist die reife Stufe erreicht. Demgegenüber halten wir dafür, daß der Mensch, der einen Mitmenschen wirklich nur zum Zwecke der Abfuhr von Erregung und Spannung gebraucht, den Geschlechtsverkehr in Wirklichkeit *in einen masturbatorischen Akt umfunktioniert.* Unsere Patienten pflegen da von einer „Onanie am Weibe" zu sprechen. Und unseres Erachtens ist die reife Stufe erst dann erklommen, wenn sich der eine auf den anderen nicht mehr wie auf ein Mittel zum Zweck bezieht, nicht mehr wie auf ein Objekt, vielmehr wie auf ein Subjekt. Auf der reifen Stufe ist die Beziehung auf die menschliche Ebene angehoben, wird aus der Beziehung eine Begegnung, in deren Rahmen der eine Partner vom anderen in seiner Menschlichkeit erfaßt wird. Wird er aber von ihm nicht nur in seiner Menschlichkeit, sondern auch in seiner Einmaligkeit und Einzigartigkeit erfahren, so schlägt die Begegnung in eine Liebesbeziehung um. Wer nicht an die reife Stufe menschlicher Sexualität herankommt, sondern an die unreife Stufe fixiert ist, ist außerstande, im Partner ein einmaliges und einzigartiges Subjekt zu sehen, mit einem Wort, eine Person.

Aber nicht nur in Richtung auf die Person des Partners wäre, vom Standort einer Prophylaxe der Sexualneurosen aus betrachtet, die möglichste „Personierung" der Sexualität wünschenswert, sie ist es auch in Richtung auf die eigene Person. Die normale sexuelle Entwicklung und Reifung des Menschen läuft auf eine zunehmende *Integrierung* der Sexualität ins Gesamtgefüge der eigenen Person hinaus. Daraus erhellt, daß umgekehrt jede *Isolierung* der Sexualität allen Integrierungstendenzen zuwiderläuft und damit auch neurotisierenden Tendenzen Vorschub leistet. Die Desintegrierung der Sexualität – das Sie-Herausbrechen aus dem personalen und interpersonalen transsexualen Zusammenhang – bedeutet, mit einem Wort, eine Regression.

5 Iatrogene Neurosen

Die iatrogenen bilden sozusagen eine Untergruppe der reaktiven Neurosen. Als iatrogene Neurosen bezeichnen wir jene (eben vorwiegend neurotischen) Krankheitszustände, bei denen es sich nachträglich erweist, daß der Arzt – ιατρός – das pathogene Moment gestellt hat. Diese vom Arzt ausgehende Pathogenese beruht nun im wesentlichen auf Erwartungsangst; zumindest ist dies insofern der Fall, als erst die Erwartungsangst das betreffende Symptom fixiert. Oben haben wir einen Ausspruch zitiert, den *F. D. Roosevelt,* wenn auch in ganz anderem Zusammenhang, gemacht hat und der auch in diesem gilt: Wir haben nichts so sehr zu fürchten wie die Furcht selbst. Darüber hinaus aber haben wir kaum etwas zu fürchten wie jene Ärzte, die es im Züchten iatrogener Neurosen, durch ihre unbedachten oder bedenkenlosen Äußerungen gegenüber ihren Patienten, zu einer solchen Meisterschaft gebracht haben, daß man von ihnen füglich als von *Iatrogenies* sprechen könnte.

Wenden wir uns nunmehr der Frage möglicher Prophylaxe iatrogener Neurosen zu, so läßt sich sagen, daß sie bereits mit der Anamnese beginnen muß. Hier gilt es vor allem, den Patienten reden zu lassen und ihn auf diese Weise der Wohltat teilhaftig werden zu lassen, welche die bloße Aussprache an sich schon ist: Sie läßt den Patienten das Symptom objektivieren und gleichzeitig sich selbst vom Symptom distanzieren.

Ebenso gründlich wie die Anamnese beziehungsweise die Aussprache muß der Status gestaltet werden: Die Untersuchung soll eine ostentativ gründliche sein – ihre Genauigkeit solle dem Patienten vordemonstriert werden. Auf keinen Fall dürfen wir seine Beschwerden bagatellisieren und als nur nervös oder gar eingebildet, eingeredet hinstellen. Man kann sich des Eindrucks nicht erwehren, als ob dergleichen unmutige Ausdrücke bloß aus Wut erfolgten über die mühsame Untersuchung, die mit negativem Ergebnis endete: diese Wut läßt sich der Arzt dann am Kranken aus, der abgetan und womöglich als Hysteriker abgestempelt wird. Hysterie wird aber von jedem Patienten mit Simulation identifiziert und als ausgesprochen ehrenrührig empfunden. Bei Klagen, denen keine nachweislich organische Ursache zugrunde liegt, werden wir dies dem Patienten etwa folgendermaßen klarzumachen versuchen: „Sie bilden sich gar nichts ein – was Sie spüren, das spüren

Sie wirklich – ich möchte Ihnen auch gar nichts ausreden; immerhin liegt zum Glück keine organische Erkrankung vor, der Zustand ist also zwar unangenehm, aber ungefährlich, und dies ist noch immer besser, als wenn es umgekehrt wäre.“ Während wir durch alles Bagatellisieren nur eine Protesthaltung auf Seiten des Patienten herbeiführen, gelingt es auf diese Art eher, seine Aufmerksamkeit vom subjektiven Symptom abzulösen. Wie oft aber liegt die mögliche Heilung viel weniger in einer Auflösung des Symptoms selbst als vielmehr in ebendieser Ablösung der Aufmerksamkeit, deren – allenfalls eben iatrogene – Zuwendung ja überhaupt erst pathogen war.

Es gilt aber jeweils nicht nur, den Patienten reden zu lassen, sondern es gilt: reden und reden lassen. Und hier wiederum gilt: deutsch reden beziehungsweise fremdwörtliche Fachausdrücke verdeutschen.

So kenne ich den Fall einer Patientin, die beteuerte, selber genau zu wissen, wie krank sie sei: sie leide an einem Corpulmo – sie hatte es auf einem Befund bescheinigt gelesen und hierbei nur den Vermerk „o. B.“ übersehen.

Schließlich gilt es nicht nur zu reden, sondern unter Umständen auch zu schweigen. Zwar hat man das psychotherapeutische Handwerk einmal launig ein Mundwerk genannt, aber der Psychotherapeut und auch der Allgemeinpraktiker muß den Mund auch halten können. Keinesfalls ist gerechtfertigt: „Was man nicht diagnostizieren kann, das sieht man als Neurose an.“ Neben dieses Gebot: keine Diagnose einer Neurose per exclusionem – tritt als zweites: keine Diagnose ex juvantibus.

Ich kenne unter anderen ähnlichen Fällen den einer Patientin, die über Schmerzen klagte, wobei ihre Beschwerden ein ausgesprochen hysterisches Gepräge zeigten, eine Injektion psysiologischer Kochsalzlösung – ich möchte sie in diesem Falle lieber als „psychologische Kochsalzlösung“ bezeichnen – hatte auch prompten Erfolg. Trotz alledem wurde eine Röntgen-Kontrolle veranlaßt, und sie ergab eine Ca-Metastase.

Niemals sollte man eine Diagnose à tout prix stellen, denn gerade derartige Verlegenheitsdiagnosen wirken sich häufig neurotisierend aus. Es sei nur an die treffende Bemerkung von *Karl Kraus* gemahnt, der da sagte: Eine der verbreitetsten Erkrankungen ist die Diagnose.

Ebenso schädlich wie das zu viele Reden kann unter Umständen auch ein Schweigen sein; dann nämlich, wenn der Arzt allzu geheimnisvoll tut und, wenn auch wohlmeinend, über einen negativen Befund hinweggehend ihn vollends verschweigt. Der Kranke weiß dann nicht recht, woran er ist, und neigt gegebenenfalls dazu, eher etwas Böses anzunehmen. Darum empfiehlt es sich, auch das negative Untersuchungsergebnis ausdrücklich als solches dem Patienten zu eröffnen.

Den Psychiater geht dies nicht nur auch, sondern sogar in erster Linie an. Bedenken wir doch, daß sich unter den iatrogenen Phobien die Psychotophobie findet und daß sie weiter verbreitet ist, als so mancher wahrhat. Bei alledem sind es gerade zwangsneurotische Charaktertypen, die auf ihre krankhaften Erlebnisse mit Psychotophobie reagieren; ihr darf aber der behandelnde Arzt nicht noch Nahrung geben – im Gegenteil, er sollte ihr mit entsprechenden Maßnahmen begegnen, und zu solchen Maßnahmen gehört der Vorhalt gegenüber dem Patienten, daß gerade die Zwangsneurose gegenüber psychotischer Erkankung eine gewisse Immunität verleiht.

Gertrude H. (Neur. Pol. Amb.-Prot. Nr. 694 ex 1951), 25 Jahre alt. Medizinerin und Arztgattin. Iatrogen überlagerte Pseudoneurose mit agoraphoben, später psychoto- und kriminophoben Zügen. Schwerste Platzangst und Zittern. Gewichtsverlust von 15 kg im letzten halben Jahr. GU + 31 %. Erzählt, daß, seit sie den Psychiater ... aufgesucht hatte, alle anderen Phobien ausgelöst wurden: „Das Damoklesschwert des beginnenden Wahnsinns stand über meinem Leben. Ich versuchte, mich nun mit diesem, nämlich mit der Schizophrenie, abzufinden. Ich fragte meinen Mann nur von ungefähr: Was geschieht eigentlich mit schizophrenen Menschen, müssen sie dauernd in Anstalten leben? Nur wenn sie gemeingefährlich werden, war seine Antwort. Nun begann in meinem Inneren eine wahre Höllenangst vor mir selbst, die Angst, daß ich gemeingefährlich werden könnte. Nun fürchtete ich, jedes Messer und jeden Hammer anzusehen, vor lauter Besorgnis, ich könnte plötzlich bei ausbrechendem Wahnsinn zu einer Mörderin werden. Ich sah mich bereits lebenslänglich in einer Zelle, getrennt von meinen beiden kleinen Buben, die vielleicht auch schon dieses fürchterliche Ende in sich tragen."

Seit *Haug* wissen wir, daß forcierte Selbstbeobachtung schon an und für sich ganz dazu angetan ist, zu abnormen Phänomenen, wie etwa Depersonalisationserscheinungen, zu führen – deren sich sodann die Psychotophobie bemächtigt. Die Tendenz zu übertriebener Selbstbeobachtung braucht nun keineswegs für sich schon pathologisch zu sein; vielmehr ist sie beispielsweise in der Pubertät physiologischerweise gegeben, tritt aber auch sozusagen professionell bedingt auf, und zwar bei Psychologie- und Psychiatriestudenten: Das irreführende Gerede von Bewußtseinsspaltung, Spaltungsirresein[52], Persönlichkeitsspaltung usw. läßt sie alsbald „Gespenster“ – etwa im Sinne des gleichnamigen Schauspiels von Ibsen – sehen.

So fragte mich einmal eine Psychologiestudentin, ob es nicht möglich sei, daß bei ihrem tatsächlich an Schizophrenie erkrankten Bruder ein Schädeltrauma in der Kindheit den Grund zur späteren Erkrankung gelegt hätte: Während einer Rauferei habe ihn ein Schulkamerad mit dem Reißbrett auf den Kopf geschlagen, vielleicht habe er ihm dabei die Persönlichkeit gespalten.

Auch von der Therapie gelte: Keine Therapie à tout prix. Keine Therapie ut aliquid fieri videatur. So manche in diesem Sinne unnötige physikalische oder Lokalbehandlung trägt nur dazu bei, die längst nur mehr neurotischen Symptome zu fixieren.

So kenne ich den Fall einer Schweizer Patientin, die psychisch völlig normal war und sich nur deshalb Jahre hindurch von einer Psychoanalytikerin hatte behandeln lassen, weil letztere ihr angedroht hatte, das Es, das Unbewußte, werde sich andernfalls an ihr rächen, ihr Bewußtsein eines Tages überfallen, überrumpeln und überwältigen. Warum sie sich der Analyse überhaupt unterzogen hätte? Einfach deswegen, weil ihre – sehr reiche – Freundin ihr einmal gesagt hatte, sie stehe in Analyse, das tue ihr sehr gut und sie selbst müsse sich das unbedingt ebenfalls machen lassen.

Hans H., 35 Jahre. Vor 2 Jahren, im Anschluß an eine fieberhafte Erkrankung, erstmaliges Auftreten einer Gangstörung. War zweimal in einer Nervenheilanstalt, wo das erste Mal der Verdacht auf multiple Sklerose ausgesprochen, das zweite Mal jedoch – auf den günstigen therapeutischen Effekt von Hochfrequenzbestrahlungen hin – ein funktionelles Zustandsbild angenommen wurde. Ein Nervenspezialist, bei dem er ebenfalls in Behandlung stand, verordnete Hormoninjektionen. Alles ohne Effekt. Derzeit läßt sich Patient von einem Kurpfuscher behandeln. Patient zeigt eine Gangstörung, die etwa an die eines schweren Falles von Erbscher Muskeldystrophie erinnert; er vermag überhaupt nur mit Hilfe zweier Krücken zu gehen. Dabei erweist sich der objektive neurologische Befund als durchaus negativ.

Patient wird nun in der Vorlesung von mir demonstriert, wobei ihm versprochen wird, er werde „ein Serum“ injiziert erhalten, das – wie die Hörer bezeugen könnten – bereits in anderen Fällen ausgezeichnet gewirkt hätte. Daraufhin werden 5 ccm Pentothal-Sodium (schwächere Dosierung) langsam injiziert und Patient fortlaufend nach subjektiven Sensationen befragt. Er meldet nun, er spüre eine Leere im Kopf; dies machen wir uns sofort zunutze, indem wir ihm auseinandersetzen, die Leere im Kopf rühre davon her, daß nunmehr alle „Nervenkraft" vom Gehirn zu den Beinen hinabziehe – alsbald werde er fühlen, wie die „Lebenskraft" sich in den Beinen „konzentriere"; ob er es denn nicht ohnehin schon merke? „Ja – aber vorerst nur in den Oberschenkeln." Nach wenigen Minuten – die ich mit entsprechenden, aber durchwegs indirekten, „larvierten" Verbalsuggestionen ausfülle – gibt Patient endlich an, die „Nervenkraft" habe die distalen Partien der unteren Extremitäten erreicht. Er wird aufgesetzt, es wird ihm aufgetragen, aufzustehen und – im Hörsaal – umherzugehen, es wird ihm versichert, daß dies ohne weiteres gelingen werde – und es gelingt: ohne Krücken und, nach einigem Zögern beziehungsweise suggestiver Aufmunterung, auch ohne Unterstützung geht er ganz normal und läuft freudestrahlend seiner Frau, die ihn zu uns begleitet hatte, in die Arme. Er verabschiedet sich von uns und bedankt sich für die „Wunderheilung" bei jenem Kollegen, der die Injektion vorgenommen hatte.

Ein letztes Wort zur Therapie iatrogener Neurosen: Sie hat auszugehen davon, daß sie dem Patienten verständlich macht, was oben betont wurde: welche Rolle in der Krankheitsentstehung die Erwartungsangst spielt und welche Bedeutung der forcierten Selbstbeobachtung zukommt, die als solche alle automatisch regulierten Funktionen zu stören vermag. Die bloße Hinlenkung der Aufmerksamkeit, also forcierte Selbstbeobachtung, ist an sich schon imstande, unterschwellige Sensationen bewußt werden zu lassen.

Vollends wird sich jede Aufklärung in dieser Richtung in therapeutischem Sinne auswirken, wenn wir hierbei eines nicht unterlassen: Dem Patienten zu verstehen zu geben, wie sehr der seinen iatrogen-neurotischen Beschwerden letztlich zugrunde liegende, eigentlich pathogene Mechanismus der Erwartungsangst etwas ist, das wir als etwas durchaus Menschliches verstehen können und an sich noch gar nicht für krankhaft erklären müssen. Dann wird er sich auch gar nicht weiter stigmatisiert fühlen, und allen iatrogenen Befürchtungen ist nunmehr der Boden erst recht entzogen.

6 Psychogene Neurosen

Die Psychogenese echter Neurosen bedeutet keineswegs, wie man so oft vermeint, daß die betreffende Neurose durch ein psychisches Trauma bedingt sei, oder durch einen psychischen Konflikt. All dies ist wohl kaum jemals die letzte und eigentliche Ursache der jeweiligen Erkrankung. Daß ein seelisches Trauma, also ein entsprechend schweres Erlebnis, auf einen Menschen überhaupt verletzend, also auf die Dauer schädigend wirkt, liegt jeweils am Menschen, an seiner ganzen Charakterstruktur, also nicht am Erlebnis selbst, das er erfahren mußte.

Schon der Begründer der Individualpsychologie, *Alfred Adler,* pflegte zu sagen: Erfahrungen macht der Mensch – und damit zu meinen, daß es vom Menschen abhängt, ob und wie er sich von der Umwelt überhaupt beeinflussen läßt.

Nicht jeder Konflikt muß auch schon pathogen sein und zu psychischer Erkrankung führen; sondern es ist auch notwendig, nachzuweisen, daß der allenfalls aufgedeckte Konflikt pathogen ist – denn nur dann ist die betreffende Krankheit psychogen.

So wurde unserer Abteilung ein Fall eingewiesen, der durch Monate anderwärts – mittels Narkoanalyse – untersucht und behandelt worden war, mit dem Ergebnis, daß es sich um eine psychogene Erkrankung auf Grund eines Ehekonfliktes handle, von dem überdies noch behauptet wurde, daß er unbehebbar sei. In Wirklichkeit handelte es sich, wie sich bei uns alsbald herausstellte, um keine psychogene, sondern eben bloß um eine funktionelle Erkrankung, also um das, was wir selbst als Pseudoneurose bezeichnen; tatsächlich wurde Patientin nach einigen wenigen Dihydroergotamininjektionen völlig beschwerdefrei – so daß sie dann schließlich auch dem Ehekonflikt, nach ihrer gesundheitlichen Wiederherstellung, in jeder Weise gewachsen war. Dieser Konflikt war also zwar unbestreitbar vorhanden, aber eben nicht pathogen und daher die Krankheit unserer Patientin nicht psychogen. Wäre jeder Ehekonflikt an sich schon pathogen, so würden vielleicht 90 % der Verheirateten neurotisch sein.

Gegen die Pathogenese der meisten Konflikte spricht schon ihre Ubiquität. Was jedoch die psychischen Traumata anbelangt, glaubt Kloos, daß sie „sich mit einiger Findigkeit und Deutungskunst in jedem Menschenleben nachweisen lassen". Ich finde, es bedürfte hierzu nicht einmal der Findigkeit.

Um diese meine Behauptung mir selbst gegenüber zu verifizieren, habe ich eine diesbezügliche Stichprobe gemacht und meine Mitarbeiterin *Lotte*

Bodendorfer beauftragt, 10 Fälle aus unserem psychotherapeutischen Ambulanzbetrieb darauf hin zu sichten, welche Konflikte, Probleme und psychischen Traumata sich bei ihnen anamnestisch beheben ließen. Das zahlenmäßige Ergebnis lautete: 20. Diese 20 Konflikte usw. wurden nun nach Kategorien geordnet, woraufhin eine *ebenso auslesefreie* Reihe psychisch völlig unauffälliger 10 Fälle unserer neurologischen Station im gleichen Sinne perlustriert beziehungsweise exploriert wurden, das heißt, es wurde bei diesen somatisch Kranken nach den gleichen Problemen usw. gefahndet. Das zahlenmäßige Ergebnis bei ihnen belief sich auf 51. Diese neurotisch Nichterkrankten hatten also sogar mehr psychische Traumata usw. zu erleben gehabt und, um mich eines Ausdrucks von *Speer* zu bedienen, zu „verarbeiten" vermocht. Kein Wunder im Hinblick darauf, daß ja je ihre somatische Krankheit eine Fülle von Problemen notwendig im Gefolge hatte. Gleichartige und gleich schwere Erlebnisse hatten also die eine Gruppe seelisch geschädigt und die andere nicht; also kann es nicht am Erlebnis, nicht an der Umwelt gelegen sein, sondern am einzelnen Menschen und seiner Einstellung zu dem, was er erfahren mußte.

Es hätte also gar keinen Sinn, Neurosenprophylaxe betreiben, also die Menschen vor dieser seelischen Erkrankung bewahren zu wollen, indem man ihnen jeden Konflikt erspart und alles Schwere aus dem Wege räumt. Im Gegenteil, eher wäre es angebracht und angezeigt, die Menschen beizeiten sozusagen seelisch abzuhärten. Insbesondere wäre es verfehlt, die seelische Belastung durch Probleme in ihrer pathogenen Bedeutung zu überschätzen; denn es ist eine alte Erfahrungstatsache, daß Situationen äußerer Not und Krise im allgemeinen mit einer Verminderung neurotischer Erkrankungen einhergehen, und auch im Leben des Einzelmenschen zeigt sich häufig genug und immer wieder, daß sich eine Belastung im Sinne von Beanspruchung seelisch eher gesundheitsfördernd auswirkt. Ich pflege das immer zu vergleichen mit der Tatsache, daß ein baufällig gewordenes Gebäude dadurch gestützt und gefestigt werden kann, daß man es belastet.

Umgekehrt zeigt sich auch, daß gerade Situationen der Entlastung, also sagen wir der Befreiung von einem langen und schweren seelischen Druck, vom seelisch-hygienischen Standpunkt gefährlich sind. Denken wir doch nur an Situationen wie die Entlassung aus der Gefangenschaft. Nicht wenige Menschen haben erst dann, also erst nach der Entlassung, ihre wahre seelische Krise erlebt, während sie zur Zeit der Gefangenschaft gerade unter diesem äußeren und inneren Druck gezwungen und auch imstande waren, ihr Bestes zu geben und das Äußerste zu leisten, physisch ebenso wie moralisch. Sobald der Druck aber weicht, gar erst, wenn dies plötzlich geschieht, gefährdet diese plötzliche Druckentlastung den Menschen, und diese Verhältnisse erinnern in gewissem Sinne an die sogenannte Caisson-Krankheit, bei der ein Taucher, der zu rasch aus der Tiefe heraufgebracht wird, durch die damit einhergehende plötzliche Herabsetzung des atmosphärischen Drucks lebensgefährlich erkranken kann.

Wir selbst[53] und später *Walter Schulte*[54], *Manfred Pflanz* und *Thure v. Uexküll*[55], konnten zeigen, daß zumindest die plötzliche Entlastung mindestens so pathogen sein kann wie die Belastung, also der Streß.[56] Eher noch als die seelische Belastung ist, was die Ätiologie neurotischer Erkrankungen anbelangt, eine erbliche Belastung wichtig, und die Schule *Kretschmer* wird mit Recht nicht müde, darauf zu verweisen, daß auch all die Komplexe erst auf entsprechendem konstitutionellen Boden ihre Pathogenität zu entfalten vermögen. Mit Recht weist Ernst Kretschmer darauf hin, daß die Konstitution entscheidet, ob ein Komplex pathogen wird oder nicht, ja, daß sich die Konstitution nicht selten „ihre Konflikte selbst schafft" – nicht zuletzt, wie *Wolfgang Kretschmer* zeigen konnte, durch „potenzierenden Einfluß konstitutioneller Wechselwirkungen innerhalb der Familie". Nach *Kurt Schneider* wachsen Neurosen immer auf psychopathischen Persönlichkeiten. Mit einem Wort: Es zeigt sich, daß nicht einmal die echten, will heißen psychogenen Neurosen ganz psychogen sind.

All dies möge auch in bezug auf diese Kategorie (weder psychosomatischer noch funktioneller noch reaktiver, sondern) im engeren Wortsinn neurotischer, nämlich psychogener Erkrankungen davon abhalten, diese Psychogenese allzu wörtlich zu nehmen. Dieser Vorbehalt in ätiologischer Hinsicht braucht um so weniger ein Ärgernis zu sein und Anstoß zu erregen, als wir aus ihm keineswegs irgendwelche fatalistischen Konsequenzen zu ziehen bereit sind. Vielmehr halten wir eine Art von seelischer Orthopädie für durchaus möglich. Denn auch dort, wo wir geneigt sind, selbst angesichts „psychogener" Erkrankungen und in diesem Sinne angesichts der Neurosen eine psychopathisch-konstitutionelle Grundlage zu stipulieren, ist damit noch lange nicht gesagt, daß für unser psychotherapeutisches Eingreifen nicht immer noch Spielraum genug gegeben ist.

Ja, mehr als dies: Gerade dann, wenn wir den schicksalhaften Kern einer psychopathischen Konstitution, zum Beispiel der anankastischen Psychopathie, als solchen, als schicksalhaften, auch dem Patienten gegenüber hinstellen und gelten lassen, gerade dann werden wir jene fehlerhafte Einstellung zu diesem Schicksal korrigieren und schon damit insofern einen optimalen therapeutischen Erfolg erzielen können, als wir das Leiden auf ein unumgängliches Minimum reduzieren. Wissen wir doch etwa von zwangsneurotischen Symptomen, wie sehr das vergebliche Ankämpfen des Patienten das Symptom nur noch qualvoller macht, wofern nicht überhaupt erst etabliert.

Die psychopathisch-konstitutionelle Grundlage der Neurosen ist also (pädagogisch und therapeutisch) durchaus kompensierbar. Wie denn die Neurose überhaupt vielleicht nichts anderes ist als eine „Dekompensationserscheinung", die Dekompensation einer „insuffizienten Konstitution" *(Ernst Kretschmer)*. Es kann unter Umständen darum gehen, durch die Logotherapie dem Kranken jenen besonders festen geistigen Halt zu vermitteln, den der gesunde Alltagsmensch weniger, der seelisch Unsichere jedoch dringend benötigt, eben zur Kompensation seiner Unsicherheit. Einmal im Leben steht jeder Psychopath am Kreuzweg dieser Entscheidung zwischen der blanken Disposition und andererseits deren Ausgestaltung zur eigentlichen Psychopathie. Vor dieser Entscheidung wäre er daher eigentlich auch noch gar nicht als Psychopath zu bezeichnen: Das, woraus seine Psychopathie erst wird, werden kann, aber nicht werden muß, könnten wir im Gegensatz zur Psychopathie „Psycholabilität" nennen.

Nach diesem Vorbehalt in ätiologischer Hinsicht, dieser Reservatio mentalis hinsichtlich der Psychogenese psychogener Neurosen, also solcher im engeren Wortsinn, wenden wir uns zu der Kasuistik:

Maria ... leidet an einem Tic, der situationsgebunden ist: Wann immer sie, die eine Filmschauspielerin ist, photographiert werden soll, wirft sie unwillkürlich den Kopf in den Nacken; sie bewegt sich also trotzdem – sie trotzt, indem sie sich bewegt; tatsächlich repräsentiert ihr Tic – im Sinne „symbolischer Repräsentanz" *(E. Straus)* – eine Geste des Trotzes; wogegen lehnt sie sich auf? Eine Narkoanalyse bleibt ohne Effekt; aber am nächsten Tag in der Sprechstunde erinnert sich Patientin – ohne Narkoanalyse – daran, daß der Tic erstmalig aufgetreten ist, als beim Photographieren ein Kollege anwesend war, mit dem sie in der vergangenen Nacht ihren Gatten betrogen hatte; schließlich fällt ihr ein, das allererstemal sei der Tic aufgetreten, als beim Photographieren ihre Mutter ihr gegenüberstand; die weitere Anamnese ergibt folgendes: „Der Vater hat gesagt: ‚Maria, komm zu mir auf den Schoß.' Die Mutter hat gesagt: ‚Du bleibst sitzen'. Der Vater hat gesagt: ‚Steh auf und gib mir einen Kuß!' Die Mutter hat gesagt: ‚Nein, sie bleibt sitzen.' Bleib sitzen und du kommst her, von beiden Seiten, ist mein ganzes Leben immer so gewesen. Auch schon als Kind habe ich es so gemacht, in der Schule und zu Hause, oder mit dem Fuß gestampft." Man darf annehmen, wäre Patientin nicht Filmschauspielerin, sondern Mannequin geworden und hätte sie als solches mit Nylonstrümpfen posieren müssen, so hätte sie einen Tic in Form des Aufstampfens bekommen.

Zusammenfassend ergibt die Analyse folgendes: Der Photograph, neben den die Mutter getreten war, vertritt die Mutter im Sinne der Mutterimago, während der Filmschauspieler, der während des Photographierens neben der Patientin gestanden war, in dieser Gegenüberstellung zur beziehungsweise zur Mutterimago für den Vater steht, also eine Vaterimago ist. Tatsächlich behauptet Patientin spontan, ihr Kollege habe sie an den Vater erinnert. Daß der Photograph die Mutter repräsentiert oder zumindest jene Instanz, die es verbietet, dem Vater und künftigen Vaterimaginibus auf den Schoß zu hüpfen, läßt ebenso verstehen, daß gerade auf seine Funktion hin mit dem Tic reagiert wird, wie daß dies erstmalig gerade in dem Augenblick geschieht, in welchem eine solche Vaterimago neben der Patientin steht, also *das polare Kraftfeld zwischen Mutter- und Vaterimago konstelliert wird.* Diese Konstellation ist deshalb pathogen, weil *der aktuelle mit einem infantilen Konfliktstoff koinzidiert.* Auf die Frage nach ihrem Gatten erklärt Patientin, daß er sie maßlos tyrannisiert. Das Joch, das abzuschütteln der Tic scheint, ist also das der Ehe. Aber auch in diesem Falle ist die Erwartungsangst mit im Spiel, denn Patientin gibt zu, die Wiederkehr des Tics nach dessen erstem Auftreten nicht nur immer mehr erwartet, sondern gefürchtet zu haben.

Die Therapie versuchte, an die Stelle einer Entladung von Groll, Ressentiment usw. in Form des Tics eine Entspannung treten zu lassen, eine therapeutische Kombination, nicht unähnlich der von Bildstreifendenken und Logotherapie, wie sie *Betz* vorgeschlagen und „Logotherapie in Symbolen" genannt hat. In diesem Sinne wurde Patientin im Rahmen von Entspannungsübungen angewiesen, ihren unbewußten Protest durch eine bewußte Entscheidung zu ersetzen, die auf Grund ihrer Verantwortung für das und vor dem Kind zu entscheiden war, das ihr „über alles ging". Selbstverständlich wurden die Entspannungsübungen auch in dem Sinne angewandt, wie er, nicht zuletzt bei der Behandlung von Tics, in der „Psychotherapie in der Praxis"[57] angedeutet wird („Operation am Körperschema").

Auch der klassischen Traumdeutung auf Grund jener Methode

freier Assoziationen, wie sie *Freud* in die Wissenschaft eingeführt hat, bedienen wir uns; wir freilich, um mit ihr nicht nur unbewußte Triebhaftigkeit, sondern auch unbewußte Geistigkeit in die Bewußtheit zu heben – und in die Verantwortlichkeit. In die Träume, diese echten Produktionen des Unbewußten, gehen nicht nur Elemente des triebhaft Unbewußten ein, sondern auch solche des geistig Unbewußten. Wenn wir uns aber, um sie zu erfassen, der gleichen Methode bedienen, mit der *Freud* bloß dem triebhaft Unbewußten nachgespürt hat, so können wir, die wir auf diesem Wege einem andern Ziele nachgehen, nämlich der Aufdeckung des geistig Unbewußten, der Psychoanalyse gegenüber sagen: Wir marschieren vereint, aber wir schlagen getrennt. Auch den empirischen Tatbeständen des geistig Unbewußten gegenüber wollen wir uns von der großen Tugend der Psychoanalyse: der Sachlichkeit, nach wie vor leiten lassen; aber wir verlangen solche Sachlichkeit nicht nur auf Seite des Analysanden, sondern auch des Analytikers: wir fordern nicht nur vom zu erforschenden Objekt bedingungslose Ehrlichkeit (etwa was die produzierten Einfälle anlangt), sondern auch vom forschenden Subjekt jene unbedingte Unvoreingenommenheit, die ihn auch angesichts des Tatbestands der unbewußten Geistigkeit nicht die Augen schließen läßt.

Daß es Konflikte zwischen einzelnen Strebungen im Menschen geben kann, hat die Psychoanalyse richtig gesehen. Wie sehr innerhalb der von Freud sogenannten „Psychopathologie des Alltags“ Strebungskonflikte in Erscheinung treten können, hat die von der Psychoanalyse inauguierte Lehre von der Deutbarkeit sogenannter Fehlleistungen gezeigt. Kasuistik:

1. Ein Kollege, der über Irrenanstalten spricht, von denen einmal im Zusammenhang mit der Euthanasie unrühmlich die Rede war, sagt: „Dort werden die Patienten menschlicher umgebracht – untergebracht als in der Anstalt. ... "
2. Ein Kollege plädiert für die Empfängnisverhütung und verspricht sich wiederholt, indem er von Verhängnisverhütung spricht.
3. Ein Kollege plädiert für ein Volksbegehren, das sich gegen die Schwangerschaftsunterbrechung in Form der Fristenlösung richtet, und verspricht sich, indem er sagt: „Sollte auch dies die Abgeordneten des Nationalrates nicht zu einer Änderung ihrer Haltung bewegen, werden wir ein Volksgebären in die Wege leiten." (Persönliche Mitteilung von *Dr. Konrad Schima,* Univ.-Doz. für Kriminologie.)

Fall Maria ... wurde insofern psychoanalytisch gedeutet, als er kausal beurteilt wurde; in den folgenden Fällen kann man beim Deuten kombiniert kausal und final vorgehen, sie also auch individualpsychologisch beurteilen:

Leo H. (Neurologische Poliklinik, amb.) behauptet, homosexuell zu sein, ist aber in Wirklichkeit bisexuell. Kausalität: Im Alter von 7 Jahren hat ihn ein Knecht homosexuell verführt; mit 17 Jahren verliebt er sich in ein Mädchen und wird von ihr sexuell erregt, verhält sich also soweit normal sexuell, wenn auch seine Eiaculatio praecox ist. Später reagiert beziehungsweise phantasiert er homosexuell, beispielsweise gelegentlich von Pollutionsträumen. Finalität: Sobald Patient auf den Kopf zu gefragt wird, ob er vor der Ehe Angst hat oder zu ihr gezwungen wird, antwortet er: „Ja: ich soll eine heiraten, die der Mutter und für die Landwirtschaft paßt, und darf nicht diejenige heiraten, die mir paßt."

Rosa S. (Neurologische Poliklinik, amb. 619/1951): Vor 3 Jahren kollabierte Patientin (derzeit beträgt der RR 110) und hatte Herzklopfen; klagt über Kopfschmerzen, Parästhesien und über die Sensation, als ob das Herz stehenbliebe; insofern ist das Bild kardiovaskulär und angioneurotisch beziehungsweise vasovegetativ, zu welcher vegetativen Komponente eine endokrine hinzutritt: seit 2 Jahren beginnt das Klimakterium; beide Komponenten ergeben die funktionelle Seite der Angstneurose, an der die Patientin leidet und deren reaktive Seite in der Erwartungsangst der Patientin gegeben ist, sie „würde wieder zusammenfallen", also in einer Kollapsphobie, mit der die Patientin auf die primäre Angst reagiert, die sich um den Kollaps als einen „Kondensationskern" zu einer sekundären Angst kondensiert, die auch schon nicht mehr Angst, vielmehr eigentlich Furcht ist; auf die Phobie hin hat der Mann der Patientin, mit dem sie bis dahin Konflikte gehabt hatte, seine Lebensweise geändert und „ist der bravste Mann geworden"; darin liegt die dritte, eine psychogene Seite des Falles, und zwar durchaus im Sinne eines „sekundären Krankheitsmotivs" *(Freud)*, das insofern sekundär ist, als es ein primäres Krankheitsgeschehen nur fixiert, während ein „Arrangement" *(Adler)* in einem primären Sinne pathogen wäre.[58]

Stellt man sich den Bereich einer Phänomenologie der psychogenen Neurosen elliptisch umgrenzt vor, so stellen *Angst und Zwang* gleichsam die beiden Brennpunkte dieser Ellipse dar. Sind sie doch sozusagen zwei *klinische Urphänomene*. Und dies nicht zufällig; denn der Angst und dem Zwang entsprechen die beiden Grundmöglichkeiten des Menschseins „Angst" und „Schuld" (das Schuldgefühl spielt ja in der Psychologie der Zwangsneurose eine große Rolle). Die ontologischen Bedingungen aber für diese zwei

Möglichkeiten, dasjenige also, woraus Angst und Schuld entspringen, sind Freiheit und Verantwortlichkeit des Menschen: Nur ein Wesen, das frei ist, kann Angst haben (Kierkegaard: „Die Angst ist der Schwindel der Freiheit"), und nur ein Wesen, das verantwortlich ist, kann schuldig werden. Daraus ergibt sich, daß ein Wesen, das zum Freisein und Verantwortlichsein begnadigt ist, zum Ängstlichwerden und Schuldigwerden verurteilt ist.[59] Selbstverständlich spielen Angst und Schuld auch bei Psychosen eine Rolle. Nun: sofern – beispielsweise in Fällen endogener Depression – in der Gegenwart im Gegensatz zu früher Angstgefühle gegenüber Schuldgefühlen überwiegen (siehe Seite 67), läßt sich sagen: Schuld hatte ein Geschlecht, das nicht tat, was es sollte; Angst hat ein Geschlecht, das nicht *weiß,* was es soll.

7 Noogene Neurosen

Wiederholt war die Rede von einer somatopsychischen Simultantherapie, demnach, wenn man so will, von einer zweidimensionalen Therapie, auf Grund einer somatopsychischen, zweidimensionalen Ätiologie; zum Schluß möchten wir nun zeigen, wie wir dem menschlichen Sein und so denn auch dem kranken Menschen – über die beiden Dimensionen des Somatischen und des Psychischen hinaus – in eine dritte Dimension, in die des Geistigen hinein zu folgen haben; denn neben dem Somatischen und dem Psychischen ist das Geistige eine eigene Dimension – aber nicht nur dies; sondern es ist sogar die eigentliche Dimension des Menschseins, was der Psychologismus nicht wahrhaben will (während der Spiritualismus den Fehler begeht, so zu tun, als ob diese geistige Dimension die einzige Dimension des Menschseins wäre). Auch in dieser Dimension können Neurosen wurzeln – wir sprechen dann von noogenen (aus dem Geistigen entstandenen) Neurosen; denn auch ein Mensch, der in der Spannung eines Gewissenskonflikts steht oder unter dem Druck eines geistigen Problems, auch der Mensch in einer existentiellen Krise kann neurotisch erkranken.

Es gibt existentielle Reifungskrisen, die unter dem klinischen Bilde einer Neurose verlaufen, ohne eine Neurose im engeren Wortsinn, nämlich im Sinne einer psychogenen Erkrankung, zu sein. Es ist auch ohne weiteres einzusehen, daß ein Mensch, der unter dem Druck eines geistigen Problems oder in der Spannung eines Gewissenskonflikts steht, ebenso an einer vordergründigen vegetativen Syndromatik erkranken wird wie irgendein Neurotiker im banalen Wortsinn. Es ist wichtig, auf solche Vorkommnisse und die Gefahr ihrer mißverständlichen Interpretation gefaßt zu sein und hinzuweisen, zumal in einer Zeit, in der sich in zunehmendem Maße Patienten an den Psychiater wenden, die nicht mit psychischen Symptomen kommen, sich vielmehr mit menschlichen Problemen an ihn wenden.

Während entgegen einer weit verbreiteten Meinung die Häufigkeit neurotischer Erkrankungen, zumindest in den letzten Jahrzehnten, nicht zugenommen hat *(Johannes Hirschmann),* ist eine Zunahme des „Bedürfnisses nach psychologisch verständnisvoller, einfühlender Behandlung" *(W. G. Eliasberg)* zu verzeichnen. Allein, wir gehen wohl nicht fehl, wenn wir vermuten, daß hinter diesem „psychotherapeutischen Bedürfnis" das metaphysische Bedürfnis steht, das heißt, das Bedürfnis des Menschen, sich Rechenschaft abzulegen über den Sinn seines Daseins. Tatsächlich bestätigt *Charlotte Bühler,* daß im Rahmen der Psychotherapie „das Problem des Lebenssinnes und -wertes von größtem Gewicht werden kann".

Früher sind solche Menschen zum Priester gegangen. Wir leben eben in einem säkularisierten Säkulum und dürfen uns nicht wundern, wenn auch die Seelsorge säkularisiert ist. Aber bereits im vorigen Jahrhundert hat *Kierkegaard* die Behauptung gewagt: „Die Priester sind keine Seelsorger mehr; aber die Ärzte sind es geworden."

Nicht als ob wir der Ansicht von *Sigmund Freud* wären: daß sich diese „Abwendung von der Religion mit der schicksalsmäßigen Unerbittlichkeit eines Wachstumsvorganges vollzieht" – aber die von *V. E. von Gebsattel* so benannte „Abwanderung der abendländischen Menschheit vom Seelsorger zum Nervenarzt" ist ein Tatbestand, dem sich der Seelsorger nicht verschließen, und eine Anforderung, der sich der Nervenarzt nicht versagen darf; denn es ist eine Zwangslage, die ihm abverlangt, ärztliche Seelsorge zu leisten.

Einer solchen Forderung kann sich der religiöse Arzt am allerwenigsten entziehen. Gerade er enthält sich einer pharisäischen Schadenfreude, wenn der Patient nicht zum Priester findet. Es wäre pharisäisch, würde er, angesichts des Leidens eines Ungläubigen, schadenfroh sein und sich denken: Wäre er doch gläubig, dann fände er Zuflucht beim Priester. Wenn ein Nichtschwimmer in Ertrinkungsgefahr ist, so sagen wir uns ja ebenfalls nicht: hätte er doch schwimmen gelernt. Sondern wir leisten Hilfe – auch wenn wir nicht Schwimmlehrer sind. Der Arzt, der ärztliche Seelsorge leistet, befindet sich in einer Zwangslage. Denn „– er mag das wollen oder nicht – in der Lebensnot außerhalb des Krankseins zu raten ist dem Arzt vielfach heute an Stelle des Seelsorgers auferlegt“, und „man kann nicht ändern, daß die Menschen in Lebensnot heute zum größeren Teil nicht den Seelsorger, sondern den lebenserfahrenen Berater im Arzt suchen“ *(H. J. Weitbrecht)*. „Die Patienten sind es, die uns vor die Aufgabe stellen, in der Psychotherapie selbst die Aufgabe der Seelsorger zu übernehmen“ *(Gustav Bally)*, und es ist „unser Zeitalter“ gewesen, das „den Arzt in die Rolle gedrängt hat, in wachsendem Umfange Aufgaben zu erfüllen, die früher Sache des Priesters und Philosophen waren“ *(Karl Jaspers)*. Auch *Alphons Maeder* „ist diese Schwenkung durch die Situation selbst aufgedrängt worden“, und „nur zu oft ist die Psychotherapie darauf angewiesen, in Seelsorge auszumünden“ *(W. Schulte)*.

Angesichts der „Abwanderung der abendländischen Menschheit vom Seelsorger zum Nervenarzt“ droht nun eben dem Nervenarzt, zwischen eigentlich Krankhaftem, wie einer Neurose, und schlechthin Menschlichem, wie einer existentiellen Krise, die Differentialdiagnose zu verfehlen. Der Arzt mag dann zur Fehldiagnose einer seelischen Krankheit gelangen, wo etwas wesentlich anderes, nämlich geistiger Notstand vorliegt – um nicht zu sagen: wo an die Stelle von Psychogenese längst schon Noogenese getreten ist.

Es ist auch nicht ausgeschlossen, daß eine an der spezifisch humanen Problematik vorbeigehende, sie aus dem humanen Raum in die subhumane Ebene projizierende Psychotherapie nicht nur gegenüber der existentiellen Frustration hilflos ist, sondern zu ihrer Verdrängung, damit aber auch zur Entstehung einer noogenen Neurose beiträgt. *Zev W. Wanderer* vom Center for Behavior Therapy (Beverly Hills, California) scheinen solche Bedenken nicht geplagt zu haben, wenn er in einem Falle von „existential depression“ die verhaltenstherapeutische Technik des „thought-stopping“ anwandte (J. Behav. Ther. & Exp. Psychiat. 3, III, 1972).

Daß aber nicht nur eine verhaltenstherapeutische, sondern auch eine psychoanalytische Behandlung an der spezifisch humanen

Problematik vorübergehen kann und daß dergleichen nicht nur einem Patienten, sondern auch einem Therapeuten passieren kann, geht aus folgendem Protokoll hervor:

„Since the summer of 1973 I have been employed as an assistant psychologist by two psychiatrists in San Diego. During my supervision sessions I often disagreed with the psychoanalytic theory that my employers sought to teach me. Yet, as their manner was very authoritarian I was fearful of expressing my contrary opinions. I feared that I might lose my job. I therefore suppressed my own opinions to a large degree. After several months of this self-suppression, I began to feel anxiety during my supervision sessions. I began to accept the therapeutic aid of some of my friends. However, we succeeded only in making the anxiety problem worse; for what did we do but approach the problem in a somewhat psychoanalytic manner. We sought to uncover the early traumas in me that were causing my transference anxiety with my supervisors. We studied my early relationship to my father, etc., to no avail. Thus, I increasingly found myself in a state of hyper-reflection, and my condition grew worse. My anxiety rose to such a level at my supervision sessions that I had to mention it to the psychiatrists in order to explain my behavior. They recommended that I see a psychoanalytically oriented psychotherapist for personal therapy in order to get to the hidden meaning of this anxiety. Not being able to afford such professional help, my friends and I increased our efforts to uncover the deep hidden meaning of my anxiety; and I became worse. I often had extreme anxiety attacks. My recovery began with Dr. Frankl's class Man's Search for Meaning on January 8th, 1974. I heard Dr. Frankl speak of the difficulties encountered when one tries to psychoanalytically unmask an authentic response. During that 4 hour class I began to see how the therapy I had undergone had increased my problem: an iatrogenic neurosis almost. I began to see that it was my own self-supression in the supervision sessions that had caused my anxiety. My disagreement with the psychiatrists and my fear of expressing this disagreement had caused my reaction. I quickly ended the therapy and felt better upon doing so. Yet, the real change came during my next supervision session. During this session I began to express my opinions and disagreements with the psychiatrists when I actually felt such disagreements. I felt no fear of losing my job, for my peace of mind had become far more important than my job. As I began to express myself in this session, I immediately felt my anxiety beginning to decrease. In the past two weeks, my anxiety has decreased by about 90 %".

Sofern die noogenen Neurosen als solche, als noogene wie gesagt Neurosen sind, die „aus dem Geistigen“ entstanden sind, liegt es auf der Hand, daß sie auch eine Psychotherapie „vom Geistigen her“ erfordern. Als solche nun versteht sich selbst die Logotherapie.

8 Kollektive Neurosen

In einem Brief an *H. Blüher* spricht *Sigmund Freud* im Jahre 1923 von „dieser aus den Fugen geratenen Zeit“. Aber auch heute noch ist viel die Rede von einer Zeitkrankheit, von einer Krankheit des Zeitgeistes, von einer Pathologie des Zeitgeistes. Sollte die Zeitkrankheit identisch sein mit dem, worum sich alle Psychotherapie bemüht, mit der Neurose? Sollte die Zeit an Nervosität erkrankt sein? Tatsächlich gibt es ein Buch – der Autor heißt *F. C. Weinke* – das den Titel führt: „Der nervöse Zustand, das Siechthum unserer Zeit.“ Das Buch ist in Wien erschienen, und zwar bei *J. G. Heubner* im Jahre 53 – aber nicht 1953, sondern 1853. Siechtum wurde noch mit h geschrieben. Wir sehen, mit der Zeitgemäßheit der Neurose ist es nicht allzu weit her.

Daß die Neurosen nicht zugenommen haben, sondern, was ihre Häufigkeit anbelangt, Jahrzehnte hindurch gleichgeblieben sind, und unter den Neurosen die Angstneurosen sogar abgenommen haben, konnte *Johannes Hirschmann* nachweisen. Nur das klinische Bild der Neurosen hat sich gewandelt, nur die Symptomatologie ist eine andere geworden, und, sofern dem so ist, tritt die Angst eher zurück.

Aber nicht nur die neurotische Angst, sondern auch die Angst schlechthin hat nicht zugenommen. *Freyhan* hat darauf hingewiesen, daß frühere Zeiten, beispielsweise die Zeitalter der Sklaverei, der Religionskriege, der Hexenverbrennungen, der Völkerwanderungen oder der großen Epidemien – daß all diese „guten alten Zeiten“ wohl auch nicht angstfreier waren als unsere Zeit. Ja, vermutlich hatten frühere Jahrhunderte sogar viel mehr Angst und auch viel mehr Grund zur Angst als unser Jahrhundert. Es zeigt sich, daß es mit unserer Epoche als „The Age of Anxiety“ ebenfalls nicht allzu weit her ist.

Es kann also gar nicht die Rede davon sein, daß die Häufigkeit neurotischer Erkrankungen heutzutage zugenommen habe; was allein zugenommen hat, ist vielmehr etwas anderes: das psychotherapeutische Bedürfnis, das heißt, das Bedürfnis der Massen, sich in ihrer geistigen Not an den Psychiater zu wenden.

Daß der Prozentsatz der endogenen Psychosen erstaunlich konstant bleibt, ist bekannt. Was Schwankungen unterliegt, ist einzig und allein die Zahl der Anstaltsaufnahmen. Das hat aber auch seine guten Gründe. Wenn zum Beispiel an der Wiener Anstalt am Steinhof im Jahre 1931 mit über 5.000 Aufnahmen die Höchstzahl (in mehr als 40 Jahren) erreicht wurde, wohingegen im Jahre 1942 mit beiläufig 2.000 Aufnahmen der tiefste Stand, so ist dies sehr leicht zu erklären: In den dreißiger Jahren, zur Zeit der Weltwirtschaftskrise, wurden die Patienten von ihren Angehörigen aus begreiflichen wirtschaftlichen Erwägungen heraus möglichst lange in der Anstalt belassen, ja die Patienten selber waren vielfach froh, dort ein Dach über dem Kopf und was Warmes im Magen zu haben. Anders in den ersten vierziger Jahren: Aus ebenso begreiflicher, begründeter Furcht vor dem Euthanasiertwerden wurden die Kranken möglichst bald nach Hause geholt beziehungsweise möglichst früh entlassen – oder aber womöglich gar nicht erst in geschlossene Anstaltspflege abgegeben.

Nicht nur das klinische Bild der Neurosen hat sich gewandelt und nicht nur ihre Symptomatologie ist eine andere geworden. Sondern ähnliches sehen wir auch bei den Psychosen *(Heinrich Kranz)*. So hat sich gezeigt, daß die endogen-depressiv erkrankten Menschen heutzutage seltener daran leiden, daß sie sich schuldig fühlen; sondern im Vordergrund steht die Sorge um den Arbeitsplatz und die Arbeitsfähigkeit: Diese sind die Themen der heutigen endogenen Depression *(A. v. Orelli)* – vermutlich aber nur deshalb, weil sie die Anliegen des heutigen Durchschnittsmenschen sind.

Was die Ätiologie der Zeitkrankheit anbelangt, wird behauptet, es sei das Tempo unserer Tage, das den Menschen so krank mache. So hat denn der Soziologe *Hendrik de Man* erklärt: „Das Tempo läßt sich nicht ungestraft über eine gewisse Grenze hinaus beschleunigen." Nun, daß der Mensch eine Steigerung des Tempos etwa seiner maschinellen Fortbewegung nicht vertragen würde, daß er somit dem technischen Fortschritt nicht gewachsen sei – das ist keine neue, dafür aber eine falsche Prophezeiung: Als im vorigen Jahrhundert die ersten Eisenbahnen ausfuhren, haben es medizinische Kapazitäten für unmöglich gehalten, daß der Mensch die mit einer Eisenbahnfahrt verbundene Beschleunigung aushalten könne, ohne zu erkranken. Und bis vor wenigen Jahren noch hegte man Zweifel daran, ob es gesundheitlich möglich sei, im

Flugzeug mit Überschallgeschwindigkeit zu fliegen. Wir sehen – das heißt: jetzt sehen wir es, wie recht *Dostojewski* hatte, als er einmal den Menschen als jenes Wesen definierte, das sich an alles gewöhnt. Als Ursache der Zeitkrankheit, überhaupt als Krankheitsursache kommt das zeitgenössische Tempo also keineswegs in Betracht. Ich möchte sogar zu behaupten wagen: das beschleunigte Tempo des Lebens von heute stellt eher einen Selbstheilungsversuch dar – wenn auch einen mißglückten Selbstheilungsversuch. Tatsächlich läßt sich das rasende Lebenstempo ohne weiteres verstehen, wenn wir es als einen Versuch der Selbstbetäubung auffassen: Der Mensch ist auf der Flucht vor einer inneren Öde und Leere, und auf dieser Flucht stürzt er sich eben in einen Trubel. *Janet* hat bei jenen neurotischen Menschen, die er als Psychastheniker bezeichnet hat, ein von ihm so benanntes sentiment de vide beschrieben, will heißen ein Gefühl der Inhaltslosigkeit und Leere. Nun, dieses Leeregefühl gibt es auch in einem übertragenen Sinne, und zwar meine ich das Gefühl existentieller Leere, das Gefühl der Ziel- und Inhaltslosigkeit des Daseins. Der Mensch von heute erlebt vielfach das, was sich vielleicht am treffendsten durch die Variation von ein paar Worten aus dem „Egmont" von *Goethe* kennzeichnen läßt: Kaum weiß er, woher er kam – geschweige denn, wohin es geht. Und man könnte hinzufügen: Je weniger er um ein Ziel seines Weges weiß – nur um so mehr beschleunigt er das Tempo, in dem er diesen Weg zurücklegt.

Das Gefühl der existentiellen Leere, das Gefühl der Ziel- und Inhaltslosigkeit des Daseins haben wir als existentielle Frustration bezeichnet, als Unerfülltheit des Willens zum Sinn. Diesen Willen zum Sinn haben wir dem Willen zur Macht gegenübergestellt, wie ihn etwa *Adlers* Individualpsychologie in Form des Geltungsstrebens nicht zu Unrecht so hervorkehrt. Und wir haben den Sinnwillen auch einem zweiten gegenübergestellt, nämlich dem Willen zur Lust, von dessen Herrschaft in Form des Lustprinzips *Freuds* Psychoanalyse so sehr überzeugt ist. Und wir sehen, wie gerade dann und dort, wo der Wille zum Sinn unerfüllt bleibt, der Wille zur Lust dazu dient, die existentielle Unerfülltheit des Menschen zumindest für sein Bewußtsein zu betäuben. Mit anderen Worten: Der Wille zur Lust tritt erst dann auf den Plan, wenn der Mensch mit seinem Willen zum Sinn leer ausgeht. Nur in ein existentielles Vakuum hinein wuchert die sexuelle Libido. Eine Enttäuschung des Menschen hinsichtlich seines Ringens um einen Daseinssinn, eine solche existentielle Enttäuschung wird vikariierend kompensiert durch eine sexuelle Betäubung.

Das existentielle Vakuum kann sowohl manifest werden als auch latent bleiben. Wir leben in einer Zeit zunehmender Automation, und diese bringt auch eine Zunahme anfallender Freizeit mit sich. Aber es gibt nicht nur eine Freizeit von etwas, sondern auch eine Freizeit zu etwas; der existentiell frustrierte Mensch jedoch kennt nichts, womit er sie ausfüllen, nichts, womit er sein existentielles Vakuum auffüllen könnte.[60] *Schopenhauer* hat gemeint, die Menschheit pendle zwischen Not und Langeweile. Nun, heute gibt uns, auch uns Neurologen, die Langeweile mehr zu schaffen als die Not. Die Langeweile ist zu einer seelischen Krankheitsursache erster Ordnung geworden.

Fragen wir uns nach den klinischen Hauptformen, in denen das existentielle Vakuum uns gegenübertritt, so wäre unter anderem zu nennen die sogenannte Sonntagsneurose, das heißt die Depression, die aufbricht, sobald die wochentägliche Betriebsamkeit sistiert und dem Menschen mangels des Wissens um einen konkreten Sinn seines persönlichen Daseins die vermeintliche Sinnlosigkeit seines Lebens so recht zu Bewußtsein kommt.

Aber nicht nur der Feierabend, sondern auch der Lebensabend stellt den Menschen vor die Frage, wie er seine Zeit ausfüllen soll: auch die Überalterung der Bevölkerung konfrontiert den oft jäh aus seiner beruflichen Arbeit herausgerissenen Menschen mit seinem existentiellen Vakuum. Schließlich ist es, neben dem Alter, die Jugend, bei der wir vielfach sehen können, wie sehr der Wille zum Sinn frustriert wird; denn „in Ländern mit hohem Lebensstandard begehen viele Jugendliche ihre Delikte vor allem aus Langeweile, die ein immer größeres Problem unserer Zeit wird" (*Wolf Middendorf*).

Aber das existentielle Vakuum muß nicht manifest werden: es kann auch latent bleiben – larviert, maskiert, und wir kennen diverse Masken, hinter denen sich das existentielle Vakuum verbirgt; denken wir bloß an die Krankheit der Manager, die sich aus ihrer Arbeitswut heraus in die Betriebsamkeit hineinstürzen, wobei der Wille zur Macht, um nicht zu sagen seine primitivste und banalste Ausprägung: der „Wille zum Geld" – den Willen zum Sinn verdrängt.

Daß die existentielle Frustration im allgemeinen, aber im besonderen die sogenannte Sonntagsneurose, mit einem Selbstmord enden kann – hat *H. Plügge* zu zeigen vermocht, der an Hand von fünfzig Selbstmordversuchen nachweisen konnte, daß sie letztlich und eigentlich weder auf Krankheit noch auf wirtschaftliche Not, weder auf berufliche noch auf andere Konflikte zurückzuführen waren, sondern erstaunlicherweise auf eines: auf Langeweile.

Und so mag denn auch *Karl Bednarik* recht haben, wenn er einmal schreibt: „Aus dem Problem des materiellen Elends der Massen ist das Problem des Wohlstandes geworden, das Problem der Muße." Im besonderen Zusammenhang mit dem Neurosenproblem jedoch hat *Paul Polak* schon 1947 darauf hingewiesen, daß man sich nicht der Illusion hingeben möge, mit der Lösung der sozialen Fragen würden sich auch die neurotischen Erkrankungen von selbst geben – das Gegenteil sei richtig: erst, wenn die sozialen Fragen gelöst sind, werden die existentiellen nur um so mehr aufbrechen im Bewußtsein des Menschen – „die Lösung der sozialen Frage würde die geistige Problematik erst eigentlich frei machen, sie erst eigentlich mobilisieren; der Mensch würde erst frei werden, sich selbst so richtig in Angriff zu nehmen, und würde das Problematische an sich selber, seine eigene Daseinsproblematik, so richtig erst erkennen."

Wir haben die Neurose sensu strictiori als eine psychogene Erkrankung definiert. Neben dieser Neurose im engeren Sinne des Wortes kennen wir Neurosen im weiteren Wortsinn, beispielsweise somatogene, noogene und soziogene (Pseudo-)Neurosen. Bei alledem haben wir es mit Neurosen im klinischen Sinne zu tun. Aber es gibt auch Neurosen in einem metaklinischen und Neurosen in einem paraklinischen Sinne. Zu letzteren nun gehören die kollektiven Neurosen. Sie sind Quasi-Neurosen, Neurosen im übertragenen Sinne. Haben wir doch gesehen, daß von einer Zunahme der Neurosen im klinischen Sinne nicht die Rede sein kann. Das heißt, die klinischen Neurosen haben nicht dermaßen zugenommen, daß sie kollektiv geworden sind. Sofern wir jedoch im paraklinischen Sinne von kollektiven Neurosen zu sprechen berechtigt sind, zeichnet sich unserer Erfahrung nach die kollektive Neurose der Gegenwart durch 4 Symptome aus:

1. *Provisorische Daseinshaltung.* Der Mensch von heute ist gewöhnt, in den Tag hinein zu leben.

2. *Fatalistische Lebenseinstellung.* Sagt sich der provisorisch Eingestellte, es sei nicht nötig, zu handeln und sein Schicksal in die

Hand zu nehmen, so sagt sich der fatalistisch Eingestellte: es ist dies gar nicht möglich. Der Mensch von heute ist besessen von einem Aberglauben an die verschiedensten Schicksalsmächte. Immerhin ergab die Erhebung eines *Gallup*-Institutes, daß nur 45% österreichischer Frauen nicht „an eine astrologische Verbundenheit ihres Lebens mit dem Stand der Sterne glauben".

3. *Kollektivistisches Denken.* Verabsäumt es der Mensch im Sinne dieser beiden Daseinshaltungen, der provisorischen wie der fatalistischen, die Situation zu ergreifen, so zeigt sich bei den zwei weiteren Symptomen einer Pathologie des Zeitgeistes, daß er es kaum mehr vermag, die Person zu erfassen, will heißen sich selbst und den anderen qua Person. Der Mensch von heute möchte in der Masse aufgehen; in Wirklichkeit geht er in ihr unter, gibt er sich auf, nämlich als freies und verantwortliches Wesen.
4. *Fanatismus.* Ignoriert der kollektivistisch Eingestellte seine eigene Persönlichkeit, so der Fanatiker die des anderen, des anders Denkenden. Er läßt ihn nicht gelten, für ihn gilt nur seine eigene Meinung.

Fragen wir uns nun, wie sehr diese kollektiv-neurotischen Symptome verbreitet sind. Ich habe diesbezüglich meine Mitarbeiter veranlaßt, eine Stichprobe zu machen an im streng klinischen Sinne nicht neurotischen Personen, indem letzteren Testfragen vorgelegt wurden.

Und zwar lautete die Testfrage auf Symptom 1, also auf provisorische Daseinshaltung: „Sind Sie der Ansicht, daß es eigentlich nicht dafür steht, zu handeln und das Schicksal in die Hand zu nehmen, wo doch schließlich die Atombombe platzt und alles sinnlos ist?" Die Testfrage auf Symptom 2, also auf fatalistische Lebenseinstellung, lautete: „Glauben Sie, daß der Mensch letzten Endes nichts anderes ist als ein Spielball äußerer und innerer Kräfte und Mächte?" Die Testfrage auf kollektivistisches Denken lautete: „Glauben Sie, daß es das Wichtigste ist, nur nicht aufzufallen?" Und schließlich die Fangfrage auf Fanatismus: „Sind Sie der Ansicht, daß ein Mensch, der das Beste will, auch berechtigt ist, jedes Mittel anzuwenden, das ihm tauglich erscheint?" Tatsächlich ist unseres Erachtens nichts so kennzeichnend für den Fanatiker wie gerade der Umstand, daß für ihn alles zu einem bloßen Mittel zum Zweck wird. Seine Ansicht geht dahin, *daß der Zweck die Mittel heilige.* In Wirklichkeit ist es wohl so, *daß es umgekehrt auch Mittel gibt, die den heiligsten Zweck zu entweihen vermöchten.*[61]

Durch diesen Test konnten meine Mitarbeiter feststellen, daß von all den Untersuchten nur ein einziger wirklich frei war von allen vier Symptomen der kollektiven Neurose, während nicht weniger als die Hälfte der untersuchten Personen mindestens 3 von 4 Symptomen aufwiesen. Dieses Ergebnis unserer Stichprobe zeigt, daß Personen, die klinisch nicht neurotisch sind, kollektiv neurotisch sein können. Die Gegenprobe aufs Exempel sehen wir im Ergebnis psychiatrischer Untersuchungen, denen die Angeklagten des Kriegsverbrecherprozesses unterzogen wurden, wobei sie sich als klinisch gesund erwiesen.

Nun wissen wir, daß nicht nur ein seelischer, sondern auch ein geistiger, beispielsweise ein Gewissenskonflikt zu einer Neurose führen kann. Wir bezeichnen sie als noogene Neurose. Es ist nun begreiflich, daß ein Mensch ebensolange, wie er eines Gewissenskonflikts überhaupt fähig ist, gegenüber dem Fanatismus, ja gegenüber der kollektiven Neurose, gefeit sein wird. Umgekehrt wird jemand, der an einer kollektiven Neurose leidet, also beispielsweise ein politisch Fanatisierter, in dem Maße, in dem er wieder fähig wird, seine Gewissensstimme zu hören, ja unter ihr zu leiden – im gleichen Maße wird er auch instand gesetzt, seine kollektive Neurose zu überwinden.

Vor Jahren sprach ich über dieses Thema auf einem Ärztekongreß, unter anderem vor Fachkollegen, die unter einem totalitären Regime leben. Nach dem Vortrag kamen die auf mich zu und sagten: „Wir kennen das sehr gut, wovon Sie gesprochen haben; bei uns, müssen Sie wissen, heißt das die *Funktionärekrankheit:* Soundso viel Parteifunktionäre brechen mit der Zeit unter der zunehmenden Belastung ihres Gewissens nervlich zusammen; dann aber sind sie von ihrem politischen Fanatismus geheilt." Mit einem Wort: Während eine Koexistenz von kollektiver Neurose und klinischer Gesundheit möglich ist, ist das Verhältnis von kollektiver Neurose und noogener Neurose umgekehrt proportional.

Alle vier Symptome der kollektiven Neurose: die provisorische Daseinshaltung und die fatalistische Lebenseinstellung, das kollektivistische Denken und der Fanatismus – lassen sich zurückführen auf Flucht vor der Verantwortung und Scheu vor der Freiheit. Freiheit und Verantwortlichkeit aber machen die Geistigkeit des Menschen aus. Der heutige Mensch aber ist geistesüberdrüssig, und dieser Geistesüberdruß ist eben das Wesen des zeitgenössischen Nihilismus.

Logotherapie und Existenzanalyse

A) Logotherapie als spezifische Therapie noogener Neurosen

Die noogenen Neurosen verlangen eine Therapie, die dort ansetzt, wo die Neurose wurzelt: eine Therapie vom Geistigen her (wie ich sie als Logotherapie bezeichnet habe) beziehungsweise eine Therapie insofern auf Geistiges hin, als sie die personal geistige Existenz anpeilt (ich habe sie Existenzanalyse genannt). Ein konkret kasuistisches Beispiel soll all dies erläutern:

Eine Patientin wendet sich an uns wegen Nervosität, Weinerlichkeit, Stottern, Schwitzen, Zittern, Lidflattern und Gewichtsabnahme von 7 kg in 4 Monaten. All dem liegt zugrunde ein Gewissenskonflikt zwischen Ehe und Glauben: soll sie die eine dem anderen opfern oder umgekehrt? Sie legt größten Wert auf eine religiöse Erziehung ihrer Kinder, während ihr Mann, ein ausgesprochener Atheist, entschieden dagegen ist. An sich ist der Konflikt menschlich und nicht krankhaft; nur die Konfliktwirkung, die Neurose, ist Krankheit. Aber sie läßt sich nicht behandeln, ohne daß wir auf eine Sinn- und Wertfrage eingehen. Behauptet doch die Patientin selbst, sie könnte das schönste Leben, ihre Ruhe und ihren Frieden (peace of mind!) haben, wenn sie sich ihrem Mann – allgemein ihrer gesellschaftlichen Umwelt – anpassen würde. Aber das Problem lautet: *soll man sich – darf man sich um jeden Preis anpassen, noch dazu* diesem Mann, *dieser Gesellschaft?* Aber dies: sich der Lebensauffassung ihres Mannes anpassen – könne sie doch nicht, meint sie, denn das hieße ihr „Selbst" opfern.

Nun, hätte die Patientin diese Bemerkung nicht gemacht, so hätte die psychotherapeutische – im konkreten Falle: logotherapeutische – Behandlung der (offenbar noogenen, aus einem geistigen Konflikt entstandenen und daher vom Geistigen her behandlungsbedürftigen) Neurose die Patientin keinesfalls in der einen oder anderen Richtung: sei es Anpassung an ihren Mann, sei es Selbstbehauptung ihrer eigenen Weltanschauung – bestärken dürfen; denn die Logotherapie hat den Menschen zum Bewußtsein seines Verantwortlichseins zu bringen; aber darüber hinaus darf sie ihm keinerlei konkrete Werte vermitteln, muß sich vielmehr darauf beschränken, den Patienten die auf eine Verwirklichung durch ihn wartenden Werte und den einer Erfüllung durch ihn harrenden Sinn selbsttätig finden zu lassen. Was hingegen auf keinen Fall in Betracht kommt, ist ein Oktroi der

Wertrangordnung und Weltanschauung des Therapeuten auf den Patienten. Nun hat die Patientin ausdrücklich zu verstehen gegeben: auf ihre religiöse Überzeugung beziehungsweise deren Umsetzung in die Tat verzichten hieße ihr Selbst opfern – und dies gibt uns therapeutisch das Recht, ihr klarzumachen, daß ihre neurotische Erkrankung nichts anderes darstellt als das Resultat der drohenden beziehungsweise bereits stattgehabten geistigen Vergewaltigung ihrer selbst. Zuerst einmal galt es, durch Dämpfung der affektiven Resonanz des Organismus auf medikamentösem Wege die psychophysischen Wirkungen des geistigen Konflikts abzuschirmen, sodann jedoch, auch eine kausale Therapie in die Wege zu leiten, indem wir der Patientin zwar widerrieten, sich in prinzipieller Hinsicht, hinsichtlich ihrer weltanschaulichen Prinzipien, ihrem Manne anzupassen, nur um so mehr aber empfahlen, in taktischer Hinsicht, gerade aus ihrer religiösen Überzeugung heraus, jede Provokation ihres Mannes zu vermeiden und ihm den Weg zu einem besseren Verständnis ihrer eigenen Überzeugung zu bereiten und zu ebnen.

Der Arzt wird sich also vor jedem Oktroi einer Weltanschauung, seiner Weltanschauung, hüten müssen. Der Logotherapeut wird sich schon deshalb davor hüten, daß der Patient die Verantwortung auf ihn abwälzt, weil Logotherapie wesentlich Erziehung zur Verantwortung ist. Aus dieser Verantwortung heraus muß der Kranke selbständig vorstoßen zum konkreten Sinn seines persönlichen Daseins. Existenzanalyse nenne ich nun jene psychotherapeutische Behandlungsmethode, die ihm helfen möchte, in seinem Dasein Sinnmomente zu entdecken, Wertmöglichkeiten aufzuspüren. Freilich setzt eine solche Existenzanalyse ein Menschenbild voraus, in dessen Rahmen so etwas wie Sinn und Wert und Geist überhaupt Platz hat, jenen Platz, der ihm in Wirklichkeit zukommt. Mit einem Wort, vorausgesetzt ist jeweils das Bild des Menschen als eines geistigen, freien und verantwortlichen – verantwortlich eben für die Verwirklichung von Werten und für die Erfüllung von Sinn: das Bild des sinnorienten Menschen.

Die Logotherapie geht selbstverständlich nicht darauf aus, die Psychotherapie im engeren und bisherigen Wortsinn zu ersetzen, sondern sie möchte sie nur ergänzen – er-gänz-en aber auch ihr Menschenbild zu einem Bild vom „ganzen" Menschen (zu dessen Ganzheit, wie wir gehört haben, das Geistige wesentlich mit dazugehört). Sehr schön hat *Richard Kraemer* – mit Bezug auf die Logotherapie – einmal gemeint: Bisher galt der Geist als Widersacher der Seele; nunmehr aber ist der Geist unser Mitstreiter geworden um die Gesundheit der Seele, und nunmehr gehen wir mit drei Heeressäulen gegen die Krankheit vor: mit der Somatotherapie, mit der Psychotherapie und mit der Logotherapie.[62]

Wenn man eine Psychotherapie, die das Geistige nicht nur nicht ignoriert, sondern gerade vom Geistigen ausgeht, als Logotherapie bezeichnet, *dann meint Logos das Geistige und darüber hinaus den Sinn, ist aber nicht etwa im geistlichen Sinn gemeint.*

Die Psychoanalyse hat uns kennen gelehrt den Willen zur Lust, als welchen wir das Lustprinzip auffassen können, und die Individualpsychologie hat uns vertraut gemacht mit dem Willen zur Macht in Form des Geltungsstrebens; aber noch viel tiefer verwurzelt ist im Menschen, was wir als den *Willen zum Sinn*[63] bezeichnen: sein Ringen um möglichste Sinnerfüllung seines Daseins.

Die Individualpsychologie ist ausgegangen vom Minderwertigkeitsgefühl. Nun, der Mensch von heute leidet nicht so sehr am Gefühl, daß er weniger Wert hat als irgendwer anderer, wie vielmehr unter dem Gefühl, daß sein Sein keinen Sinn hat. Dieses *Sinnlosigkeitsgefühl läuft* heute dem Minderwertigkeitsgefühl den Rang ab, was die Ätiologie neurotischer Erkrankungen anlangt. Wir halten dafür, daß die Unerfülltheit des Anspruchs des Menschen auf möglichste Sinnerfüllung seines Daseins nicht weniger pathogen sein kann als die sexuelle Frustration. Wobei wir immer wieder zu sehen Gelegenheit haben, daß auch in Fällen, in denen die sexuelle Frustration im Vordergrund steht, im Hintergrund eine *existentielle Frustration* steht: der vergebliche Anspruch des Menschen auf ein möglichst sinnerfülltes Dasein, das sein Leben überhaupt erst so recht lebenswürdig zu machen vermöchte. Erst *in ein exientielles Vakuum hinein wuchert die sexuelle Libido.*

Eine Agoraphobie muß nicht beziehungsweise nicht nur Ausdruck einer Hyperthyreose und Sympathikotonie oder einer Kollapsphobie bei Hypokortikose mit arterieller Hypotonie sein, wie in den eingangs besprochenen Fällen.

Vielmehr habe ich beispielsweise einen Fall im Auge, in dem sich ergab, daß die Angst der Patientin existentielle Angst war: „Die Unendlichkeit", sagte sie, „hat mich bedrückt; ich verliere mich in ihr; da ist so eine Haltlosigkeit – wie wenn ich mich auflösen würde." Wem fiele hierzu nicht ein, was *Pascal* über sein Erlebnis des unendlichen Raumes gesagt hat, oder eine Äußerung von *Scheler:* „Die unendliche Leere des Raumes und der Zeit ist die eigene Herzensleere des Menschen." Sofern sich die Angst letztlich vor dem Nichts ängstigt, nimmt hier die „unendliche Leere des Raumes" die Stelle des Nichts ein, diese Leere des Makrokosmos scheint aber eine bloße Projektion einer inneren Leere, einer existentiellen Entleertheit – der Leere des Mikrokosmos zu sein: eine Spiegelung der Inhaltlosigkeit des eigenen Daseins. Wird aber das Dasein inhaltlos beziehungsweise das Subjekt solchen Daseins „gegenstandslos", hat es keinen Gegenstand, der es existentiell erfüllen würde, so wird dieses Subjekt sein eigenes Objekt – Objekt einer Selbstbespiegelung. Seit *Haug* wissen wir darum, daß forcierte Selbstbeobachtung genügt, um Depersonalisationserscheinungen zu produzieren, und was wäre näherliegend, als daß sich die ursprüngliche Angst auf diese Depersonalisation als auf ihren scheinbaren Grund bezieht und das hervorbringt, worunter unsere Patientin am meisten leidet: Furcht vor psychotischer Erkrankung (für deren alarmierendes Anzeichen sie die Depersonalisation hält), also eine Psychotophobie. Hinzu kommt im konkreten Falle noch, daß die Patientin wiederholt iatrogene Noxen über sich ergehen lassen mußte, die sie sich immer mehr in eine psychotophobische Erwartungsangst wie in einen Kokon einspinnen ließen. Schließlich kannte sie nur mehr eine einzige Angst: eines Tages „im Gitterbett zu landen."

Entsprechend der mehrdimensionalen Struktur dieses Falles mußte auch therapeutisch vorgegangen werden:

1. Der funktionelle Aspekt: die Angst – besser: die Angstbereitschaft – ist vegetativ beziehungsweise endokrin substruiert. Demgemäß erhält die Patientin Dihydroergotamin-Injektionen. Diese vegetative Komponente der Angst hat nicht einen Grund, sondern eine Ursache; Gründe schafft sie sich erst – Scheingründe.
2. Der reaktive, iatrogene Aspekt: Die betreffenden Scheingründe geben der Patientin unbedachte Äußerungen von Ärzten, die von ihr konsultiert werden – Äußerungen, aus denen sie entnahm, daß ihre Psychotophobie begründet sei und die Angst Prodrom einer Psychose. Aus diesem „Grunde" bekommt Patientin „Angst vor der Angst". Dieser sekundären, potenzierten und potenzierenden Angst gegenüber wird therapeutisch ins Treffen geführt, daß es eben Scheingründe sind, die der Patientin vor der Angst Angst machen, daß die Psychotophobie in Wirklichkeit grundlos ist und die Patientin das Recht hat, ihre Ängstlichkeit zu ignorieren und an dieser Ängstlichkeit vorbei zu agieren.
3. Der existentielle Aspekt: Allein, am Symptom vorbei agieren kann nur einer, der dies auf etwas hin tut. Es ist also therapeutisch notwendig, im Sinne einer Existenzanalyse die Patientin zu

den konkreten Sinnmöglichkeiten ihres persönlichen Daseins hinzuführen.

So ist es verständlich, daß die Logotherapie an den Willen zum Sinn appelliert; insofern verdient sie die Kennzeichnung als appellative Psychotherapie. Aber an diesen Sinnwillen appelliert sie nicht nur: dort, wo er unbewußt, gar verdrängt ist, muß sie ihn zunächst überhaupt erst evozieren. Auf der Gegenstandsseite jedoch wird eine solche Logotherapie immer wieder auch versuchen müssen, in Fällen von noogener Neurose, sofern ihnen eine Frustration eben dieses Sinnwillens, also die existentielle Frustration zugrunde liegt, konkrete Möglichkeiten personaler Sinnerfüllung zu ekphorieren – Möglichkeiten, deren Verwirklichung in personaler Exklusivität dem Patienten abverlangt und aufgetragen ist, Werte, deren Verwirklichung den frustriert gewesenen Sinnwillen zu erfüllen vermöchte und so den Sinnanspruch des Menschen an sein Dasein zu befriedigen. An dieser Stelle mündet jede Logotherapie in eine Existenzanalyse – ebenso wie eigentlich jede Existenzanalyse in einer Logotherapie gipfelt. Wenn *Darwin* den Kampf ums Dasein gesehen hat und *Kropotkin* darüber hinaus die gegenseitige Hilfe, so sieht die Existenzanalyse das Ringen um einen Sinn des Daseins und versteht sich selbst als Beistand in der Sinnfindung.

Nicht selten zeigt sich, daß der Arzt, mit der Aufgabe ärztlicher Seelsorge konfrontiert, desertiert. Sei es, daß er ins Somatische, sei es, daß er ins Psychische ausweicht. Ersteres geschieht, wann immer er versucht, den Patienten mit einem Tranquilizer buchstäblich abzuspeisen. So oder so bemüht er sich um eine „wohlwollende Abschneidung aller sogenannten Seelenqualen und Gewissensbisse“ *(Friedrich Nietzsche)*.

Während der Somatologismus das Geistige ignoriert, wird das Noëtische vom Psychologismus ins bloß Psychische projiziert. Zu diesem Noëtischen gehört aber auch der Wille zum Sinn. Ins Psychische weicht der Arzt aus, wenn er einem Patienten, der deshalb verzweifelt, weil er am Sinn seines Dasein zweifelt, nicht mit rationalen Gegengründen kommt, die gegen einen Selbstmord sprechen, vielmehr nur den emotionalen Hintergründen der Verzweiflung nachgeht, die er zu „entlarven“ trachtet. Als ob die Wahrheit einer Weltanschauung von der Gesundheit dessen abhinge, der „die Welt anschaut“.[64] In Wirklichkeit gibt es Wahrheit trotz

Krankheit, und zwar nicht nur trotz neurotischer, sondern auch trotz psychotischer. 2×2=4, *auch wenn ein Paranoiker es sagt.* Dabei sind Probleme und Konflikte an sich noch lange nichts Krankhaftes. Selbst unlösbare Konflikte sind als solche, als unlösbare, nicht auch schon krankhaft. Wir sind nicht „der treuherzigen Meinung, der gesunde Mensch kenne keine unlösbaren Konflikte" *(H. J. Weitbrecht). Wie es Wahrheit trotz Krankheit gibt, so gibt es Leiden trotz Gesundheit. Ersteres vergißt der Psychologismus, letzteres übersieht der Pathologismus.*

Der Pathologismus unterscheidet nicht zwischen dem schlechthin Menschlichen und dem wirklich Krankhaften. Und die Verzweiflung muß nichts Krankhaftes sein. Einer meiner Patienten, ein Hochschulprofessor, der an periodischen endogenen Depressionszuständen litt, war um den Sinn seines Daseins besorgt und bekümmert nicht in den depressiven Phasen, sondern in den normalen Intervallen.

So ist denn beispielsweise das Verzweifeln eines Menschen angesichts der scheinbaren Sinnlosigkeit einer Existenz, dieser Sinnzweifel – der letztlich aller Verzweiflung zugrunde liegt – an sich noch lange nichts Pathologisches. Solche Verzweiflung ist menschlich, aber nicht krankhaft. Zu behaupten, daß ein Mensch, der am Sinn seines Daseins zweifelt, darum auch schon krank sein müsse, wäre ein Pathologismus. Demgegenüber ist uns abverlangt die Unterscheidung des Humanen gegenüber dem Morbiden.

Nicht einmal jeder Selbstmord ist pathologisch. Und keineswegs immer muß „der Selbstmord Abschluß einer krankhaften psychischen Entwicklung" sein, um einen Buchtitel zu zitieren. Damit ist nicht gesagt, daß der Selbstmord ein Problem oder einen Konflikt zu lösen vermöchte. Es ließe sich zeigen, daß es dem einen Selbstmörder an Mut, dem anderen an Demut gebricht; aber wenn auch der eine kein Held und der andere kein Heiliger ist, so sind doch beide keine Narren. Sie leiden nicht an einer seelischen Krankheit, sondern geistige Not: Gewissensnot. Und mag das Gewissen eines Selbstmörders auch irren, so ist doch dieses Irren immer noch menschlich.

Am bedenklichsten ist der Pathologismus, wo nicht nur das Menschliche mit dem Krankhaften verwechselt wird, sondern auch das Allermenschlichste, das es überhaupt geben mag: nämlich die Sorge um möglichste Sinnerfüllung menschlichen Daseins, wo dieses Allermenschlichste für etwas nur Allzumenschliches gehalten wird, für eine Schwäche, für einen Komplex. So wenig ist der Sinnanspruch des Menschen an sein Dasein, so wenig ist dieser Wille zum Sinn ein Krankheitszeichen, daß wir ihn sogar – im Sinne der geforderten Psychotherapie vom Geistigen her – als ein Heilmittel mobilisieren.

Wir dürfen nur nicht vergessen, daß nicht nur der Sinnwille das menschlichste Phänomen darstellt, das es überhaupt geben mag, sondern auch seine Frustration noch immer nichts Krankhaftes vorstellt. Man muß nicht krank sein, wenn man sein eigenes Dasein für sinnlos hält, ja man muß deswegen nicht einmal krank werden. Die existentielle Frustration ist somit weder etwas Krankhaftes, noch ist sie in jedem Falle etwas Krankmachendes; mit anderen Worten, sie ist an sich nichts Pathologisches, ja nicht einmal etwas unbedingt Pathogenes; denn sofern sie pathogen ist, ist sie nur fakultativ pathogen. Wann immer sie aber faktisch pathogen (pathogen = Krankheit erzeugend) wird, also tatsächlich zu neurotischer Erkrankung führt, bezeichnen wir solche Neurosen also noogene (noogen = geistig entstanden) Neurosen.

Fragen wir uns nun: Wann wird die existentielle Frustration pathogen? Nun, hierzu bedarf es des Entgegenkommens einer somatopsychischen Affektion – sie muß zur existentiellen Frustration erst hinzutreten. Es muß sohin, soll eine noogene Neurose entstehen, in die existentielle Frustration eine somatopsychische Affektion erst einklinken. Eigentlich ist es aber auch nicht anders denkbar, und zwar gerade der Logotherapie zufolge; denn gerade ihr zufolge kann es ein Krankheitsgeschehen von allem Anfang an nur im Bereich des psychophysischen Organismus geben, nicht aber in dem der geistigen Person: Die geistige Person kann nicht krank werden. Wohl aber kann der Mensch krank werden. Wann immer dies jedoch der Fall ist, muß der psychophysische Organismus involviert sein. Es muß, soll von Neurose überhaupt die Rede sein können, eben eine psychophysische Affektion vorliegen. In diesem Sinne sprechen wir bewußt bloß von noogenen Neurosen – aber nicht von noëtischen Neurosen: Noogene Neurosen sind Krankheiten „aus dem Geist" – sie sind aber nicht Krankheiten „im Geist": Es gibt keine „Noosen"; etwas Noëtisches kann an sich und als solches nichts Pathologisches und so denn auch nichts Neurotisches sein. Die Neurose ist keine noëtische, keine geistige Erkrankung, keine Erkrankung des Menschen bloß in seiner Geistigkeit; vielmehr ist sie immer die Erkrankung eines Menschen in seiner Einheit und Ganzheit. Ebenso ergibt sich aus all dem Gesagten, daß die Bezeichnung noogene Neurosen existentiellen Neurosen vorzuziehen ist: Existentiell kann eigentlich nur eine Frustration sein – sie jedoch ist eben keine Neurose, ja überhaupt nichts Pathologisches.

An diesem Punkte unserer Überlegungen angelangt, sehen wir – neben der besprochenen Gefahr des Pathologismus – eine weitere Gefahr: die Gefahr eines Noologismus. Und es hieße, in den Fehler des Noologismus verfallen, wollte man behaupten, jede Neurose sei noogen. Umgekehrt hieße es, in den Fehler des Pathologismus verfallen, wollte man behaupten, jede existentielle Frustration sei pathogen; ebensowenig, wie jede existentielle Frustration auch schon etwas Neurotisches ist – , ebensowenig wurzelt jede Neurose in der existentiellen Frustration. *H. J. Prill* berichtet aus der Univ.-Frauenklinik Würzburg, daß er in 21 % der Fälle von Organneurose eine existentielle Pathogenese feststellen konnte. Und meine Mitarbeiterin *Eva Niebauer,* die Leiterin der Psychotherapieambulanz der Neurologischen Poliklinik Wien, konnte zuletzt nur einen Prozentsatz von 14 des anfallenden Krankenguts als noogene Neurosen qualifizieren. Einen analogen Prozentsatz konnten *R. Volhard* und *D. Langen* verzeichnen: 12% – nicht mehr und nicht weniger. Das heißt: nicht jede Neurose ist noogen – nicht jede Neurose ist aus einem Gewissenskonflikt oder einem Wertproblem entstanden.

Während der Psychologismus jede und so denn auch die noogene Neurose als eine psychogene fehldiagnostiziert, hält der Noologismus jede und so denn auch die psychogene Neurose (ebenso wie die somatogene Pseudoneurose) für eine noogene. Paradigmatisch für solchen flagranten Noologismus sind Behauptungen wie die folgenden: „Die Neurose ist immer ein Übertreiben relativer Werte.“[65] Ferner: „Das Gottesproblem ist in jeder Analyse das zentrale Konfliktproblem.“[66] Wenn der eine Autor behauptet, die Neurose sei „immer“ (!) ein Übertreiben relativer Werte, dann verabsolutiert er nicht nur selber und seinerseits etwas Relatives, sondern vor allem handelt es sich um einen flagranten Noologismus; denn weder ist die Neurose immer auf ein Verabsolutieren relativer Werte zurückzuführen, noch führt dieser Wertabsolutismus immer auch schon zu einer Neurose. Wollen wir doch nicht päpstlicher sein als der Papst. Auch der Franziskanerpater *J. H. Vander Veldt* von der Catholic University of America in Washington bestätigt unsere eigene Auffassung insofern, als er ausdrücklich erklärt, daß nicht jeder Neurose ein Konflikt zugrunde liegt, geschweige denn ein moralischer oder gar religiöser Konflikt. Und wenn der andere Autor entgegen der Warnung von *J. H. Vander Veldt* nicht den moralischen, sondern den religiösen Konflikt nicht als einen, vielmehr als den einzigen Konflikt der Neurosenätiologie zugrunde legt und insofern „vergötzt" (um seinen Lieblingsausdruck zu gebrauchen), indem er behauptet, das Gottesproblem sei in „jeder" (!) Analyse das zentrale Konfliktproblem, dann schlägt er eine Mahnung von *H. J. Weitbrecht* in den Wind: *„Es steht uns nicht zu, in Priesterpose über Schuld zu urteilen, geschweige denn, uns zu unterfangen, Krankheit als Form eines Widerstreites mit der göttlichen Ordnung zu betrachten. Hybris im Durchschauenwollen und Entlarven ist als unärztlich abzulehnen."*

Neben der Szylla des Psychologismus lauert auf uns die Charybdis des Noologismus. Während der Psychologist das Geistige aus dem Raum des Menschlichen, der durch die Dimension des Geistigen überhaupt erst konstituiert wird, in die Ebene des bloß Psychischen hineinprojiziert, interpretiert der Noologist das Leibliche einseitig und ausschließlich im Sinne eines Ausdrucks des Geistigen. Tatsächlich hat das leibliche Krankheitsgeschehen durchaus nicht durchgängig jenen Stellenwert in der Lebensgeschichte und jenen Ausdruckswert für die Geistseele, den ihm die Psychosomatische Medizin so großzügig zuspricht. Die Psychosomatische Medizin lehrt: Krank werde nur, wer sich kränke – doch läßt sich zeigen, daß unter Umständen auch krank wird, wer sich freut. Und wenn die Worte von *Juvenal:* mens sana in corpore sano – so mißverstanden werden, als ob ein gesunder Geist durch einen gesunden Körper bedingt würde, dann vermag ich als Psychiater ebenso zu bezeugen, daß es auch eine mens insana in corpore sano gibt, wie ich als Neurologe dafür einstehe, daß es auch eine mens sana in corpore insano gibt – sagen wir: in einem gelähmten Leib. Gewiß hat jede Krankheit ihren „Sinn"; aber der wirkliche Sinn einer Krankheit liegt nicht im Daß des Krankseins, vielmehr im Wie des Leidens, und so muß denn dieser Sinn jeweils erst der Krankheit gegeben werden, und es geschieht dies, wann immer der leidende Mensch, der Homo patiens, im rechten, aufrechten Leiden echten Schicksals den möglichen Sinn schicksalhaft notwendigen Leidens erfüllt. Solche Sinnmöglichkeit aufleuchten zu lassen, Sinnfahndung in diesem Sinne, ist die Aufgabe ärztlicher Seelsorge.

Seelisch ausgelöste, aber eben nicht seelisch verursachte, also nichtpsychogene Erkrankungen bezeichnen wir als psychosomatisch. Entgegen der Psychosomatischen Medizin jedoch halten wir nicht dafür, daß es sich jeweils um spezifische Komplexe, Konflikte, Probleme und Traumen handelt, die da pathogen werden. Vielmehr läßt sich unschwer nachweisen, daß die Komplexe, Konflikte, Probleme und Traumen, deren angeblich so spezifische Pathogenese immer wieder inkriminiert wird, als praktisch ubiquitär anzusehen sind. Und wann immer sie anamnestisch erhoben werden, haben sie die Krankheit nicht verursacht. Diesen Schluß zu ziehen käme gleich der Folgerung, ein Riff, das erst bei Ebbe auftaucht und sichtbar wird, sei die Ursache der Ebbe: in Wirklichkeit legt die Ebbe das Riff nur bloß – und ebenso sind die diversen Komplexe, Konflikte, Probleme und Traumen nicht die Ursache der jeweiligen Erkrankung, sondern in den Anamnesen tauchen sie nur deshalb so vielfach und vielfältig auf, weil es sich bei den betreffenden Patienten um von Angst und Sorge beherrschte Menschen handelt, deren Ängstlichkeit bereits die Wirkung neurotischer Erkrankungen darstellt.

Analoges läßt sich auch auf den Bereich (nicht der Pathogenese im allgemeinen, sondern) der Noogenese (im besonderen) anwenden: Auch von den noogenen Neurosen gilt nämlich, daß die existentielle Frustration, die ihnen zugrunde liegen mag, so ubiquitär ist, daß sie an sich und als solche nicht pathogen sein kann; also muß auch bei ihnen eine somatopsychische Affektion erst einklinken und der psychophysische Organismus involviert sein. Nunmehr sieht die Ätiologie neurotischer Erkrankungen wie folgt aus:

I. Personale Reaktion

1. schlechte Passivität: Flucht vor der Angst – angstneurotisches Reaktionsmuster
2. schlechte Aktivität
   a) Kampf gegen den Zwang – zwangsneurotisches Reaktionsmuster
   b) Kampf um die Lust – sexualneurotisches Reaktionsmuster.

(Demgegenüber läuft das therapeutische Korrektiv hinaus:

1. aufrechte Passivität: Ignorieren der Neurose – was nur in dem Maße erwartet, ja auch nur verlangt werden kann, in dem es auf der Seite des Patienten zu einem Auf-etwas-hin-Agieren kommt:
2. zu rechter Aktivität.)

II. Organismische Resonanz

Bei der es sich eigentlich sit venia verbo um eine Reaktion des psychophysischen Organismus auf die Reaktion der geistigen Person handelt. Den organismischen Resonanzboden macht aus

1. eine entsprechende Disposition und
2. eine entsprechende Konstitution.

Hinsichtlich der Disposition haben wir die Rolle kennengelernt, die nicht nur die übermäßige Belastung, sondern auch die übermäßige Entlastung spielen: Manfred Pflanz und Thure von Uexküll konnten nämlich zeigen, daß der Mensch auch im Sinne der Internen Medizin erst dann, und nur dann erkrankt, wenn er entweder zu sehr oder zu wenig belastet ist; mit einem Wort, wenn er nicht eine seinen Kräften gemäße Aufgabe hat. Besitzt er aber eine, so erweist sie sich als „antipathogen“, als gesunderhaltend. Worauf es ankommt, ist das therapeutische Korrektiv einer angemessenen Beanspruchung – eben seitens eines Etwas, auf das hin zu agieren (siehe oben) es dafürstünde. Hinsichtlich der Konstitution haben wir schließlich die Rolle kennengelernt, die gespielt wird von Seiten

a) der Psychopathie (im besonderen ihrer anankastischen Form),
b) der Neuropathie – wobei wir im besonderen je nachdem vorwiegend sympathikotone oder vagotone klinische Bilder herausgreifen – und
c) der Endokrinopathie, aus deren Rahmen wir herausgestellt haben
   - den basedowoiden (hyperthyreotischen),
   - den addisonoiden (hypokortikotischen) und
   - den tetanoiden Formenkreis.

Nicht eines der Momente, die zur Ätiologie neurotischer Erkrankungen konfluieren, dürfen wir übersehen, und keines dürfen wir überschätzen, sollen wir nicht je nachdem einem Somatologismus, Psychologismus oder Noologismus verfallen (Abb. 15).

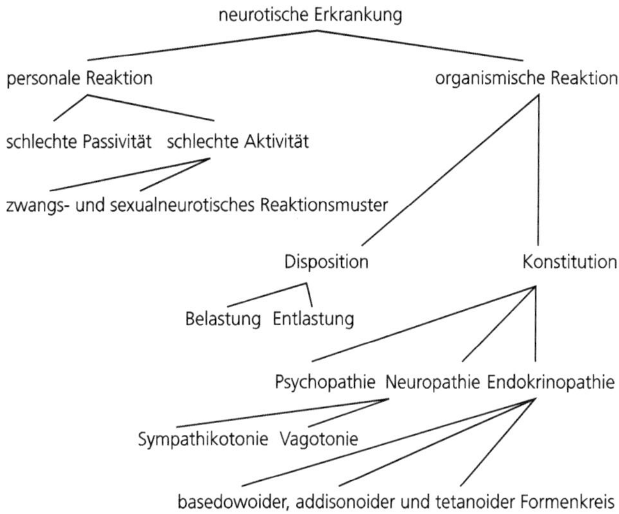

Abb. 15

B) Logotherapie als unspezifische Therapie

Aus dem eingangs Gesagten ergibt sich, daß bei noogenen Neurosen die Logotherapie eine spezifische Therapie darstellt: Die noogenen Neurosen, als Neurosen aus dem Geistigen heraus, haben die Logotherapie als Therapie vom Geistigen her angefordert. Bei den noogenen Neurosen ist die Logotherapie insofern angezeigt, als diese Neurosen den engeren Indikationsbereich der Logotherapie vorstellen. Innerhalb der Grenzen dieses Bereichs ist die Logotherapie tatsächlich ein Ersatz der Psychotherapie. Aber es gibt auch einen weiteren Indikationsbereich der Logotherapie, und ihn repräsentieren die Neurosen im engeren Sinne, also nicht die noogenen, sondern die psychogenen Neurosen. Und innerhalb dieses Bereichs bedeutet die Logotherapie keinen Ersatz der Psychotherapie, sondern deren bloße Ergänzung.

Die Logotherapie ist aber keineswegs etwa nur eine Ergänzung der Psychotherapie, sie ist auch eine Ergänzung der Somatotherapie – oder, besser gesagt, einer somatopsychischen Simultantherapie, die sowohl am Somatischen als auch am Psychischen den Hebel ansetzt, um die Neurose aus diesen zwei Angeln zu heben. Sehen wir doch immer wieder, wie es zwischen vegetativen und endokrinen Funktionsstörungen einerseits und andererseits pathogenen Reaktionsmustern auf diese Funktionsstörungen zu einem Circulus vitiosus kommt, indem in eine vegetative Angstbereitschaft eine reaktive Erwartungsangst (siehe Seite 120) einklinkt, durch die sich der Patient in eine Angstneurose überhaupt erst hineinsteigert. Dem solcherart zustande gekommenen neurotischen Zirkel hat eine therapeutische Zange zu entsprechen, deren Branchen sowohl am Somatischen als auch am Psychischen angreifen. Dies wird so bewerkstelligt, daß beispielsweise in hyperthyreotisch substruierten Fällen zugleich mit der Psychotherapie der reaktiven Erwartungsangst die vegetative Angstbereitschaft durch eine zielende Therapie mit Hilfe von Dihydroergotamin-Injektionen behandelt wird. Nun zeigte sich aber gerade in solchen Fällen, daß eine solcherart orientierte Therapie erst vollendbar ist beziehungsweise daß die Neurose erst vollends überwindbar wird durch eine Ausrichtung und Hinordnung des Patienten auf einen konkreten Sinn des persönlichen Daseins, der auf existenzanalytischem Wege noch aufzuhellen ist.

Die neurotischen Zirkel können nämlich nur hineinwuchern in ein existentielles Vakuum, und die Therapie läßt sich nur dann vollenden, wenn es gelingt, im Sinne der Logotherapie die Auffüllung des existentiellen Vakuums zu besorgen. Die Logotherapie stellt dann eine noëtische Ergänzung der somatopsychischen Therapie dar.

Es ist also keineswegs so, als ob die Logotherapie das Biologische, das Physiologische übersähe; sie möchte nur eines: daß nämlich über dem Physiologischen und dem Psychologischen nicht das Noologische vergessen wird. Wenn ein Haus gebaut wird und zum Schluß der Dachdecker an die Arbeit geht, wird ihm niemand den Vorwurf machen, daß er sich nicht um den Keller kümmert.

In den Fällen, von denen vorhin die Rede war, läßt sich wohl kaum sagen, daß das existentielle Vakuum, in das allein der neurotische Zirkel hineinzuwuchern vermochte, pathogen gewesen sei; dennoch erweist sich die Auffüllung dieses Vakuums als antipathogen – um den Ausdruck von *Manfred Pflanz* und *Thure v. Uexküll* zu gebrauchen. Und so ist denn auch in solchen eigentlich somato-psychogenen Fällen, die keineswegs aus dem Geistigen entstanden sind, dennoch eine Therapie vom Geistigen her angebracht, als welche sich die Logotherapie versteht. Und von diesen Fällen gilt das Wort des *Paracelsus:* Die Krankheit entsteht zwar aus der Natur, ihre Heilung aber ersteht aus dem Geist. Die Neurosen waren keine noogenen, und trotz alledem war auch bei ihnen eine mit der somatopsychischen Simultantherapie kombinierte Logotherapie indiziert. In solchen Fällen nun läßt sich von der Logotherapie als einer unspezifischen Therapie sprechen.

Für ungemein treffend halte ich die diesbezüglichen Ausführungen von *Edith Weisskopf-Joelson* von der University of Georgia: „Although traditional psychotherapy has insisted that therapeutic practices have to be based on findings on etiology, it is quite possible that certain factors might cause neuroses during early childhood and that entirely different factors might relieve neuroses during adulthood … Helping the patient develop effective and socially acceptable defenses against anxiety – such as a supportive System of ethical values – seems a more realistic, even though perhaps a less ambitious, goal of therapy than ‚getting to the roots' of the disorder." Folgender kasuistischer Beitrag möge dies belegen:

Frau Eleonore W. (Neurologische Poliklinik, amb. 3070/1952) ist 30 Jahre alt. Sie kommt mit schwerster Psychoto- und Kriminophobie, Homizid- und Suizidphobie. Die Psychotophobie bezieht sich auf hypnagoge Halluzinationen; anscheinend ist Patientin Eidetikerin. Abgesehen hievon ist sie sichtlich eine schwere Anankastin, und ihr Anankasmus macht die psychopathische Seite der konstitutionellen Grundlage ihrer Neurose aus, während die neuropathische Seite in Form einer Sympathikotonie (an deren Legimität wir mit *F. Hoff* und *Curtius* nicht zu zweifeln brauchen) beziehungsweise einer mit letzterer sich überschneidenden Hyperthyreose zutage tritt: Thyreoidea vergrößert – Exophthalmus – Tremores – Tachykardie (Pulsfrequenz 140 p. m.) – Gewichtsabnahme (5 kg) – GU + 72 %. Zu dieser konstitutionellen Grundlage tritt nun ein dispositionelles Moment hinzu: das vegetative Derangement durch eine vor 2 Jahren vorgenommene Strumektomie – und schließlich ein konditioneller Faktor: eine vegetative Desäquilibrierung; denn eines Tages nahm Patientin gegen ihre Gewohnheit einen starken Mokka zu sich, woraufhin sie einen vegetativen Angstanfall bekam, auf den sie mit reaktiver Erwartungsangst ansprach („nach dem ersten Angstanfall habe ich beim bloßen Gedanken an ihn sofort wieder Angst bekommen"). Später kondensiert sich die Erwartungsangst, wie wir gehört haben, um ihre anankastischen Zwangseinfälle. Soweit die konstitutionellen, dispositionellen und konditionellen Momente beziehungsweise die Somato- und Psychogenese.

Darüber hinaus jedoch ergibt sich im Sinne einer Noogenese, daß Patientin in einem existentiellen Vakuum lebt: „Ein geistiger Leerlauf ist da; ich hänge in der Luft; alles erscheint mir sinnlos; am meisten geholfen hat mir immer, wenn ich für jemand zu sorgen hatte; aber jetzt bin ich allein; ich möchte wieder einen Lebenssinn haben!" Das Motiv der Patientin, aus dem heraus sie sich an uns gewandt hatte, lag also nicht etwa in ihrer existentiellen Frustration; der Effekt der Therapie jedoch war erst gegeben, sobald ihr der Weg zur Auffüllung ihres existentiellen Vakuums und zum Abbau all der neurotischen Vakatwuchungen gewiesen worden war.

Angesichts dieses weiten Spektrums möglicher Indikationen und Kombinationen existenzanalytischer Logotherapie wird es verständlich, wenn *M. B. Arnold* strikt erklärt: „Every therapy must in some way, no matter how restricted, also be logotherapy."

C) Paradoxe Intention und Dereflexion

I Paradoxe Intention

1 Therapeutische Technik

In seinem Vorwort zu einem Buch über Logotherapie nennt Allport die Logotherapie eine der in den USA unter der Bezeichung „existential psychiatry“ subsumierten Richtungen. *Robert C. Leslie* jedoch behauptet, daß die Logotherapie gerade in dieser Hinsicht eine „beachtliche Ausnahmestellung“ einnehme, so zwar, daß sie im Gegensatz zu den anderen existentiell psychiatrischen Richtungen imstande gewesen sei, aus ihrem Schoß eine richtiggehende Technik hervorgehen zu lassen. Analoge Hinweise finden sich im einschlägigen Schrifttum bei *Donald F. Tweedie, Aaron J. Ungersma, Godfryd Kaczanowski* und *Crumbaugh.* Es handelt sich um die paradoxe Intention, wie sie bereits in meiner 1939 publizierten Arbeit „Zur medikamentösen Unterstützung der Psychotherapie bei Neurosen“ (Schweizer Archiv für Neurologie und Psychiatrie 43, 26) beschrieben ist.

Im folgenden möchten wir die paradoxe Intention jedoch nicht auf dem Wege der Induktion, das heißt von der Therapie der Neurosen her einführen, sondern auf dem Wege der Deduktion, will heißen von der Theorie der Neurosen her ableiten.

Zu diesem Zwecke kehren wir zur Angstneurose zurück. Immer wieder läßt sich beobachten, daß sich die Angst des angstneurotischen Patienten zu einer Angst vor der Angst potenziert. Und zwar wird die Angst vor der Angst motiviert von einer Kollapsphobie – einer Infarktphobie – oder einer Insultphobie (siehe Seite 115), je nachdem, ob sich der Patient davor fürchtet, er könnte im Freien zusammenfallen, vom Herzschlag beziehungsweise vom Hirnschlag getroffen zusammenbrechen. Nun, aus Furcht vor der Angst begibt sich der Patient auf die Flucht vor der Angst; mit einem Wort, er läuft vor der Angst davon – paradoxerweise, indem er daheimbleibt; denn, womit wir es zu tun haben, ist das erste der besprochenen Reaktionsmuster, nämlich *das agoraphobe Reaktionsmuster.*

Anders verhält es sich bei der Zwangsneurose: Der Patient hat Angst vor dem Zwang. Und zwar ist diese Angst durch seine Befürchtung motiviert, woran er leidet, könnte ausarten, der Vorbote oder gar das Anzeichen einer Geisteskrankheit sein (Psychotophobie), er selbst könnte etwas anstellen (Kriminophobie), und zwar sich (Suizidphobie) oder aber anderen (Homizidphobie) (siehe Seite 126f) etwas antun. Während der Angstneurotiker vor der Angst die Flucht ergreift, nimmt der Zwangsneurotiker gegen den Zwang den Kampf auf. Die Reaktion des Patienten besteht nun darin, daß er gegen die Zwangseinfälle ankämpft, daß er gegen sie anrennt, daß er gegen sie Sturm läuft – im Gegensatz zum Angstneurotiker, der vor den Angstanfällen davonläuft. Es handelt sich hiebei um den Typus der zwangsneurotischen Reaktion auf den psychopathischen Anankasmus, wobei *das zwangsneurotische Reaktionsmuster* die anankastische Psychopathie zur reaktiven Zwangsneurose potenziert.

Wieder anders verhält es sich bei der Sexualneurose: Der Kampf um die Lust ist das Charakteristikum *des sexualneurotischen Reaktionsmusters* (siehe Seite 137). Der Sexualneurotiker läuft der Lust nach und verfehlt sie gerade deshalb. Der Sexualneurotiker jagt der Lust nach; aber Lust ist ein Effekt, der sich nicht „haschen“ läßt, sondern eben Effekt bleiben muß und nicht intendiert werden kann. Die Jagd nach dem Glück verscheucht es, der Kampf um die Lust vertreibt sie. Zur forcierten Intention der Sexuallust tritt dann eine forcierte Reflexion des Sexualaktes hinzu; aber Aufmerksamkeit im Übermaß wirkt sich nicht weniger pathogen aus als Absicht im Übermaß.

Aus dem Beispiel der Erwartungsangst erhellt, daß die Furcht verwirklicht, was sie fürchtet. Nicht anders jedoch, als die Furcht verwirklicht, wovor sie sich fürchtet, verunmöglicht der forcierte Wunsch, was er intendiert. Dies macht sich die Logotherapie insofern zunutze, als sie versucht, den Patienten dazu anzuleiten, gerade das, wovor er sich so sehr fürchtet, paradoxerweise sich zu wünschen bzw. sich vorzunehmen.

Sowohl bei der angstneurotischen Furcht vor der Angst als auch bei der zwangsneurotischen Furcht vor dem Zwang haben wir es mit der Furcht vor etwas Abnormem zu tun, während die forcierte Intention der männlichen Potenz und des weiblichen Or-

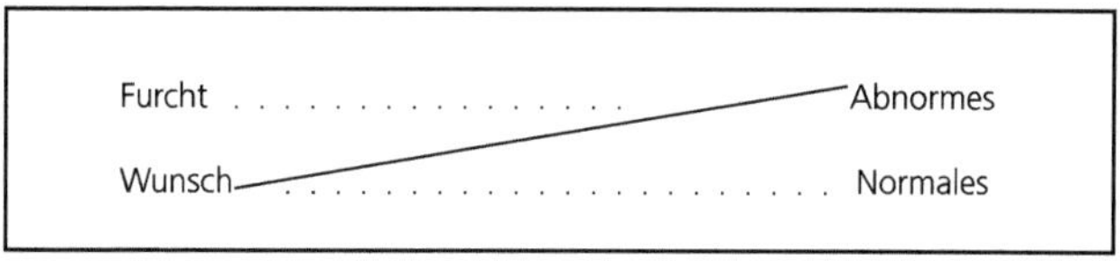

Abb. 16: Der Strich durch die Rechnung

gasmus, der wir in Fällen von Sexualneurose begegnen, nicht eine Furcht vor etwas Abnormem, sondern den forcierten Wunsch nach etwas Normalem darstellt. Nun: Wie wäre es, wenn wir den Wunsch mit etwas Abnormem verbänden und so der Neurose einen Strich durch die Rechnung (Abb. 16) machten? Wie wäre es, wenn wir den phobischen Patienten dazu veranlassen und anleiten würden, daß er versuche, gerade das, *wovor er sich fürchtet, zu wünschen* (und mag dies auch nur für Augenblicke geschehen)? Denn wenn ich als Potenzgestörter das Koitieren betont „will", nämlich forciert intendiere, und es eben damit auch schon verunmögliche: Wie wäre es, wenn ich, als Agoraphober, das Kollabieren ebenso „betont" wollte? Gelingt es unseren Patienten, paradoxerweise zu intendieren, wovor sie sich fürchten, so hat diese psychotherapeutische Behandlungsmaßnahme auf den phobischen Patienten einen erstaunlich günstigen Einfluß. Im gleichen Augenblick nämlich, in dem der Patient es lernt, an die Stelle der Angst die (paradoxe) Absicht treten zu lassen, nimmt er seiner Befürchtung sozusagen den Wind aus den Segeln.

Ein konkreter Fall möge all dies erläutern, und zwar nehmen wir den Fall des jungen Kollegen wieder auf, der an einer schweren Hidrophobie leidet.

Von Haus aus ist er vegetativ labil. Eines Tages reicht er seinem Vorgesetzten die Hand und beobachtet hierbei, daß er in auffallendem Maße in Schweiß gerät. Das nächste Mal, bei analoger Gelegenheit, erwartet er bereits den Schweißausbruch, und die Erwartungsangst treibt ihm auch schon den Angstschweiß in die Poren. Unser hidrophober Kollege wurde nun von uns angewiesen, gegebenenfalls – in ängstlicher Erwartung eines Schweißausbruchs – geradezu *sich vorzunehmen,* demjenigen, dem er da begegnet, recht viel „vorzuschwitzen". „Bisher hab' ich nur 1 Liter zusammengeschwitzt", so sagte er jeweils zu sich selbst (wie er uns nachträglich gestand); „jetzt aber will ich 10 Liter herausschwitzen!" Und das Ergebnis? Nachdem er 4 Jahre lang an einer Phobie gelitten hatte, konnte er sich von ihr auf diesem von uns gewiesenen Wege – nach einer einzigen Sitzung – innerhalb einer Woche vollends und endgültig befreien.

Solche therapeutischen Behandlungsergebnisse beweisen nicht zuletzt, daß die sogenannte Kurztherapie kurz und gut sein kann, und zwar auch dann, wenn sie nicht prätendiert, Tiefenpsychologie zu sein: darum allein muß sie noch lange nicht Oberflächenpsychologie sein. Im übrigen ist ja das Gegenteil von Tiefenpsychologie gar nicht Oberflächenpsychologie, vielmehr Höhenpsychologie.[67] Was die Behauptung anlangt, es handle sich bei alledem um symptomatische Therapie, verweisen wir auf J. H. Schultz: „Das vielfach geäußerte Bedenken, es müsse einer Symptombeseitigung in solchen Fällen notwendigerweise die Bildung eines Ersatzsymptomes oder eine andere innere Fehlhaltung folgen, ist eine in dieser Allgemeinheit völlig unbegründete Behauptung."

Der Patient soll die Neurose objektivieren und sich von ihr distanzieren. Der Patient soll lernen, der Angst ins Gesicht zu sehen, ja ihr ins Gesicht zu lachen. Hiezu bedarf es eines Mutes zur Lächerlichkeit. Der Arzt darf sich nicht genieren, dem Patienten vorzusagen, ja vorzuspielen, was sich der Patient sagen soll. Nichts läßt den Patienten von sich selbst so sehr distanzieren wie der Humor. Der Humor würde verdienen, ein Existential genannt zu werden. Nicht anders als die Sorge *(M. Heidegger)* und die Liebe *(L. Binswanger)*.

2 Klinische Kasuistik

Wie sieht die Handhabung der paradoxen Intention nun in der Praxis aus?

Eines Tages wandte sich ein junger Chirurg an uns – jedesmal, wenn sein Klinikchef den Operationssaal betrat, fürchtete er sich davor, beim Operieren zu zittern; später gegnügte diese Befürchtung, um ihn auch wirklich zittern zu machen; schließlich konnte er diese Tremorphobie beziehungsweise den durch sie ausgelösten Tremor nur dadurch unterdrücken, daß er sich vor jeder Operation betrank. Nun, dieser Fall hat eine therapeutische Kettenraktion ausgelöst. Denn nachdem ich seine Krankengeschichte und meine Behandlungsmethode in einer meiner klinischen Vorlesungen vorgetragen hatte, erhielt ich wenige Wochen später den Brief einer meiner Hörerinnen, einer Medizinstudentin, die mir von folgender Tatsache berichtete: Sie hatte bisnun ebenfalls an einer Tremorphobie gelitten, die immer dann aufgetreten war, wenn der Anatomieprofessor den Seziersaal betrat, und tatsächlich hatte die junge Kollegin jeweils zu zittern begonnen. Nachdem sie nun in meiner Vorlesung vom Falle des Chirurgen gehört hatte, habe sie versucht, die gleiche Therapie selbständig und auf sich selbst anzuwenden; nunmehr habe sie jedesmal, wenn der Professor kam, um beim Sezieren zuzusehen, sich vorgenommen: „Nun, dem werd ich jetzt einmal was vorzittern – der soll nur sehen, wie gut ich zittern kann!" Woraufhin – wie sie mir schrieb – sowohl die Tremorphobie als auch der Tremor selbst prompt gewichen waren.

Ein weiterer Fall:

Marie B. (Neurologische Poliklinik, 394/1955 bzw. 6264/1955). Die Patientin wurde behandelt und ihre gekürzt wiedergegebene (siehe Seite 119) Krankengeschichte verfaßt von *Dr. Kocourek*. Im Vordergrund des Krankheitsbildes steht anfallsweises Herzklopfen; mit ihm einher geht Angst und „ein kollapsartiges Gefühl". Nach den ersten Herz- und Angstanfällen habe sich die Angst eingestellt, daß es wieder zu alledem kommen könnte, woraufhin die Patientin das Herzklopfen auch schon bekommen habe. Im besonderen fürchte sie sich davor, auf der Straße zusammenzustürzen oder vom Schlag getroffen zu werden. Die Patientin wird nun von *Dr. Kocourek* angewiesen, sich zu sagen: *„Das Herz soll noch mehr klopfen. Ich werde versuchen, auf der Gasse zusammenzustürzen." Die Patientin wird angewiesen, trainingsmäßig alle ihr unangenehmen Situationen aufzusuchen und nicht ihnen auszuweichen.* 2 Wochen nach der Aufnahme berichtet die Patientin: „Ich fühle mich sehr wohl und habe kaum mehr Herzklopfen. Die Angstzustände sind vollkommen geschwunden." Nachdem die Patientin entlassen worden war, berichtete sie 17 Tage später: „Habe ich ab und zu Herzklopfen, sage ich mir: ‚Das Herz soll noch mehr klopfen.' Das Herzklopfen hört dann auch wieder auf."

Im folgenden soll die Anwendbarkeit paradoxer Intention nun in Fällen von Zwangsneurose kasuistisch belegt werden:

Frau Hede R. aus S. ist 52 Jahre alt; schon ihre Mutter litt an einer schweren Zwangsneurose. Vor 14 Jahren machten sich die ersten Zwangssymptome auch bei der Patientin selbst bemerkbar, nachdem sie bis dahin nur pedantisch gewesen war; und zwar begann sie an einem Zählzwang zu leiden. Beim Lesen fängt sie oft zehnmal an oder bleibt an einem Wort hängen. Sie muß ihre Kasten in peinlichster Ordnung halten und alles kontrollieren, wobei sie sich davor fürchtet, sie könnte gestört werden. Ihre Schubladen muß sie, um sich zu vergewissern, daß sie auch wirklich geschlossen sind, nach einem bestimmten Rhythmus abklopfen. Wiederholt klopfte sie sich ihre Knöchel wund, brach Schlüssel ab und ruinierte Türklinken – durch die ständigen Kontrollen, ob die Türen auch wirklich geschlossen sind. Auch ihren Mann läßt sie nicht immer über ihre Kasten, und einmal mußte sie sich eigens ein Hemd kaufen, nachdem sie es nicht über sich gebracht hatte, daß ihr Mann einen ihrer Kasten öffne.

Die Patientin wird stationär aufgenommen, Frau *Dr. Niebauer* zwecks Psychotherapie übergeben und vom Abteilungsvorstand nur anbehandelt, indem er ihr die paradoxe Intention vorspielt. Noch am gleichen Nachmittag bringt die Patientin 2 Fächer ihres Kastens in Unordnung und ist darauf nicht wenig stolz. Bemerkenswerterweise erst nach diesem therapeutischen Effekt ergibt eine Aussprache mit Frau Dr. Niebauer, daß der Bruder der Patientin, als diese 5 Jahre alt war, deren Lieblingspuppe ruinierte, woraufhin die Patientin begann, ihr Spielzeug einzuräumen. Als sie im Alter von 16 Jahren stand, zog ihre Schwester hinter dem Rücken der Patientin deren Kleider an, und daraufhin wurden auch die letzteren eingesperrt.

Frau *Dr. Niebauer* trainiert die Patientin im Sinne der paradoxen Intention: es wird Unvollkommenheit intendiert – *alles soll so unordentlich wie nur möglich sein;* den Kasten öffnen soll die Patientin mit dem Wunsch, alles durcheinanderzubringen. 2 Tage nach Beginn der Behandlung ist sie so weit, daß sie nicht mehr zählen und nichts mehr kontrollieren muß. Am 4. Tag der Behandlung vergißt sie, den Kasten abzusperren. Am 6. Tag der Behandlung muß sie nichts mehr wiederholen. 2 Wochen nach Beginn der Behandlung vermag die Patientin, wie sie spontan berichtet, ihre Füllfeder wieder normal zu verwenden, was sie seit Jahren nicht zustande gebracht hatte, da dies nach einem bestimmten „System" geschehen mußte: „Ich bin sehr stolz." Am übernächsten Tag wird die Patientin entlassen, wobei sie dem Abteilungsvorstand gegenüber wörtlich erklärt: „Ich habe keine Angst mehr. Alles geht ganz normal. Ich fahre als anderer Mensch heim." 14 Jahre lang hatte die Patientin an der Zwangsneurose gelitten, und die Besserung war im Laufe von 16 Tagen zustande gekommen. Die Besserung hält an.

Ein weiterer Fall:

Herr Karl P. (Neurologische Poliklinik, 901/1956), 44 Jahre alt, Musiker. Der Patient wurde behandelt und seine Krankengeschichte verfaßt von Frau *Dr. Niebauer.* Seit der Kindheit sei der Patient sehr pedantisch. Mit 16 Jahren habe er Scharlach gehabt und sei in einem Infektionsspital gelegen; damals hätten andere Patienten, die mit dem Patienten im Zimmer lagen, sich heimlich Essen besorgen lassen und Geldscheine hinausgeschmuggelt. Seither leide er an der Zwangsvorstellung, daß jede Banknote eine Infektionsquelle sein könnte. Er habe Angst vor Bakterien, Infektionskrankheiten, Haut- und Geschlechtskrankheiten. Er habe ein eigenes Zeremoniell; wenn er von der Arbeit nach Hause komme, putze er die Türklinken x-mal ab und wasche sich die Hände; seine Freunde, die ihn besuchen kommen, wissen dies schon und tun desgleichen, da er sonst ruhelos sei. Er könne in kein Geschäft gehen, wo er Banknoten empfangen müßte. Sein Gehalt bekomme er immer in ganz neuen Banknoten, und zwar nur in lauter 10–Schilling-Noten; er könne dann, wenn er zahle, keine Banknoten herausbekommen. Das Hartgeld, das er bekomme, komme in eine eigene Tasche und werde zu Hause mehrmals gewaschen bzw. ausgekocht. Ständig trage er ein Fläschchen Wasser und Seife mit sich. Nach einem Besuch werde die ganze Wohnung gewaschen. Wenn sein Sohn nach Hause komme, werde er abgebürstet, seine Schulhefte und Aktentasche abgewaschen. Ebenso werde sein Auto gewaschen. Erst dann sei er beruhigt. Er habe mehrere verschiedene Mäntel, die ihn vor Bakterien schützen. Habe er einen solchen Mantel an, sei er „immun" und könne dann sogar schmutzige Banknoten empfangen. Während der Arbeit trage er immer einen solchen weißen Schutzmantel; bei Konzerten müsse er aber im dunklen Anzug auftreten. Dann sei er sehr ängstlich und unsicher. Es werde täglich 2–3.30 Uhr früh, bis er ins Bett komme, da er immer noch soviel zu planen, einzuteilen habe und erst dann zur Ruhe komme, während der Arbeit aber immer einschlafe. Als Kind sei er seiner Mutter nie rein genug gewesen und immer wieder zum Waschen gezwungen worden. In der Pubertät habe er von einem Gasthaus gehört, wo jemand durch Bananen die Lepra bekommen hätte. Seither weiche er Bananen aus, da er glaube, daß diese immer von Aussätzigen gepflückt werden und eine besondere Infektionsquelle seien. 1953 sei er in der Ambulanz ... in Behandlung gewesen, der dortige Psychotherapeut habe aber nach dem 5. Mal die Geduld verloren und ihm gesagt, man könne ihm nicht helfen.

Therapeutisch wird dem Patienten im Sinne paradoxer Intention von Frau *Dr. Niebauer* empfohlen, sich zu *wünschen,* wovor er Angst habe, und sich zu sagen: *„Ich gehe jetzt nur darauf aus, möglichst viel Infektionskrankheiten zu erwischen."* So solle er sich überallhin Banknoten stecken, sie zu Hause überall liegenlassen, Türklinken gleich mehrfach angreifen und „im Bakteriensud wühlen".

Bereits bei der dritten Sitzung erklärt Patient der behandelnden Ärztin: „Es ist wie ein Wunder. *Seit 28 Jahren hatte ich unter Bakterienfurcht gelitten;* ich bin ganz verändert. Als ich am Samstag von Ihnen fort bin, habe ich gleich mit Ihrem Vorschlag angefangen. Ich habe mich einfach in meinen Wagen gesetzt, nichts mehr im Wagen abgewischt, 2 Sackerl, die ich immer im Wagen für Schlüssel und Reservegeld habe, gleich weggeworfen und die Geldbörse einfach in den Anzug gesteckt. Die Garage habe ich auch nicht gereinigt und die Türklinke der Garage nicht, wie üblich, mit einem Papier abgewischt. Zu Hause habe ich mir nicht die Hände gewaschen, meinen Sohn bürste ich nicht mehr ab und wasche auch nicht mehr seine Aktentasche ab, sondern lasse ihn machen, was er will. Außerdem habe ich Frau und Kind eine Banane mitgebracht und selber eine gegessen, wo ich doch früher nicht einmal Geschäfte betreten habe, in denen Bananen verkauft wurden".

4. Sitzung: Patient berichtet, daß er das nun einmal Gemachte beibehalten habe, daß er vor Tagen noch eher noch geglaubt hätte, daß er plötzlich sterben könnte, als daß er je es wieder zustande bringen werde, gewisse Zwangshandlungen zu unterlassen.

6. Sitzung: „Ich bin in ein und demselben Anzug überall hingegangen, habe auch nicht mehr zweierlei Mäntel, die brauche ich nicht mehr. Sie wissen ja gar nicht, wie viele Dinge ich schon machen kann. Und das Wunderbare daran ist, daß meine Familie nun auch nichts mehr zu machen braucht. Wenn ich mit meinem Anzug ohne zu bürsten in die Wohnung gehen kann, darf es mein Sohn und meine Frau natürlich auch."

7. Sitzung: Eine weitere Aussprache ergibt, daß der Patient bereits in der frühesten Kindheit zeitweise Angst vor Krankheiten hatte. Eine Nachbarin, die ihn betreute, wenn er krank war, hatte die Angewohnheit, ihm Hunderte von grausigen Geschichten aus dem Spital zu erzählen.

8. Sitzung: Weiterhin wesentlich gebessert. Patient nimmt sogar Bekannte in seinem Auto mit, wäscht das Auto nicht mehr, half beim Gehaltauszahlen mit. Macht jedoch manchmal Zwangshandlungen völlig mechanisch, ohne daß ihm dieselben zum Bewußtsein kommen. Macht ihn seine Frau auf die eine oder andere Handlung jedoch aufmerksam, gelingt es ihm leicht, dieselbe abzustellen.

3 Monate nach Einsetzen der Behandlung – 10. Sitzung: Die Besserung hält an. *Er führe „ein völlig normales Leben".* 3 Wochen später – 11. Sitzung: Nach wie vor fallen ihm Zwangsvorstellungen ein; jedoch gelinge es ihm, die Zwangsvorstellungen jederzeit abzustellen. 8 Monate später (25.6.1957): „Ich bin noch nicht 100%ig zufrieden: mich erwischt es schon hie und da; aber gegen früher geht es mir *sehr* gut – 80% sind weg!"

Frau Anna H. (Neurologische Poliklinik, stationär 3578/1953) ist seit ihrer Jugend pedantisch. Mit 5 Jahren bestand sie darauf, ein eigenes Handtuch zur Verfügung zu haben. Nichts war ihr rein genug. Bis 5 Uhr morgens ist sie aufgeblieben, um ihre Schulaufgaben in Ordnung zu bringen. Délire de toucher höchsten Grades. Das Leiden wurde immer schwerer. 1950 und 1951 befand sich die Patientin zweimal in einer Nervenheilanstalt. Als sie von ihrem Arzt in die Poliklinik eingewiesen wurde, mußte sie um 4 Uhr früh aufstehen, um sich um 12 Uhr mittags bei uns einfinden zu können – dermaßen wurde sie von ihrem Wiederholungs- und Kontrollzwang gehandikapt.

Auf unserer Abteilung wird eine tägliche Aussprache mit Frau *Dr. Niebauer* arrangiert und hiebei die Patientin angeleitet, *sich zu wünschen, alles solle möglichst schmutzig sein.* Die Patientin wird angewiesen, „kopfüber mitten hinein in den Schmutz zu springen", und sie, *die 60 Jahre schwerst zwangsneurotisch war,* wäscht sich am 8. Tag der Behandlung nicht länger als eine halbe Stunde pro die. Am 10. Tag wäscht sie sich in der gemeinsamen Waschmuschel der Patienten im größten Krankensaal und benötigt hiezu nicht länger als der Durchschnitt der Patienten. Am 15. Tag geht sie auf 2 Stunden nach Hause und wäscht sich daheim ein einziges Mal. Am 21. Tag findet der 2. Ausgang statt, wobei sich die Patientin wieder ein einziges Mal wäscht. Am 25. Tag, gelegentlich des 3. Ausgangs, „macht sich die Patientin zu Hause ihre eigene Jause, und zwar erstmalig seit Jahren; vor dem Verlassen der Abteilung hatte sie auf die entsprechende Zumutung hin erklärt: Ausgeschlossen – kommt nicht in Frage." Am 30. Tag wird sie praktisch geheilt entlassen, und zwar nicht, ohne aus freien Stücken den Krankensaal aufgeräumt zu haben. Ein halbes Jahr später wird sie vorgeladen und berichtet, daß sie ganztägig in Arbeit steht und zum Waschen und Ankleiden nicht länger als eine Stunde benötigt.

Ein anderer Fall von Waschzwang:

Frau H. (Neurologische Poliklinik, amb. 3578/1953 bzw. stat. 34/1953) leidet an einer schweren Zwangsneurose auf Grund einer anankastischen Psychopathie. Die ersten Zwangssymptome sind in früher Kindheit aufgetreten. Sie leidet unter einem dauernden Schmutzgefühl und rührt nur das Allernotwendigste an. Sie hat Angst davor, beschmutzt zu werden, sich waschen zu müssen und mit dem Waschen nicht aufhören zu können. Alles muß in möglichster Ordnung hingelegt und hergerichtet werden. Sie hält sich nur zu Hause auf, und Mutter und Schwester leiden eigentlich nicht weniger unter der Krankheit der Patientin als diese selbst. „Es freut mich nichts mehr", sagt die Patientin. Ihr Leben sei sinnlos und inhaltslos. Sie wird vom behandelnden Abteilungsarzt Dr. Kocourek angewiesen, das Gefühl des Schmutzigseins zu ignorieren – ja, mehr als dies: insofern zu ironisieren, *als sie sich vornimmt, möglichst schmutzig zu werden.* Immer mehr wird sie zur Unordnung erzogen. Als sie aufgenommen wurde, hatte sie, um sich zu waschen und anzukleiden, 6 Stunden benötigt, während sie am 3. Tag der Behandlung früh und abends nur je 10 Minuten lang Toilette machte.

Am 5. Tag gelingt es, die Zeit auf 5 Minuten zu reduzieren. Bald ist die Patientin unauffällig, besucht ein Kino, hält sich 4 Stunden lang zu Hause auf und wäscht sich hiebei nur ein einziges Mal. Bei der Entlassung fühlt sie sich wohl, und nach der Entlassung geht es ihr besser als jemals. Im Gegensatz zu früher fährt sie zum Beispiel mit der Straßenbahn, ohne Handschuhe anzuziehen.

Selbstverständlich bedarf die anankastische Psychopathie ständiger psychotherapeutischer Betreuung, wo nicht wiederholter stationärer Behandlung, wobei der bloße Milieuwechsel den Patienten aus einer Umgebung herausreißt, die einer Entbahnung der eingeschliffenen zwangsneurotisch rituellen Zeremonielle im Wege steht. Ein weiterer Fall von Waschzwang:

Frau Emilie B. (Neurologische Poliklinik, amb. 405/1951 bzw. stat. 64/1953) *ist 65 Jahre alt. Die Patientin leidet an einem schweren Waschzwang, und zwar seit dem vierten Lebensjahr.* Wenn sie die Hände nicht waschen durfte, leckte sie sie ab. Später hat sie auch Angst vor kranken Leuten, im besonderen solchen mit Hautausschlägen. Vor 25 Jahren begegnete sie einem Lupuskranken und fürchtete sich davor, sie könnte an ihn angestreift sein. Sie hört dann nicht mehr auf, die Kleider zu reinigen. Schirm und Handschuhe wirft sie überhaupt fort. Sie meidet Menschen und setzt sich nirgends nieder. Es könnte dort ein Lupuskranker gesessen sein. Sie rührt keine Türklinke an. Auch der Gatte muß sich an ein Zeremoniell halten, wenn er ins Zimmer tritt: erst muß er den Rock abbürsten, dann die Haare abwischen, die Schuhe bürsten, die Hände waschen, die Tür öffnen und schließen, dann noch einmal die Hände waschen usf. „Wenn er die Einkaufstasche holt, die in der Küche an einem bestimmten Platz steht, muß er verkehrt aus der Küche hinausgehen, damit ich sicher bin, daß er wirklich nirgends ankommt usw." Die Patientin ist seit langem arbeitsunfähig und hält sich nur noch im Bett auf: „Das ist meine Rettungsinsel." Aber auch dort muß sie dauernd mit Tüchern wischen, die ihr ihr Mann nicht genug auswaschen kann. „Stundenlanges Wischen der Kleider und des Körpers. Bis zu 300mal und mehr wird über das Bett gewischt, die dazu verwendeten Läppchen dauernd gewaschen." (Die hiermit exzerpierte und zitierte Krankengeschichte wurde von Frau *Dr. Niebauer* verfaßt.) „Ihr Mann bringt ihr zum Beispiel morgens auf einem speziell gereinigten Tablett ihr Frühstück. Hierauf muß sie einen Platz im Bett für ihr Frühstück reinigen, wozu sie eine Stunde braucht, da sie unzählige Male über dieselbe Stelle wischt." Das Leintuch darf nicht die geringste Falte zeigen. Die Patientin ist verzweifelt und sagt: *„Das Leben ist für mich zur Hölle geworden."*

Eingedenk eines analogen Falles, den wir hatten leukotomieren lassen und heilen können, nahmen wir die Patientin zwecks entsprechender Indikationsstellung auf. *Zum An- und Auskleiden benötigte sie zur Zeit der Aufnahme je 6 Stunden.* Von Frau *Dr. Niebauer* wird sie mittels paradoxer Intention behandelt. Nach 9 Tagen des Anstaltsaufenthalts stopft sie die Socken anderer Patienten. Nach 11 Tagen reinigt sie den Instrumententisch, wäscht Nachtkasteln, reinigt Spritzen, trägt schmutzige Kübel hinaus mit blutigen und eitrigen Verbandabfällen. Nach 13 Tagen erhält sie die erste Ausgangserlaubnis und wäscht sich zu Hause nicht ein einziges Mal. Triumphierend berichtet sie, mit schmutzigen Händen habe sie eine Semmel gegessen. *2 Monate später ist sie beschwerdefrei. Daheim braucht sie zum An- oder Ausziehen nur eine halbe Stunde,* „geht einkaufen, Besorgungen machen, näht sich Kleider an der Nähmaschine, die sie früher nicht angerührt hatte. Sie kocht Kaffee, staubt ab, alles Dinge, die sie sonst nicht gemacht hätte. Kommt nach Hause, ohne ihr Kleid sofort auszuziehen, setzt sich in das Zimmer, ohne sich abzubürsten oder abzuwischen. Sie macht Witze über ihre Zwangsneurose." Wegen eines chronischen Ekzems wird sie in ein anderes Krankenhaus aufgenommen und in den Erysipelsaal gelegt, was sie nicht im geringsten stört. Aber wiederholt wird sie rückfällig. Immer wieder bedarf sie ärztlicher Nachhilfe und supportiver Psychotherapie. Aber immer wieder läßt sich ihr Leiden auch erträglich machen, ohne daß wir sie leukotomieren lassen müssen.

In Fällen von Kriminophobie ist die paradoxe Intention nicht weniger indiziert. Um ein Beispiel beizubringen:

Patientin (Neurologische Poliklinik, Amb.-Prot. Nr. 1015 ex 1957) ist 23 Jahre alt und leidet seit dem 17. Lebensjahr an der Zwangsvorstellung, sie könnte im Vorbeigehen, ohne es zu wissen, jemanden umgebracht haben. Muß dann mehrfach zurückgehen, sich vergewissern, ob nicht irgendwo am Weg eine tote Frau liegt. Sie wird von Frau *Dr. Niebauer* behandelt. Der Patientin wird geraten, sie solle sich sagen: Gestern habe ich schon 30 umgebracht, heute schon 10, da muß ich rasch weitergehen, damit ich mein heutiges Pensum noch rechtzeitig erledige. 6 Tage später (Tonbandaufnahme): „Ich muß sagen, das mit der paradoxen Intention haut hin, ich muß mich gar nicht umschauen. Mit der Zwangsvorstellung, daß ich jemanden ermordet hätte, werde ich ganz gut fertig!" Frau *Dr. Niebauer:* „Wie verhalten Sie sich denn jetzt?" Patientin: „Ganz einfach, ich sage mir, wenn eine solche Zwangsvorstellung aufkommt, daß ich gleich weiter muß, da ich ja noch so viele umzubringen habe. *Dann ist aber auch der Zwang weg."*

Ein analoger Fall:

Herr Karl G. (Neurologische Poliklinik, 19/1950) hat Angst davor, der Schlag könnte ihn treffen, er könnte Krebs bekommen, sich vor einen Zug werfen, sein Kind zum Fenster hinauswerfen usf. usf. (siehe Seite 126f). *Aus dieser krimonophoben Motivation heraus hat er in seiner Wohnung alle Fenster vergittern lassen.* Von Frau *Dr. Niebauer* wird der Patient mittels paradoxer Intention behandelt: „Gestern hab' ich einen umgebracht, vorgestern zwei – nun, heute werd' ich eben drei umbringen, und der da soll der erste sein." Drei Monate später: „Es geht mir jetzt tadellos. Ich habe gar keine Zwangsgedanken mehr. Ich kann mir nicht vorstellen, daß ich solche Vorstellungen gehabt habe."

Eines besonderen Hinweises bedarf eine Untergruppe kriminophober Befürchtungen: die blasphemischen Zwangsvorstellungen. Ihnen begegnen wir therapeutisch wohl am besten, indem wir versuchen, den Patienten bei seiner Zwangsneurose zu packen, so zwar, daß wir ihn darauf aufmerksam machen, daß er durch die fortgesetzte Befürchtung, Blasphemien zu begehen, eine Blasphemie *beginge;* denn Gott für einen so schlechten Diagnostiker zu halten, daß man ihm die Fähigkeit abspricht, zwischen Blasphemie und Zwangsvorstellung diagnostisch zu differenzieren, bedeute eine Gotteslästerung. In Wirklichkeit, so müssen wir dem Patienten versichern, rechne Gott eine blasphemische Zwangsvorstellung gewiß nicht der Person des Patienten zu. Die anankastische Psychopathie – das Substrat seiner Zwangsneurose – ist ja tatsächlich nicht seiner (geistigen) Person zurechenbar, haftet vielmehr seinem (seelischen) Charakter an. In dieser Hinsicht ist der Patient weder frei noch verantwortlich – nur um so mehr ist er es jedoch hinsichtlich seiner *Einstellung* gegenüber der Zwangsvorstellung: ständig kämpft er gegen seine blasphemischen Einfälle an und steigert dadurch nur deren „Macht“ und die eigene Qual. Das Ankämpfen gegen das Symptom *abzustellen* – indem das *Motiv* dieses Ankämpfens ausgeschaltet wird – ist der Zweck dieser Technik.

Hans O. Gerz, der klinische Direktor des Connecticut State Hospital in den USA, verfügt über eine ausgedehnte Kasuistik. Auf Grund seiner jahrelangen klinischen Erfahrungen erblickt *Dr. Gerz* in der paradoxen Intention eine in phobischen, angst- und zwangsneurotischen Fällen nahezu spezifisch wirksame Technik. Auch in schweren Fällen von Zwangsneurose lasse sich mit dieser Methode dem Patienten zumindest eine erhebliche Erleichterung verschaffen. In akuten Fällen sei sie eine ausgesprochene Kurzbehandlung. (Zur Behandlung phobischer und zwangsneurotischer Syndrome mit der „paradoxen Intention“ nach *Frankl,* Z. Psychother. med. Psychol. 12, 145, 1962.) Auf dem Symposion über Logotherapie, das im Rahmen des 6. Internationalen Kongresses für Psychotherapie veranstaltet wurde, referierte *Gerz* folgende zwei Krankengeschichten:

A. V., 45 Jahre alt, verheiratet, Mutter eines 16jährigen Sohnes, weist eine Krankengeschichte von 24(!) Jahren Dauer auf, während welcher Zeitspanne sie an einem schwersten phobischen Syndrom zu leiden hatte, bestehend aus Klaustrophobie, Agoraphobie, Höhenangst, Angst vor Aufzügen, Überschreiten von Brücken und dergleichen mehr. Wegen all dieser Beschwerden war sie volle 24 Jahre hindurch von verschiedenen Psychiatern behandelt worden, unter anderem auch wiederholte Male im Sinne ausgesprochener Langstrecken-Analysen. Zusätzlich war sie wiederholt interniert worden, bei welcher Gelegenheit sie zahlreiche Elektroschocks erhielt, und schließlich wurde eine Leukotomie vorgeschlagen. Die letzten vier Jahre mußte sie in einer Anstalt verbringen. Allein sowohl Elektroschocks als auch intensive Behandlung mit Barbituraten, Phenothiazinen, Monoamidooxydasehemmern und Amphetamin-Präparaten blieben ohne jede Wirkung. Außerhalb eines bestimmten Bereichs rings um ihr Bett vermochte sie sich nicht aufzuhalten. Trotz all der Tranquilizer, die sie erhielt, war sie ständig in höchster Erregung. Ebenso blieb einer eineinhalbjährigen intensiven psychoanalytischen Behandlung durch einen erfahrenen Analytiker ein Erfolg versagt.

Am 1. März 1959 übernahm *Gerz* die Behandlung, und zwar mittels paradoxer Intention. Jedes Medikament wurde sofort abgesetzt, und dennoch gelang es, ein Symptom nach dem anderen, eine Phobie nach der anderen auf dem nun eingeschlagenen Wege zu beseitigen. Zunächst wurde die Patientin angewiesen, sich zu *wünschen,* daß sie kollabiere, und sich *vorzunehmen,* so ängstlich wie möglich zu werden. Es bedurfte nur weniger Wochen und es gelang der Patientin, all das zu tun, wozu sie früher nicht imstande gewesen war: die Abteilung zu verlassen, mit dem Aufzug zu fahren und dergleichen – all dies mit dem festen Vorsatz, ohnmächtig zu werden und das Bewußtsein zu verlieren. Im Aufzug beispielsweise meinte sie: „Sehen Sie, Herr Doktor, ich bemüh' mich ja so, zusammenzufallen und Angst zu haben – alles umsonst: ich kann's einfach nicht mehr." Und nun begann sie, erstmalig nach langen Jahren, außerhalb der Anstalt umherzuspazieren, mit der Absicht, sich zu fürchten, aber nicht imstande, es auch wirklich zu tun. 5 Monate später war die Patientin zum ersten Male nach sage und schreibe 24 Jahren frei von jeder Furcht, als sie für die Dauer eines Weekends nach Hause kam. Oder doch nicht: Nur das Beschreiten einer Brücke hatte ihr zu schaffen gemacht – woraufhin sie, nach ihrer Rückkehr in die Anstalt, noch am gleichen Abend in *Gerz'* Wagen gesetzt wurde, um zu einer Brücke zu fahren und sie zu betreten. „Versuchen Sie doch, Angst zu bekommen, soviel Angst wie nur möglich!" Das waren seine Worte. „Es geht nicht – ich bekomme keine Angst – es geht nicht, Herr Doktor." So lautete ihre Reaktion. Bald danach wurde sie entlassen. Seither sind 4½ Jahre vergangen, in denen sie nunmehr im Kreise ihrer Familie ein normales und glückliches Leben führt. Ein paarmal im Jahr sucht sie *Gerz* auf, aber nur, um ihre Dankbarkeit zum Ausdruck zu bringen.

Und nun der Fall eines zwangsneurotischen Patienten:

Mr. M. P. ist ein 56jähriger verheirateter Rechtsanwalt, Vater eines 18jährigen College-Studenten. Vor 17 Jahren überkam ihn „ganz plötzlich, wie ein Blitz aus heiterem Himmel, die entsetzliche Zwangsvorstellung", er könnte seine Einkommensteuer um 300 Dollar zu niedrig eingeschätzt und dadurch den Staat betrogen haben – obzwar er sein Steuerbekenntnis nach bestem Wissen und Gewissen ausgearbeitet hatte. „Diese Idee konnte ich dann nicht mehr loswerden – so sehr ich mich auch bemühte", sagte er zu *Gerz.* Er sah sich schon wegen Betrugs staatsanwaltlich verfolgt, eingesperrt, sah die Zeitungen voll mit Artikeln über ihn und seine berufliche Position verloren. Er begab sich nun in ein Sanatorium, wo er erst psychotherapeutisch und dann mit 25 Elektroschocks behandelt wurde – ohne Erfolg. Inzwischen verschlimmerte sich sein Zustand dermaßen, daß er seine Rechtsanwaltkanzlei schließen mußte. In schlaflosen Nächten mußte er gegen Zwangsvorstellungen ankämpfen, die sich von Tag zu Tag mehrten. „Kaum, daß ich eine los war, entwickelte sich auch schon eine andere", sagte er *Gerz.* Im besonderen plagte ihn die Zwangsvorstellung, seine diversen Versicherungsverträge könnten abgelaufen sein, ohne daß er es gemerkt hatte. Immer wieder mußte er sie überprüfen – und dann wieder in einen speziellen stählernen Safe sperren, jeden einzelnen Vertrag x-mal verschnürend. Schließlich ging er bei Lloyds in London eine für ihn ausgearbeitete Spezial-Versicherung ein, die ihn vor den Folgen irgendeines unbewußten und unbeabsichtigten Fehlers bewahren sollte, den er im Rahmen seiner Gerichtspraxis hätte begehen können. Bald war es aber auch mit dieser Gerichtspraxis aus; denn der Wiederholungszwang wurde derartig arg, daß der Patient in die Psychiatrische Klinik von Middletown aufgenommen werden mußte.

Nun aber wurde auch seine paradoxe Intentionsbehandlung durch *Gerz* gestartet. Vier Monate hindurch stand er bei ihm in Logotherapie, und zwar dreimal pro Woche. Immer wieder wurde er angewiesen, folgende paradox intentionalen Formulierungen zu verwenden: „Ich pfeif auf alles. Der Teufel soll den Perfektionismus holen. Mir ist alles recht – von mir aus soll man mich einsperren. Je früher, desto besser! Mich fürchten vor den Folgen eines Fehlers, der mir unterlaufen sein könnte? Soll man mich doch verhaften – jeden Tag gleich dreimal! Wenigstens krieg' ich auf die Art mein Geld zurück, das schöne Geld, das ich den Herren in London in den Rachen geworfen hab' ..." Und nun begann er im Sinne paradoxer Intention sich geradezu zu wünschen, möglichst viele Fehler begangen zu haben, und sich vorzunehmen, noch mehr Fehler zu machen, seine ganze Arbeit durcheinanderzubringen und seinen Sekretärinnen zu beweisen, daß er „der größte Fehlermacher der Welt" sei. Und *Gerz* zweifelte nicht daran, daß der Patient nun imstande war, nicht nur paradox zu intendieren, sondern eben diese Intentionen auch möglichst humoristisch zu formulieren, wozu *Gerz* selbstverständlich beitragen mußte, beispielsweise, indem er ihn in seiner Ordination etwa wie folgt begrüßte: „Was – um Himmels willen! Sie laufen noch immer frei herum? Ich dachte, Sie sitzen schon längst hinter Gittern – und ich hab' schon in den Zeitungen nachgeschaut, ob die denn noch immer nicht über den großen Skandal berichten, den Sie verursacht haben." Daraufhin pflegte der Patient in lautes Gelächter auszubrechen – und in zunehmendem Maße diese ironisierende

Haltung selber und seinerseits einzunehmen, sich selbst und seine eigene Neurose zu ironisieren, z. B. indem er sagte: „Mir ist alles Wurst – soll'n sie mich einsperren; höchstens geht die Versicherungsgesellschaft bankrott." Nun ist es über ein Jahr her, daß die Behandlung abgeschlossen ist.

„Diese paradoxe Intention hat bei mir eingeschlagen; das hat wie ein Wunder gewirkt, kann ich ihnen nur sagen! In 4 Monaten ist es ihr gelungen, aus mir einen ganz anderen Menschen zu machen. Freilich, hie und da kommt mir irgendeine von den alten Befürchtungen in den Sinn; aber jetzt kann ich damit sofort fertig werden – jetzt weiß ich eben, wie ich mit mir umzugehen hab'!" Und lachend setzt er hinzu: „Und vor allem eines: es gibt nichts Schöneres als – einmal so richtig und tüchtig eingesperrt zu werden. ... „

Daß die Logotherapie verhältnismäßig kurzfristig durchgeführt werden kann, ergibt sich bereits aus einem Bericht von *Eva Niebauer-Kozdera* über die statistischen Ergebnisse der nach logotherapeutischen Prinzipien von ihr geführten Psychotherapieambulanz: sie weist 75,7% Heilungen und Besserungen auf – Besserungen in einem Ausmaß, daß jede Weiterbehandlung sich erübrigte –, bei durchschnittlich 8 Sitzungen (Wiener klinische Wochenschrift 67, 152, 1955). *Gerz* erklärt: „Die Zahl der benötigten Sitzungen hängt weitgehend davon ab, wie lange der Patient bereits krank war. Akute Fälle, die nur einige Wochen bis Monate zurückreichen, lassen sich meiner Erfahrung nach in 4 bis 12 Sitzungen heilen" (l. c.).[68]

Ganz entschieden verneint *Gustav Lebzeltern* (Angstzustände und deren Überwindung, Graz 1967) die Behauptung *Hans Hoffs, H. Strotzkas, A. M. Beckers* und *E. Wiesenhütters,* daß die paradoxe Intention „technisch weitgehend" der alten Persuasion entspreche beziehungsweise die Persuasion nach *Dubois* „in Form der Logotherapie eine neuerliche Wiederauferstehung erlebte". *Gerz* (über 7jährige klinische Erfahrungen mit der logotherapeutischen Technik der paradoxen Intention, Z. Psychother. med. Psychol. 16, 25, 1966) und *Donald F. Tweedie* konnten nachweisen, daß sich im besonderen die paradoxe Intention nicht auf bloße Suggestiveffekte zurückführen läßt. *Benedikt* konnte beobachten, daß „die meisten Patienten zu Beginn sogar ausgesprochen skeptisch gegenüber der Methode sind und gar nicht an deren Erfolg glauben. Ein Patient sagte sogar einmal: ‚So a Blödsinn, damit soll ma' g'sund wer'n?' Und häufig gehen die Kranken auch mit großer Angst weg, wenn sie aufgefordert werden, paradox zu intendieren und die Übungen durchzuführen. Sie meinen: ‚Das kann doch nicht helfen!' Dann kommen die Patienten zum Arzt und sagen: Ich kann es kaum glauben, es hat doch gewirkt." Wie Benedikt in seiner Dissertation über die paradoxe Intention ausführt, erwiesen sich Patienten, bei denen diese logotherapeutische Technik mit ausgesprochenem Erfolg angewandt worden war, bei Suggestibilitätstests sogar als *unterdurchschnittlich* suggestibel.

„Trotzdem können wir nur allzu gut verstehen, daß jene Psychiater, die Jahre darauf verwendet haben, sich psychoanalytisch ausbilden zu lassen, gegenüber der *Franklschen* Technik ihre Voreingenommenheit nur allzu selten überwinden, um sich durch eigene Versuche von der Wirksamkeit der logotherapeutischen Methode zu überzeugen. Aber der akademische Geist gebietet uns, vorurteilsfrei zu überprüfen, was immer sich an therapeutischen Möglichkeiten anbieten mag." (*Hans O. Gerz,* Zur Behandlung phobischer und zwangsneurotischer Syndrome mit der „paradoxen Intention" nach *Frankl,* Z. Psychother. med. Psychol. 12, 145, 1962.)

Die paradoxe Intentionsbehandlung ist jedoch auch dann möglich, wenn der sie handhabende Arzt hinsichtlich seiner theoretischen Überzeugungen nichts weniger als logotherapeutisch orientiert ist. Im Rahmen der Wiener neurologischen Poliklinik bediente sich ein rein psychoanalytisch eingestellter Kollege als der in diesem Rahmen einzig möglichen Kurzbehandlung der logotherapeutischen Technik. Ein Mitglied der Wiener psychoanalytischen Gesellschaft versuchte, die mit dieser Behandlungsmethode von ihm erzielten Erfolge psychodynamisch zu erklären. Die amerikanische Psychoanalytikerin *Edith Weisskopf-Joelson* äußerte sich in einer ihrer Arbeiten über Logotherapie folgendermaßen:

„Psychoanalytisch orientierte Therapeuten könnten behaupten, daß sich durch Methoden wie die Logotherapie keine wirkliche Besserung erreichen läßt, da ja die Pathologie in ‚tieferen' Schichten nicht angegangen wird, der Therapeut sich vielmehr auf die Festigung von Abwehrmechanismen verlegt. Derartige Schlußfolgerungen sind jedoch nicht ungefährlich. Es könnte nämlich sein, daß sie uns von wesentlichen Möglichkeiten der Psychotherapie ablenken, und zwar lediglich aus dem Grunde, weil diese Möglichkeiten zufällig nicht in unsere persönliche Neurosentheorie hineinpassen. Vor allem sollten wir nicht vergessen, daß es sich im Falle von Abwehrmechanismen, ‚tieferen Schichten' und ‚Fortbestehen der Neurose' in diesen tieferen Schichten um rein theoretische Konstruktionen und keineswegs um empirische Beobachtungen handelt."

„Jedenfalls ließe sich sagen“, erklärt *Gerz,* „daß Phobien, die sich als Produkt verdrängter Aggressionen interpretieren lassen, demgemäß auch beseitigt werden können, wenn der Patient – eben auf dem Wege der paradoxen Intention – dazu angehalten wird, genau das zu tun, wovor ihn seine Angst so sehr abzuhalten pflegt, mit anderen Worten, seine Aggressionen zumindest symbolisch auszuleben.“

Glenn G. Golloway von der Psychiatrischen Klinik in Ypsilanti, Michigan, USA, hat einmal gesagt:

„Paradoxical intention is aimed at manipulating the defenses and not at resolving the underlying conflict. This is a perfectly honorable strategy and excellent psychotherapy. It is no insult to surgery that it does not cure the diseased gall bladder it removes. The patient is better off. Similarly, the various explanations of why paradoxical intention works do not detract from paradoxical intention as a successful technique.“

Die fortschrittlichen Psychoanalytiker, zumal in den USA, aber auch in Europa, scheuen sich auch nicht, logotherapeutische Behandlungstechniken zu verwenden. Und sie haben mit der Anwendung dieser Techniken auch viel Erfolg. Es ist natürlich nichts dagegen einzuwenden, daß sie diesen Erfolg dann anders interpretieren, als die Logotherapeuten es tun würden, nämlich rein psychodynamisch. So schreibt etwa *J. L. Haarington:*

„*Frankls* paradoxe Intention ist ein Versuch, bewußt die von *Fenichel* beschriebene automatische, Abwehrmechanismen etablierende und antiphobische Haltung in Szene zu setzen. Im Rahmen des psychoanalytischen Modells läßt sich die paradoxe Intention als eine symptomatische Behandlung verstehen, die einen Abwehrmechanismus mobilisiert, der weniger psychischen Energieaufwand beansprucht als das phobische beziehungsweise das zwangsneurotische Symptom selbst. Wann immer die paradoxe Intention mit Erfolg angewandt wird, wird das Es befriedigt, das Überich verbindet sich dem Ich, und das Ich selbst gewinnt an Stärke und wird freier. Die Folge ist ein Nachlassen der Angst und der Produktion von Symptomen.“

II Dereflexion

1 Erwartungsangst und Beobachtungszwang

Die bloße Reflexion ist die gefährlichste Geisteskrankheit.

Schelling

Bei Angstneurosen konnten wir immer wieder beobachten, daß sich zur Erwartungsangst, die bei ihnen ja so häufig ist, ein Beobachtungszwang hinzugesellt; ja, er ist das Teuflischste an diesem Teufelskreis. Wer befangen ist in der ängstlichen Erwartung einer schlaflosen Nacht, wird begreiflicherweise einschlafen *wollen:* aber gerade dieses Wollen läßt ihn auch schon nicht ruhen und eben *nicht* einschlafen, denn das Einschlafen würde nichts so sehr zur Voraussetzung haben wie Entspannung. Eine solche kommt aber nicht zustande; im Gegenteil, mit angespannter Aufmerksamkeit beobachtet der Einschlafgestörte sich selbst auf das so ersehnte Einschlafen hin: Es wird nicht nur die Schlaflosigkeit ängstlich erwartet, sondern auch das Einschlafen in einem Ausmaß beobachtet, das es auch schon verunmöglichen muß; gerade der lebhafte Wunsch zu schlafen verscheucht auch schon den Schlaf.

Bei Zwangsneurosen, sagten wir, verhält es sich anders: Während es bei ihnen im entscheidungsbezüglichen, dezisiven Bereich zu einer Hyperakusis des Gewissens kommt, kommt es im erkenntnisbezüglichen, kognitiven Bereich zu einer Hyperreflexion, eben zum Beobachtungszwang; denn was den Zwangsneurotiker so sehr auszeichnet, ist Skrupulosität und Pedanterie – Übergewissenhaftigkeit und Überbewußtheit. Was er sucht, ist die absolut richtige Entscheidung und die absolut sichere Erkenntnis. Aber in diesem seinem verkrampften und gewaltsamen Willen zur Hundertprozentigkeit, in diesem dezisiven und kognitiven Absolutismus, an dem er leidet, scheitert er auch. Er erfährt, was *Faust* sagt: daß dem Menschen nichts Vollkommenes wird.

Bei Sexualneurosen, sahen wir, verhält es sich wieder anders: Zur forcierten Intention der Sexuallust gesellt sich eine forcierte Reflexion des Sexualakts – beiden ist pathogen: ein Übermaß sowohl an Absicht als auch an Aufmerksamkeit; denn in durchaus analoger Weise wie beim Schlafen macht sich beim Beischlaf, beim Sexualakt, ein Zuviel an Absicht ebenso wie ein Zuviel an Aufmerksamkeit störend geltend. Beiden jedoch liegt ursprünglich zugrunde eben jene Erwartungsangst, jene ängstliche Erwartung einer Störung, die eben einerseits den forcierten Wunsch nach einem ungestörten Funktionsablauf aufkommen läßt und anderseits die ebenso forcierte Selbstbeobachtung auf die gefürchtete Störung hin herbeiführt. Wir sehen also, wie alles Beabsichtigen ebenso wie alles Beobachten geeignet ist, eine Funktion in ihrem normalen Ablauf zu stören, und es wird schon jetzt verständlich, daß es in der Psychotherapie nicht selten viel mehr darauf ankommen wird, die Aufmerksamkeit von irgendeinem Symptom abzulösen, um das diese Aufmerksamkeit fokal zentriert war, als darauf, das Symptom selbst aufzulösen. Man darf hierbei ruhig den Patienten an die bekannte Geschichte von jenem Tausendfüßler erinnern, der zugrunde ging, sobald er vergebens versucht hatte, sich selbst beobachtend seine „tausend Füße" *bewußt* in Bewegung zu setzen: Er wußte nicht mehr, mit welchem Fuß er den Gehakt beginnen beziehungsweise in welcher Reihenfolge er die Füße innervieren sollte.[69] Denn die Reflexion stört den Vollzug jener Akte, die normalerweise unbewußt und automatisch vor sich gehen.

Es ist klar, daß so wie wir gegenüber der Erwartungsangst die therapeutische Methode der paradoxen Intention zu wählen haben – daß in analoger Weise der Beobachtungszwang eine Dereflexion als Korrektiv notwendig macht. *Während die paradoxe Intention den Patienten instand setzt, die Neurose zu ironisieren, ist er mit Hilfe der Dereflexion imstande, die Symptome zu ignorieren.*

Dereflexion meint also letzten Endes: sich selbst ignorieren. Im Tagebuch eines Landpfarrers von *Bernanos* findet sich der schöne Satz: Es ist leichter, als man glaubt, sich zu hassen; die Gnade besteht darin, sich zu vergessen. Nun, wir dürfen diese Aussage variieren, und wir können dann sagen, was sich so mancher neurotische Mensch nicht oft genug vor Augen halten kann, nämlich: Viel wichtiger als sich zu *verachten* (Übergewissenhaftigkeit) oder sich zu *beachten* (Überbewußtheit) – viel wichtiger als dies wäre, sich endlich vollends zu *vergessen.* Nur daß es unsere Patienten dann nicht so machen dürften wie *Kant* – der einmal seinen diebischen Diener entlassen mußte, seinen Schmerz darüber aber nicht verwinden konnte und, um sich dazu zu zwingen, an eine Zimmerwand eine Tafel hängte mit der Aufschrift: „Mein Diener muß vergessen werden." So erging es ihm wie jenem Manne, dem man versprochen hatte, er könne aus Kupfer Gold machen, aber nur unter der Bedingung, daß er während der betreffenden alchimistischen Prozedur zehn Minuten hindurch an kein Chamäleon denke; woraufhin er auch schon an nichts anderes zu denken imstande war als an dieses seltsame Tier, an das er sein Lebtag nicht gedacht hatte.

So geht es nicht; sondern etwas ignorieren – also die geforderte Dereflexion leisten – kann ich nur, indem ich an diesem Etwas vorbei agiere, indem ich auf etwas anderes hin existiere. Und hier schlägt die Psychotherapie um in Logotherapie, in Existenzanalyse – deren Wesen in gewissem Sinne ja darin liegt, daß der Mensch ausgerichtet wird und hingeordnet auf den (jeweils erst analytisch zu erhellenden) konkreten Sinn seines persönlichen Daseins.

Der Mensch ist nicht da, um sich selbst zu beobachten und sich selbst zu bespiegeln; sondern er ist da, um sich auszuliefern, sich preiszugeben, erkennend und liebend sich hinzugeben. Aber letztlich und eigentlich läuft alles Erkennen und Lieben auf eines hinaus, und wie sehr dies geschieht, geht hervor aus dem einen Wort, das die alte hebräische Sprache für beides findet.

Es ist nicht die Aufgabe des Geistes, sich selbst zu beobachten und sich selbst zu bespiegeln. Zum Wesen des Menschen gehört das Hingeordnet- und Ausgerichtetsein, sei es auf etwas, sei es auf jemand, sei es auf ein Werk oder auf einen Menschen, auf eine Idee oder auf eine Person. Nur in dem Maße, in dem wir solcherart intentional sind, sind wir existentiell; nur in dem Maße, in dem der Mensch geistig bei etwas oder bei jemandem ist – nur im Maße solchen Beiseins ist der Mensch bei sich.

Diese Tatsache, dieses Grundgesetz menschlichen Daseins, müssen wir nun aber auch therapeutisch fruchtbar machen. Und hier ist es gerade der Angstneurotiker, der aus dem Teufelskreis seiner um seine Angst kreisenden Gedanken letzten Endes nur dann und erst dann und nur in dem Maße herausgerissen werden kann, als er nicht nur es lernt, seine Aufmerksamkeit vom Symptom abzuwenden, sondern auch es versteht, sich selbst einer Sache zuzuwenden. Je mehr der Kranke eine Sache in den Vordergrund seines Bewußtseins stellt, die sein Leben sinnvoll und lebenswert zu machen vermöchte, um so mehr rückt seine eigene Person und treten damit seine persönlichen Nöte in den Erlebnishintergrund. So ist es denn oft viel wichtiger, als nach Komplexen und Konflikten zu forschen und dadurch das Symptom womöglich aufzulösen, wenn man alles daransetzt, zuerst einmal die Aufmerksamkeit vom Symptom abzulösen, das heißt, innerlich hingegeben zu sein an eine konkrete Aufgabe, deren Erfüllung einem persönlich abverlangt und vorbehalten ist. Denn nicht durch Selbstbetrachtung oder gar durch Selbstbespiegelung, nicht durch ein Kreisenlassen des Denkens um unsere Angst werden wir frei von dieser Angst, sondern durch Selbstpreisgabe, durch das Sich-Ausliefern und Sich-Hingeben an eine solcher Hingabe würdige Sache. Das ist das Geheimnis aller Selbstgestaltung, und es hat wohl niemand treffender ausgedrückt als *Karl Jaspers,* wenn er vom Menschen sagt, er „werde zum Menschen immer dadurch, daß er sich dem Anderen hingibt“, und wenn er schließlich schreibt: „Was der Mensch ist, das ist er durch die Sache, die er zur seinen macht.[70]

So hätten wir denn vier wesentliche Einstellungstypen kennengelernt:

1. Die schlechte Passivität: das Davonlaufen des Angstneurotikers vor seinen Angstanfällen;
2. die schlechte Aktivität:
   a) das Ankämpfen des Zwangsneurotikers gegen seine Zwangseinfälle;
   b) 1. das forcierte Intendieren der Sexuallust, zu dem
   c) 2. das forcierte Reflektieren des Sexualaktes kommt (das eine ist nicht weniger pathogen als das andere);
3. die rechte Passivität: das Ignorieren (Dereflexion!) – ja, das Ironisieren (paradoxe Intention!) des Symptoms;
4. die rechte Aktivität: das Am-Symptom-vorbei-Agieren – das Auf-etwas-hin-Existieren. Erweist sich doch die Symptomatik soundso vieler Neurosen letztlich und eigentlich als die seelische Vakatwucherung in ein geistiges Vakuum hinein – aus der Sinnlehre eines konkreten Daseins heraus.

2 Klinik der Hyperreflexion und Technik der Dereflexion

Fräulein B. (Neurologische Poliklinik) beobachtet sich zwangsweise auf den Schluckakt hin; unsicher geworden, erwartet die Patientin ängstlich, sie könnte sich verschlucken, ja sie könnte ersticken; Beobachtungszwang und Erwartungsangst stören sie beim Essen so sehr, daß sie mit der Zeit abmagert. Die Patientin wird therapeutisch dereflektiert; die Formel wird ihr mit auf den Weg gegeben: „Ich *brauche* das Schlucken nicht zu beobachten, und zwar schon deshalb nicht, weil ich auch nicht zu schlucken brauche; denn nicht ich schlucke jeweils, sondern – es schluckt."

Ein analoger Fall:

Irmgard B. ist 21 Jahre alt; vor Jahren hat die Patientin einmal einen Fisolenfaden verschluckt; einmal war sie dann bei Bekannten zum Mittagmahl eingeladen, hat sich über irgend etwas aufgeregt und daraufhin im Hals ein Würgen gespürt; als es zum Essen kam, wurde ihr übel, und am nächsten Tag kam über sie die Erwartungsangst vor einer allfälligen Wiederholung von Brechreiz und Übelkeit; aus der Erwartungsangst heraus hat sie dann begonnen, den reflektorisch ablaufenden Schluckakt zu beobachten, und forciert zu reflektieren versucht, „bewußt zu schlucken", wie sie sich ausdrückt. Therapeutische Dereflexion unter Einbau und Zuhilfenahme des autogenen Trainings *(J. H. Schultz)*. Sie faßt wieder Vertrauen zum eshaft und unbewußt garantierten Ablauf des Schluckakts; beim nächsten Mal berichtet sie, daß sie wieder ohne irgendwelche Schwierigkeiten zu essen imstande war.

August B. ist 21 Jahre alt. Der Patient wurde behandelt und seine Krankengeschichte verfaßt von *Dr. Niebauer.* War immer Vorzugsschüler, Klassenerster. Maximales Geltungsstreben. Wollte so vollkommen wie nur möglich sein. Wurde nach der Matura Buchhalter, bemerkte jedoch bald, daß seine Schrift sehr unleserlich war, wurde öfters von seinem Chef darauf aufmerksam gemacht, daß er nicht leserlich genug schreibe. Versuchte nun, seine Schrift zu verbessern. Opferte seine ganze freie Zeit, um „schön schreiben zu lernen". Versuchte, Buchstaben aus der Handschrift seines Freundes in seine eigene Handschrift zu übernehmen. Wußte zum Schluß nicht mehr, welche Buchstaben er nun verwenden solle, wie er nun eigentlich wirklich schreiben solle. Blieb beim Schreiben immer wieder stecken: „Soll ich den oder den Buchstaben nehmen?" Konnte mit der Zeit vor ihn beobachtenden Personen nicht mehr schreiben. Angst, beobachtet zu werden. Angst vor der Angst. Gab nun seinen Beruf vollends auf, da er nicht mehr schreiben konnte, wenn man ihm zusah, konzentrierte sich nur mehr auf seine Handschrift. Paradoxe Intention: „Dem schmiere ich jetzt einmal etwas vor, ich schreibe nur, um etwas vorzuschmieren, nur um 30mal steckenzubleiben." Vertiefung der paradoxen Intention durch formelhafte Vorsatzbildung mit Hilfe des autogenen Trainings. Nach dreiwöchigem Klinikaufenthalt war Patient völlig geheilt, konnte bei der Visite sogar vor sämtlichen Pflegern und Ärzten „vorschreiben".

Wir sehen: Der Zwangsneurotiker will alles „machen", mit Wissen und Willen, und dann sieht eben alles „gemacht" und „gewollt" aus, und nicht zügig, nicht flüssig. Aber seit *Schelling* wissen wir, daß „des Menschen edelste Thätigkeit die ist, die sich selbst nicht kennt“ – oder, wie wir sagen können, ein Tun, das um sich selbst nicht weiß, das kein Bewußtsein seiner selbst hat, und seit *Nietzsche* wissen wir, daß „alles vollkommene Tun gerade unbewußt und nicht mehr gewollt ist“.

Wir kennen und anerkennen nicht nur ein triebhaft Unbewußtes, sondern auch ein *geistig Unbewußtes,* und in dieser Schicht gründet auch das Gemüt. *Das Gefühl kann viel feinfühliger sein, als der Verstand jemals scharfsinnig zu sein vermöchte.*

Aus alledem erhellt, wie sehr in Fällen von Zwangsneurose eine Erziehung zum Vertrauen gegenüber dem Unbewußten not täte, ein Vertrauen zur *unbewußten Geistigkeit,* zur kognitiven und dezisiven Überlegenheit des Gemüts- und Gefühlsmäßigen im Menschen gegenüber dem Vernunft- und Verstandesmäßigen an ihm – mit einem Wort: Was wir dem Zwangsneurotiker beibringen, was wir ihm wiedergeben, was wir ihn wiederfinden lassen müssen, ist sein Vertrauen zur *unreflektierten Geistigkeit.*

Uns ist ein Fall bekannt, in dem der Patient in all seinem Sprechen und Denken dermaßen sich selbst zu beobachten pflegte, daß er es mit der Angst zu tun bekam, dieser sein Beobachtungszwang könnte dazu führen, daß er beim Sprechen den Faden verliert. Es entwickelte sich eine zunehmende Erwartungsangst, die sich zu einem wirklichen Handikap seiner Karriere auswuchs. Der Patient konnte in wenigen Sitzungen so weit geheilt werden, daß er beispielsweise instand gesetzt wurde, vor einem ausländischen Gesandten eine freie Rede zu halten. Seinem Beobachtungszwang zugrunde gelegen war die Angst davor, die Kontrolle über sich zu verlieren, sich nicht in der Hand zu haben und sich fallen zu lassen, sich seinem Unbewußten zu überlassen.

Es gibt eine Weisheit der Sprache, und in ihr haben wir wohl den aufgespeicherten, angereicherten Geist der Menschheit zu sehen. Die Sprache in dieser ihrer Weisheit sagt, daß der Mensch in den Schlaf „fällt“; also auch die Unbewußtheit, die mit dem Schlaf einhergeht, ist etwas, in das wir uns eben fallen lassen müssen.[71]

Schlafstörungen

Was ist nun ärztlicherseits, eigentlich aber vom Patienten selbst, zu tun gegen die den Schlaf verscheuchende ängstliche Erwartung, daß man die kommende Nacht werde schlaflos verbringen müssen? Eine Angst, die sich bis zur sogenannten Bettangst steigern kann: Den ganzen Tag über ist der Schlafgestörte müde: Kaum aber, daß es Zeit ist, sich zu Bett zu begeben, packt ihn die Angst vor der nächsten schlaflosen Nacht, er wird unruhig und erregt, und diese Erregung läßt ihn auch schon nicht mehr einschlafen. Nun begeht er den denkbar größten Fehler: Er lauert auf das Einschlafen. Mit angespannter Aufmerksamkeit verfolgt er verkrampft, was in ihm vorgeht; aber je mehr er seine Aufmerksamkeit anspannt, um so weniger ist er fähig, sich so weit zu entspannen, daß er überhaupt einschlafen könnte. Denn Schlaf heißt doch nichts anderes als völlige Entspanntheit. Und bewußt strebt er den Schlaf an. Aber Schlaf heißt doch nichts anderes als Versinken in die Unbewußtheit. Und alles Denken an ihn und alles Schlafenwollen ist nur dazu angetan, einen nicht einschlafen zu lassen.

Es ist schon so, wie *Dubois* einmal gesagt hat: daß der Schlaf einer Taube gleicht, die sich auf die Hand setzt, wenn man die Hand ruhig hält, aber sofort davonflattert, sobald man nach ihr greift: Auch der Schlaf wird dadurch, daß man ihn anstrebt, nur verscheucht, und je verkrampfter dies geschieht, um so mehr. Wer ungeduldig aufs Einschlafen wartet und sich daraufhin ängstlich beobachtet, vertreibt den Schlaf.

Der Erwartungsangst vor einer schlaflosen Nacht können wir therapeutisch nur dann den Wind aus den Segeln nehmen, wenn wir den Patienten davon überzeugen, daß sich der Organismus das Minimum der Schlafmenge, das er unbedingt braucht, auf jeden Fall holt. Das muß man wissen, und aus diesem Wissen soll man schöpfen ein Vertrauen zum eigenen Organismus.

Gewiß: Dieses Minimum an Schlaf ist für jeden Menschen ein bestimmtes und für jeden einzelnen ein verschiedenes. Aber nicht auf die Schlafdauer kommt es dabei an, sondern auf die sogenannte Schlafmenge, und diese Schlafmenge ist das Produkt von Schlafdauer und Schlaftiefe, das heißt, es gibt Menschen, die gar nicht lange schlafen müssen und die das deshalb nicht brauchen, weil sie zwar kurz, aber tief schlafen. Auch bei ein und demselben Menschen ändert sich die Schlaftiefe im Verlauf einer Nacht, und da gibt es verschiedene Typen, je nach ihrer Schlafkurve; die einen schlafen am tiefsten vor Mitternacht, und die anderen erreichen das Maximum ihrer Schlaftiefe erst gegen Morgen. Wird so ein Mensch um wenige Stunden seines Morgenschlafes gebracht, so bringt man ihn selbstverständlich um eine größere Schlafmenge als den Typus mit dem Mitternachtsschlaf, dessen Schlafkurve morgens ja bereits verebbt.

Wenn es sich nun so verhält, wie ich eingangs behauptet habe: daß das verkrampfte Anstreben und das bewußte Wollen des Einschlafens, daß jedes bewußte Wollen den Schlaf auch schon verscheucht – wie wäre es dann, wenn sich einer hinlegt und das Einschlafen nicht anstrebt, sondern gar nichts anstrebt, ja vielleicht sogar gerade das Gegenteil, zumindest etwas anderes anstrebt als das Einschlafen? Nun, der Effekt bestünde darin, daß er einschläft. Mit einem Wort: An die Stelle der Angst vor der Schlaflosigkeit muß geradezu die Absicht treten, eine schlaflose Nacht zu verbringen, also der bewußte Verzicht auf den Schlaf. Man braucht sich bloß vorzunehmen: Heute nacht möchte ich gar nicht schlafen, heute nacht will ich bloß mich entspannen und an dies oder jenes denken; an meinen letzten Urlaub oder an den kommenden usw. Wenn also, wie wir gesehen haben, das Schlafenwollen ein Einschlafen verunmöglicht, so wird Schlaflosseinwollen paradoxerweise den Schlaf herbeiführen. Denn zumindest wird man sich dann nicht mehr vor der Schlaflosigkeit fürchten, eben damit aber auch schon auf dem besten Wege sein, um in den Schlaf hineinzuschlittern.

Innerhalb des geistig Unbewußten gibt es neben dem ethisch Unbewußten, dem moralischen Gewissen, sozusagen auch ein ästhetisch Unbewußtes – das künstlerische Gewissen. Sowohl hinsichtlich künstlerischer Produktion als auch Reproduktion ist der Künstler auf unbewußte Geistigkeit in diesem Sinne auch angewiesen. Der an sich irrationalen und daher auch nicht restlos rationalisierbaren Intuition des Gewissens entspricht beim Künstler die Inspiration, und auch sie ist in einer Sphäre unbewußter Geistigkeit verwurzelt. Aus ihr heraus schafft der Künstler, und damit sind und bleiben die Quellen, aus denen er schöpft, in einem bewußtseinsmäßig niemals restlos erhellbaren Dunkel. Es zeigt sich sogar immer wieder, daß zumindest die übermäßige Bewußtheit mit solcher Produktion „aus dem Unbewußten heraus" zu interferieren imstande ist; nicht selten wird die forcierte Selbstbeobachtung, der Wille zum bewußten „Machen" dessen, was sich wie von selbst in unbewußter Tiefe vollziehen müßte, zu einem Handikap des schaffenden Künstlers. Alle unnötige Reflexion kann da nur schaden.

Es ist uns etwa ein Fall bekannt, in dem ein Geiger immer versuchte, möglichst bewußt zu spielen: vom Zurechtrücken der Geige angefangen bis zum geringsten Detail der Spieltechnik wollte er alles bewußt „machen", alles in Selbstreflexion vornehmen. Dies konnte nur zu einem völligen künstlerischen Versagen führen. Die Therapie aber mußte fürs erste einmal diesen Hang zur übertriebenen Reflexion und Selbstbespiegelung ausschalten: sie mußte auf eine Dereflexion angelegt sein. Die psychotherapeutische Behandlung mußte diesem Patienten sein *Vertrauen zum Unbewußten* wiedergeben – indem sie ihn anwies, sich immer wieder vor Augen zu halten, wie sehr sein Unbewußtes „musikalischer" sei als sein Bewußtsein. Tatsächlich führte eine dergestalt ausgerichtete Therapie gewissermaßen zu einer Enthemmung der künstlerisch „schöpferischen Kräfte" des Unbewußten – dadurch, daß der wesentlich unbewußte (Re-) Produktionsprozeß vom hemmenden Einfluß der überflüssigen Bewußtheit befreit wurde.

Der Beobachtungszwang kann auch iatrogen sein.

Uns ist der Fall eines jungen Schauspielers bekannt, dessen bübischer Charme ihn berühmt gemacht hatte und in Gefahr war, der Hyperreflexion zum Opfer zu fallen. Es stellte sich heraus, daß der Patient regelmäßig in die Schweiz gefahren war, wo eine Psychoanalytikerin ihm seine Jungenhaftigkeit als einen Infantilismus wegzuanalysieren versuchte, woraufhin er auf ernste Rollenfächer umzusatteln begann. In den ernsten Rollen wurde er weder vom Publikum noch von den Kritikern ernst genommen, und seine Karriere war in Gefahr.

An den soeben besprochenen Fällen zeigt sich nun aber auch ein sehr wesentliches Moment aller psychotherapeutischen Zielsetzung: Heute dürfen wir nämlich keineswegs auf dem Standpunkt beharren, in der Psychotherapie komme es auf Bewußtwerdung um jeden Preis an; denn nur vorübergehend hat der Psychotherapeut etwas bewußtzumachen. Er hat Unbewußtes – und so auch geistig Unbewußtes – nur bewußtzumachen, um es schließlich wieder unbewußt werden zu lassen; *er hat eine unbewußte potentia in einen bewußten actus überzuführen* – zu keinem anderen Zwecke jedoch, als *um schließlich einen wieder unbewußten habitus herzustellen: Der Psychotherapeut hat die Selbstverständlichkeit unbewußter Vollzüge schließlich wiederherzustellen.* Eine diesbezügliche Unbekümmertheit bezeichnet *Hans Urs von Balthasar* als „einen der unverzeihlichen Mängel der Psychoanalyse"; „nur wenn die Wurzeln der Pflanze im Boden verborgen sind", sagt er, „kann die Krone sich in Gesundheit entfalten. Es gehört zur Wahrheit des freien und geistigen Wesens, daß ein Teil seiner selbst dem Vergessen anheimgegeben werden muß".

So gilt in der Psychoanalyse vielfach, etwas unbewußt bleiben oder wieder unbewußt werden zu lassen. Wir verstehen aber auch, daß das Wieder-unbewußt-Werden, das Vergessen, einen wesentlichen Schutzmechanismus darstellt, und wir begreifen die tiefe Weisheit, die aus einer Legende des Talmud spricht, derzufolge jedes neugeborene Kind, sobald es zur Welt kommt, von einem Engel einen Schlag auf seinen Mund bekommt, woraufhin es sofort vergißt, was es vorgeburtlich gelernt und gesehen hat. In Anbetracht dessen, daß wir diese platonische „Amnesie" als einen Schutzmechanismus ansehen müssen, können wir den talmudischen Engel einen Schutzengel nennen.

D) Ärztliche Seelsorge

Schließlich wäre ein weitester Indikationsbereich der Logotherapie zu erwähnen. War die Logotherapie in ihrem engeren Indikationsbereich spezifisch, war sie in ihrem weiteren Indikationsbereich unspezifisch, aber immerhin noch Therapie, so ist sie nunmehr eigentlich keine Therapie, vielmehr schlägt sie in diesem ihrem weitesten Indikationsbereich um in das, was wir als ärztliche Seelsorge bezeichnen. Als solche ist sie zunächst keineswegs etwa fachärztliche Seelsorge: ihrer bedarf der Chirurg mindestens ebensosehr wie der Neurologe und Psychiater – der Chirurg, der es mit inoperablen Fällen zu tun hat, oder aber mit solchen, die er zwar operieren kann, aber auch operieren muß, nämlich mit Fällen, in denen er beispielsweise Amputationen vornehmen muß. Ebenso wird mit der Problematik ärztlicher Seelsorge konfrontiert der Orthopäde, der es nicht mit operativ Verstümmelten, sondern mit originär Verkrüppelten, mit Körper- und Sinnesbehinderten, ferner der Dermatologe, der es mit Entstellten, der Gynäkologe, der es mit unfruchtbaren Frauen zu tun hat, der Internist, der unheilbar Kranke, und der Geriater, der sieche Menschen zu behandeln hat. Mit einem Wort: Nicht nur Fachärzte – alle Ärzte haben ärztliche Seelsorge zu leisten, wann immer sie einen Patienten vor sich haben, der einem schicksalhaft notwendigen Leiden gegenübergestellt ist. Der Neurologe wird verhältnismäßig am wenigsten vor diese Aufgabe gestellt; wir geben bloß zu bedenken, daß jene Erkrankung des Zentralnervensystems, die das Hauptkontingent schwerer neurologischer Kasuistik ausmacht, die Multiple Sklerose, in 63,8% die an ihr leidenden Patienten euphorisiert.

Die Notwendigkeit und Möglichkeit ärztlicher Seelsorge soll nun an einem chirurgischen Fall exemplifiziert werden:

Eine Krankenschwester meiner Klinik wird operiert, und der Tumor erweist sich bei der Probelaparotomie als inoperabel. In ihrer Verzweiflung läßt mich die Krankenschwester zu sich bitten. Im Gespräch ergibt sich, daß sie nicht einmal so sehr wegen ihrer Krankheit verzweifelt ist, als vielmehr wegen ihrer Arbeitsunfähigkeit: sie liebt ihren Beruf über alles, kann ihn aber jetzt nicht mehr ausüben. Was hätte ich dieser Verzweiflung gegenüber sagen sollen? Die Situation dieser Krankenschwester war ja wirklich aussichtslos. (Eine Woche später starb sie.) Dennoch habe ich versucht, ihr klarzumachen: Daß sie acht oder weiß Gott wieviel Stunden im Tag arbeitet, ist noch keine Kunst – das kann ihr bald jemand nachmachen; aber so arbeitswillig sein wie sie und dabei so arbeitsunfähig – und trotzdem nicht verzweifeln –, das wäre eine Leistung, sagte ich ihr, die ihr nicht so bald jemand nachmachen kann. Und, so fragte ich sie weiter, begehen Sie nicht eigentlich ein Unrecht an all den Tausenden von Kranken, denen Sie als Krankenschwester doch Ihr Leben geweiht haben: begehen Sie kein Unrecht an ihnen, wenn Sie jetzt so tun, als ob das Leben eines Kranken oder Siechen, also eines arbeitsunfähigen Menschen, sinnlos wäre? Sobald Sie in Ihrer Situation verzweifeln, sagte ich ihr, tun Sie ja so, als ob der Sinn eines Menschenlebens damit stünde und fiele, daß der Mensch soundso viele Stunden arbeiten kann; damit aber sprechen Sie allen Kranken und Siechen jedes Lebensrecht und alle Daseinsberechtigung ab. In Wirklichkeit haben Sie gerade jetzt eine einmalige Chance: Während Sie bisher all den Menschen gegenüber, die Ihnen anvertraut waren, nichts anderes leisten konnten als dienstlichen Beistand, haben Sie nunmehr die Chance, mehr zu sein: menschliches Vorbild.

Diese wenigen Worte der Andeutung müssen genügen, um zu zeigen, daß sich selbst noch in solchen Fällen durchaus verständlicher, ja scheinbar berechtigter Verzweiflung die Depression aus den Angeln heben läßt: Man muß nur wissen, daß letztlich alle Verzweiflung eines ist: Vergötzung – Verabsolutierung eines einzigen Wertes (im obigen Falle: Vergötzung des Wertes der Arbeitsfähigkeit).[72] Die Psychotherapie ist selbst in solchen Fällen – das wenigstens hoffen wir gezeigt zu haben – weder aussichtslos noch undankbar zu nennen. Man könnte sich höchstens fragen, ob es sich hierbei noch um ärztliches Tun handelt. Wir meinen indes: um Arzttum sogar in bestem Wortsinn. Und niemand geringerer als *Klaesi* war es, der in seiner Rektoratsrede vom Arzt, der sich mit Unheilbaren konfrontiert findet, ausgesagt hat: „Sein höchstes Wirken und Können setzt da ein, wo die Heilbarkeit des Kranken aufhört."

Wir sehen: Ärztlicher Seelsorge geht es darum, angesichts eines schicksalhaft notwendigen Leidens den Menschen leidensfähig zu machen. Ihr geht es nicht um die Wiederherstellung der Arbeitsfähigkeit und der Genußfähigkeit (welche beiden Fähigkeiten im betreffenden Falle unabwendbar und unabänderlich verlorengegangen sind), sondern um die Erstellung der Leidensfähigkeit.

Die Leidensfähigkeit aber ist letztlich nichts anderes als die Fähigkeit, das zu verwirklichen, was wir als Einstellungswerte bezeichnen. Nicht nur das (der Arbeitsfähigkeit entsprechende) Schaffen kann nämlich dem Dasein Sinn geben – wir sprechen dann von der Verwirklichung schöpferischer Werte – und nicht nur das (der Genußfähigkeit entsprechende) Erleben, Begegnen und Lieben kann das Leben sinnvoll machen – wir sprechen dann von Erlebniswerten –, sondern auch das Leiden; ja hierbei handelt es sich nicht bloß um irgendeine Möglichkeit, sondern um die Möglichkeit, den höchsten Wert zu verwirklichen, um die Gelegenheit, den tiefsten Sinn zu erfüllen. Man kann seinem Leben Sinn geben, indem man eine Tat setzt oder ein Werk vollbringt. Aber man kann seinem Leben Sinn auch geben, indem man das Schöne, das Gute, das Wahre in sich aufnimmt oder auch nur einen einzigen Menschen in seinem Wesen erlebt, in seiner Einmaligkeit und Einzigartigkeit, und einen Menschen als einmaligen und einzigartigen, also als Du erleben, heißt: ihn lieben. Aber auch der Mensch, der sich in einer Zwangslage befindet, in der er weder durch Handlungen Werte verwirklichen kann noch seinem Leben Sinn zu geben vermöchte durch Erlebnisse – auch dieser Mensch kann seinem Leben noch Sinn geben, nämlich gerade in der Art und Weise, wie er sich diesem seinem Schicksal, dieser seiner Zwangslage stellt, wie er sein schicksalhaft notwendiges Leiden auf sich nimmt: Gerade darin ist ihm eine letzte Wertmöglichkeit gegeben. Denn im rechten – im aufrechten Leiden echten Schicksals eröffnet sich dem Menschen eine letzte, ja die größte Chance der Sinn- und Selbsterfüllung.

So hat das Leben bis zum letzten Atemzug Sinn – behält es seinen Sinn bis zum letzten Atemzug, denn die Möglichkeit, gerade in der Art und Weise, wie man sich zu einem schicksalhaft notwendigen Leiden einstellt, Werte zu verwirklichen, diese Möglichkeit gibt es immer. Und jetzt verstehen wir diese Weisheit der Worte von *Goethe,* der einmal gesagt hat: Es gibt keine Lage, die sich nicht veredeln ließe, entweder durch ein Leisten oder durch ein Dulden. Nur daß wir eigentlich hinzusetzen müßten, daß das richtige Dulden, das heißt das rechte, nämlich aufrechte Leiden echten Schicksals, selber eine Leistung, ja die höchste Leistung ist, die dem Menschen überhaupt verstattet sein mag. Auch dort, wo der Mensch also auf die Verwirklichung von schöpferischen und Erlebniswerten verzichten muß, auch dort kann er etwas „leisten“, und nicht umsonst spricht die deutsche Sprache davon, daß man einen Verzicht „leistet“.

Selbstverständlich kommt die Verwirklichung von Einstellungswerten, also die Sinngebung des Lebens durch ein Leiden, nur dort in Frage und erst dann, wo das Leiden, wie gesagt, schicksalhaft ist. Es kann sich also kein Mensch der Operation eines operablen Tumors entziehen, indem er hingeht und erklärt: Ich nehme mein Leiden mutig und demütig auf mich – denn ein solches Auf-sich-Nehmen des Leidens ist deshalb sinnlos, weil solches Leiden nicht schicksalhaft, weil es unnötig ist. Erst derjenige, der sich mit einem inoperablen Tumor konfrontiert sieht, kann in der Art und Weise, wie er sein Schicksal auf sich nimmt, Einstellungswerte verwirklichen und so auch noch seinem Leiden Sinn geben.

Versuchen wir, die Frage zu beantworten, warum der Sinn, den das Leiden dem Menschen offeriert, der höchstmögliche ist. Nun, die Einstellungswerte erweisen sich insofern als ausgezeichnet gegenüber den schöpferischen und Erlebniswerten, als der Sinn des Leidens dem Sinn der Arbeit und dem Sinn der Liebe dimensional überlegen ist. Und warum dem so ist? Wollen wir davon ausgehen, daß sich der Homo sapiens aufgliedern läßt in den *Homo faber,* der schaffend seinen Daseinssinn erfüllt, in den *Homo amans,* der erlebend, begegnend und liebend sein Leben mit Sinn anreichert, und in den *Homo patiens:* zur Leidensfähigkeit aufgerufen, ringt er noch dem Leiden einen Sinn ab.

Der Homo faber ist nun so recht, was man einen Erfolgsmenschen nennt; er kennt nur zwei Kategorien, und nur in ihnen denkt er: Erfolg und Mißerfolg. Zwischen diesen beiden Extremen bewegt sich sein Leben in der Linie einer Erfolgsethik. Anders der Homo patiens: Seine Kategorien heißen längst nicht mehr Erfolg und Mißerfolg, vielmehr Erfüllung und Verzweiflung. Mit diesem Kategorienpaar jedoch stellt er sich senkrecht (Abb. 17) zur Linie aller Erfolgsethik; denn Erfüllung und Verzweiflung gehören einer anderen Dimension an; denn der Homo patiens kann sich noch im äußersten Mißerfolg, im Scheitern erfüllen.

So hätte sich denn gezeigt, daß Erfüllung mit Mißerfolg kompatibel ist, nicht anders als wie Erfolg mit Verzweiflung. Doch ist dies nur von der dimensionalen Differenz der zwei Kategorienpaare her zu verstehen. Freilich: würden wir den Triumph des Homo patiens, seine Sinn- und Selbsterfüllung im Leiden in die Linie der Erfolgsethik hineinprojizieren, so müßte er sich auf

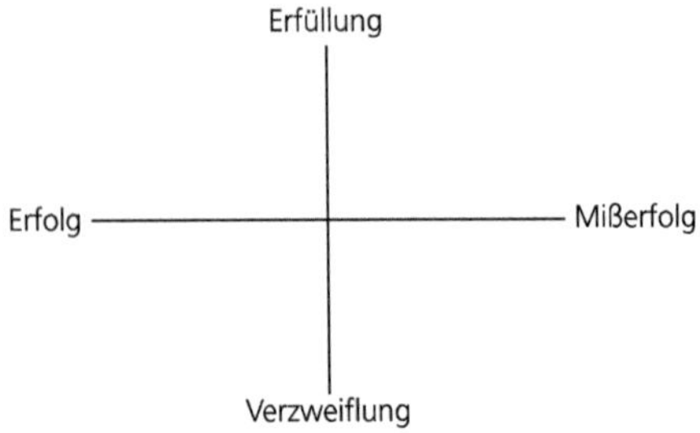

Abb. 17

Grund der dimensionalen Differenz punktuell abbilden, das heißt, wie ein Nichts aussehen, als eine Absurdität imponieren. Mit anderen Worten: in den Augen des Homo faber muß der Triumph des Homo patiens Torheit und Ärgernis sein.

Wie sieht es nun aus, wenn jemand uns darlebt, wie das Schicksal ihm abverlangt, zuerst sich zurückzuziehen von der Möglichkeit, schöpferisch Werte zu verwirklichen, sodann von der Möglichkeit, durch Erleben, Begegnen und Lieben Sinn zu erfüllen, so daß ihm nur die Möglichkeit bleibt, sich diesem Schicksal zu stellen, sich richtig einzustellen. An einem konkreten Falle soll gezeigt werden, wie sich die Wendung gestaltet, die der betreffende Patient zu vollziehen hat: die Wendung von der im Vordergrund des alltäglichen Bewußtseins des durchschnittlichen Daseins stehenden Möglichkeit, durch das Schaffen seinem Leben Sinn zu geben, zu der Notwendigkeit, durch das Leiden die Sinngebung des Daseins zu leisten. Ich möchte dies an einem konkreten Fall erläutern:

Ein Patient, der an einem Rückenmarkstumor leidet, kann seinen Beruf nicht weiter ausüben; von Beruf war er Reklamezeichner. Die schöpferischen Wertmöglichkeiten fallen also fort; im Spital liest er fleißig, fleißiger, als er jemals früher zu lesen Gelegenheit hatte; er verwirklicht also Erlebniswerte, das heißt, er gibt seinem Leben nunmehr dadurch Sinn, daß er kulturelle Werte in sich aufnimmt. Aber schließlich schreiten seine Lähmungen so weit fort, daß er mit seinen Händen nicht mehr ein Buch zu halten imstande ist und auch nicht mehr die Kopfhörer verträgt; also auch Erlebniswerte sind für ihn nicht mehr verwirklichbar, und er weiß selbst, daß sein Ende herannaht. Aber wie stellt er sich zu diesem Schicksal ein? Er bittet den nachtdiensthabenden Arzt, sich ja nur nicht seinetwegen in seiner Nachtruhe stören zu lassen: Dem gilt seine einzige Sorge, und eben damit, daß er sich in seinen letzten Stunden nicht mehr um sich, sondern um andere Menschen kümmert – mit diesem stillen Heldentum hat er eine Leistung vollbracht, die sicher größer ist als jede Reklamezeichnung, die er früher, als er noch arbeitsfähig war, zustande gebracht hatte; jetzt hatte er Reklame gemacht dafür, was der Mensch selbst noch in solcher Lage vermag.

An einem weiteren Falle soll nun gezeigt werden, wie nicht nur der Verzicht auf die Arbeit und auf die in ihr gründende Sinnmöglichkeit, sondern auch der Verzicht auf die Liebe den Menschen zwingen kann, die Gelegenheit zur Sinnerfüllung wahrzunehmen, die im Leiden ebendieser schicksalhaften Verarmung an Sinnmöglichkeiten liegt:

An uns wendet sich ein alter praktischer Arzt; vor einem Jahr ist ihm seine über alles geliebte Frau gestorben, und über diesen Verlust kann er sich nicht hinwegsetzen. Wir fragen den schwerst deprimierten Patienten, ob er sich überlegt hat, was geschehen wäre, wenn er selbst früher als seine Frau gestorben wäre. „Nicht auszudenken", antwortet er, „meine Frau wäre verzweifelt gewesen." Nun brauchten wir ihn nur darauf aufmerksam zu machen: „Sehen Sie, dies ist Ihrer Frau erspart geblieben, und Sie haben es ihr erspart, freilich um den Preis, daß nunmehr Sie ihr nachtrauern müssen." Im gleichen Augenblick hatte sein Leiden einen Sinn bekommen: den Sinn eines Opfers.

Es stimmt schon, was *Paul Dubois* gesagt haben soll: Der Arzt könne auch ohne all dies sein Auslangen finden – er müsse sich nur dessen bewußt werden, daß er sich dann vom Tierarzt nur noch durch eines unterscheide: durch die verschiedene Klientel.

Der Homo patiens fordert den Medicus humanus an, der leidende Mensch den menschlichen Arzt. Der nicht auch menschliche, sondern nur wissenschaftliche Arzt könnte mit Hilfe der Wissenschaft ein Bein amputieren; aber mit Hilfe der Wissenschaft allein ließe sich nicht verhüten, daß sich der Amputierte oder zu Amputierende nach beziehungsweise vor der Amputation suizidiert. Es braucht wohl nicht erst hervorgehoben zu werden, daß ein solcher Selbstmord keine Berechtigung hätte; denn was wäre das auch schon für ein Leben, dessen Sinn damit steht und fällt, daß einer auf zwei Beinen gehen und stehen kann? Ein chirurgischer Primarius, der auf jede ärztliche Seelsorge verzichten wollte, dürfte sich nur nicht wundern, wenn er einen Patienten nicht vor der Operation auf dem Operationstisch vorfindet, sondern nach dem Suizid auf dem Obduktionstisch, beim „Ultimarius", dem Arzt, der es mit den Patienten zuletzt zu tun hat.

Nicht zufällig hat der Stifter des Allgemeinen Krankenhauses in Wien, Kaiser Joseph der Zweite, über dem Tor eine Tafel anbringen lassen mit der Inschrift: Saluti et solatio aegrorum – gewidmet nicht nur der Heilung, sondern auch der Tröstung der Kranken. Daß auch letztere in den Aufgabenbereich des Arztes fällt, geht nicht zuletzt hervor aus der Empfehlung der American Medical Association: „Der Arzt muß auch die Seele trösten. Das ist keinesfalls allein Aufgabe des Psychiaters. Es ist ganz einfach die Aufgabe jedes praktizierenden Arztes."

So bleibt denn der Arzt auch noch in Ausübung ärztlicher Seelsorge Arzt; aber seine Beziehung zum Patienten wird zur Begegnung von Mensch zu Mensch. Aus dem nur wissenschaftlichen Arzt wird so der auch menschliche Arzt. Ärztliche Seelsorge ist nichts anderes als der Versuch einer Technik dieser Menschlichkeit des Arztes. Und *vielleicht ist es die Technik der Menschlichkeit, die uns zu bewahren vermöchte vor der Unmenschlichkeit der Technik,* wie sie sich auch im Bereich einer technisierten Medizin geltend macht und zu Experimenten an Gefangenen und Häftlingen geführt hat.

Ist die Logotherapie nicht in allen Indikationsbereichen ein legitimer Ersatz der Psychotherapie, vielmehr nur deren Ergänzung, so am allerwenigsten ärztliche Seelsorge ein Ersatz priesterlicher Seelsorge. Welches Verhältnis besteht nun zwischen ärztlicher und priesterlicher Seelsorge? Gehen wir aus von ihren Zielsetzungen: Das Ziel ärztlicher Seelsorge, überhaupt das Ziel der Psychotherapie, ist seelische Heilung. Demgegenüber ist das Ziel priesterlicher Seelsorge, überhaupt das Ziel der Religion, das Seelenheil. Nun hat die Religion zwar kein psychotherapeutisches Motiv, aber einen psychohygienischen Effekt. Ist es doch so, daß sie dem Menschen eine unvergleichliche Geborgenheit und geistige Verankerung ermöglicht und solcherart ungemein zur Erhaltung seines seelischen Gleichgewichtes beiträgt. Auf der anderen Seite sehen wir, wie die Psychotherapie – ohne es zu wollen – in vereinzelten Fällen den Patienten zurückfinden läßt zu verschütteten Quellen ursprünglicher Gläubigkeit: nicht per intentionem, sondern per effectum (Abb. 18).

Wie sich zeigt, ist die Wiederherstellung der Glaubensfähigkeit des Patienten nicht, über die drei Aufgaben der Wiederherstellung

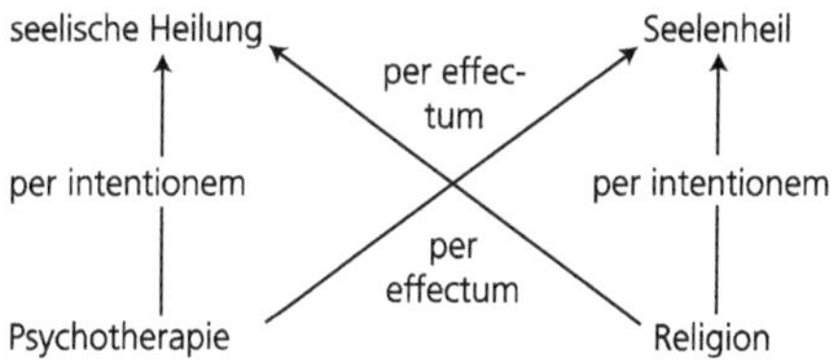

Abb. 18

seiner Arbeits-, Genuß- und Leidensfähigkeit hinaus, eine vierte Aufgabe des Arztes, sondern nur die mögliche Auswirkung der Psychotherapie. Wir halten weder dafür, daß „der Analytiker Heiler und Erlöser sein muß“[73], noch dafür, daß „der psychoanalytische Prozeß ein Erlösungsprozeß ist“[74], oder gar dafür, daß die „Tiefenpsychologie es unternimmt, sich zur Erweckung des ohnehin im allgemeinen bei den Intellektuellen fehlenden Verständnisses des Welterlösungsprozesses anzutragen.“[75] Die Psychotherapie steht im Dienst der Religion ebensowenig, wie die Religion ein Mittel zum Zweck der Psychotherapie ist. Mit Recht hat *J. H. Schultz* einmal gemeint, „ebensowenig wie eine christliche oder buddhistische Zwangsneurose kann es eine irgendwie konfessionell bestimmte wissenschaftliche Psychotherapie geben.“

E) Existenzanalyse als psychotherapeutische Anthropologie

Charlotte Bühler hat darauf hingewiesen, daß sich die meisten Patienten mit Sinn- und Wertfragen an sie gewandt hatten; im besonderen „kann das Problem des Lebenssinnes und -wertes von größtem Gewicht werden." Steht eine Lösung dieses Problems an, so handelt es sich hiebei um die vorhin besprochene und von uns benannte existentielle Frustration. Sosehr nun die existentielle Frustration den Menschen krank machen kann – sie muß es nicht: Sofern sie pathogen ist, ist sie es nur fakultativ. Sobald sie jedoch faktisch pathogen wird, resultiert daraus eine noogene Neurose.

Dürfen wir die existentielle Frustration schon nicht als obligat, sondern nur fakultativ pathogen bezeichnen, so dürfen wir sie noch weniger als pathologisch hinstellen. Die nicht pathogen gewordene, die blande gebliebene existentielle Frustration bedarf jedoch nicht weniger als die noogene Neurose der Existenzanalyse. Nur daß dann die Existenzanalyse keine Neurosentherapie und so denn auch kein Reservat des Arztes ist. Sondern sie geht ebensosehr den Philosophen und den Theologen, den Pädagogen und den Psychologen an; denn sie müssen sich ebenso wie der Arzt des Zweifels am Daseinssinn annehmen. So zeigt sich denn: Ist die Logotherapie sowohl spezifische als auch unspezifische Therapie und ist ärztliche Seelsorge immerhin noch ärztlich, so geht die Existenzanalyse über diese Anzeigen insofern hinaus, als ihr Anliegen eigentlich nicht nur ein ärztliches ist. In diesem Sinne ist es unseres Erachtens legitim, wenn die Asociacion Argentina de Logoterapia Existencial eine eigene Sektion für Nichtärzte beherbergt. Nach wie vor bleibt die Psychotherapie im Sinne einer Therapie von Neurosen Angelegenheit des Arztes; aber die Psychohygiene, die Prophylaxe neurotischer Erkrankungen einschließlich noogener Neurosen[76], braucht darum noch lange nicht dem Arzt vorbehalten zu werden.

Nun ist damit, daß die Frustration des Willens zum Sinn, die existentielle Frustration an sich und als solche, als blande, keine

Krankheit ist, noch lange nicht gesagt, daß sie nicht dennoch lebensgefährlich werden kann; kann sie doch zum Selbstmord führen, zu einem eben nicht neurotischen Suizid. Daraus ergibt sich, daß die Existenzanalyse, mag sie in solchen Fällen noch so wenig im eigentlichen Wortsinn eine ärztliche Krankheitsbehandlung vorstellen, nichtsdestoweniger eine lebensrettende Maßnahme zu bedeuten vermag. Dies zeigt sich, wann immer – im Ernstfall sogenannter Grenzsituationen (Kriegsgefangenschaft, Konzentrationslager oder dergleichen) – an den Willen zum Leben, zum Weiterleben, zum Überleben ebendieser Situation, appelliert werden soll: Es gelingt, wie die Erfahrung zeigt, nur dann, wenn dieser Appell auch an den Willen zum Sinn adressiert werden kann, mit anderen Worten, wenn das Überleben-Wollen ein Überleben-Sollen repräsentiert und als solches auch erfaßt und erfahren wird – mit einem Wort: wenn das Weiterleben einen Sinn hat. Diesbezüglich liegen Erfahrungen vor, die in Gefangenenlagern gesammelt wurden; sie bestätigen, wie richtig und wichtig ist, was *Friedrich Nietzsche* gesagt hat: „Nur wer ein Warum zu leben hat, erträgt fast jedes Wie.“ In diesen Worten sehe ich eine Losung für die Psychotherapie.

In diesem Sinne ist die Existenzanalyse Sinnfahndung. Dabei ist der Sinn, nach dem sie fahndet, ein konkreter, und diese seine Konkretheit bezieht sich sowohl auf die Einzigartigkeit jeder Person als auch auf die Einmaligkeit jeder Situation. Der jeweilige Sinn ist einer *ad personam et ad situationem.* Es wird jeweils gefahndet nach dem Sinn, dessen Erfüllung jedem einzelnen abverlangt und vorbehalten ist.

Die Existenzanalyse dehnt ihre Analyse auf die Ganzheit des Menschen aus, die nicht nur eine psychophysisch-organismische, sondern auch eine geistig-personale ist. Und diesem Geistigen folgt die Existenzanalyse in seine unbewußte Tiefe hinab.[77] Insofern verdient auch sie die Bezeichnung Tiefenpsychologie. Es wäre denn, daß wir das Geistige im Menschen, im Gegensatz zum Psychophysikum am Menschen, als die Höhendimension des Menschen auffassen. Dann gäben wir zu, daß die Existenzanalyse das Gegenteil der sogenannten, sich so nennenden Tiefenpsychologie ist. Nur vergißt die Tiefenpsychologie dann, daß das Gegenteil der Tiefenpsychologie nicht eine Oberflächenpsychologie ist, sondern eine Höhenpsychologie[78] wäre die eigentliche Tiefenpsychologie; „nur die Höhe des Menschen ist der Mensch“ *(Paracelsus)*.

Bei alledem ist Existenzanalyse eigentlich keine Analyse der Existenz; denn eine Analyse der Existenz gibt es ebensowenig, wie es eine Synthese der Existenz gibt. Vielmehr ist die Existenzanalyse Explikation der Existenz. Nur daß wir nicht übersehen, daß die Existenz, die Person, auch sich selbst expliziert: Sie expliziert sich, sie entfaltet sich, sie rollt sich auf, und zwar im ablaufenden Leben. Wie ein aufgerollter Teppich sein unverwechselbares Muster enthüllt, so lesen wir am Lebenslauf, am Werden, das Wesen der Person ab. Ein kasuistischer Beleg:

Herr Stefan V., 58 Jahre alt, kommt aus dem Ausland, nur seinen Freunden zuliebe, denen er sein Wort verpfändet hat, sich nicht das Leben zu nehmen, ohne nach Wien gekommen zu sein und mit mir gesprochen zu haben. Seine Frau ist vor 8 Monaten gestorben, an einem Karzinom. Daraufhin hat er sich das Leben zu nehmen versucht, war wochenlang interniert, und auf meine Frage, warum er den Selbstmord nicht wiederholt habe, antwortete er: „Nur deshalb nicht, weil ich noch etwas zu erledigen hatte." Und zwar hatte er sich um das Grab seiner Frau zu kümmern. Ich frage: „– und darüber hinaus haben Sie keine Aufgaben zu erfüllen?" Darauf antwortete er: „Alles kommt mir sinnlos, nichtig vor". Ich: „Kommt es darauf an, wie es Ihnen vorkommt: ob nichtig oder nicht? Ist es undenkbar, daß Ihr Sinnlosigkeitsgefühl Sie täuscht? Sie haben das Recht, das Gefühl zu haben, daß nichts und niemand Ihnen Ihre Frau ersetzen kann; aber Sie haben die Pflicht, sich die Chance zu geben, einmal anders zu fühlen und die Zeit, zu der Sie es tun werden, überhaupt zu erleben." Er: „Ich kann keinen Geschmack mehr am Leben finden." Ich mache ihn darauf aufmerksam, es von ihm zu verlangen, wäre zuviel verlangt, und die Frage ist, ob er die Verpflichtung hat, trotz allem weiterzuleben. Daraufhin er: „Pflicht ...? Das sind Phrasen. Alles ist nutzlos." Und ich: „Geht so etwas wie Freundschaft und Ehrenwort, geht so etwas wie Grabsteine setzen – für Tote, das heißt für Wesen, die nicht mehr real existieren – *nicht* über alle unmittelbare Nützlichkeit und Zweckmäßigkeit hinaus? Wenn Sie sich verpflichtet fühlen, der Toten zuliebe einen Grabstein zu setzen – fühlen Sie sich nicht *mehr* verpflichtet, ihr zuliebe weiterzuleben?"

Tatsächlich hatte er das Verpflichtetsein jenseits utilitaristischer Erwägungen unbewußt und unausdrücklich anerkannt. Es hatte nicht genügt, *den Patienten beim Wort zu nehmen,* wie es seine Freunde getan hatten: es galt, *ihn bei der Tat zu nehmen,* und solches zu tun, gehört zum Wesen der Existenzanalyse. Faktisch hatte er sich so verhalten, wie einer, der an das Verpflichtetsein, mehr als dies: an einen höheren Sinn des Daseins, glaubt: an *etwas, das ihm Sinn gibt zu jeder Zeit und so denn auch noch nach dem letzten Atemzug dessen, den er liebt, ja, bis zum letzten Augenblick seines Daseins.*

Aber Existenzanalyse meint nicht nur Explikation ontischer Existenz, sondern auch ontologische Explikation dessen, was Existenz ist. In diesem Sinne ist die Existenzanalyse der Versuch einer psychotherapeutischen Anthropologie, einer Anthropologie, die aller Psychotherapie vorgängig ist, nicht nur der Logotherapie. Tatsächlich spielt sich jede Psychotherapie unter einem apriorischen Horizont ab. Immer schon liegt ihr eine anthropologische Konzeption zugrunde, mag sie der Psychotherapie selbst noch so wenig bewußt sein. Ich stehe nicht an zu behaupten, daß beispielsweise der Psychoanalytiker im Augenblick, in dem er einen Patienten auffordert, sich auf der Couch hinzulegen (und nicht ihm von Angesicht zu Angesicht zu begegnen), daß im gleichen Augenblick der Psychoanalytiker bereits dokumentiert, welches Menschenbild er sein eigen nennt.

Es gibt keine Psychotherapie ohne Menschenbild und Weltanschauung. Selbst *Paul Schilder* konzediert: „Psychoanalysis is a philosophy as well as a psychology. We have always a Weltanschauung, only some time we do not know it or do not want to know it." Analoge Erklärungen publizieren die amerikanischen Psychoanalytiker *G. W. Ginsburg* und *J. L. Herma, Joseph Wilder, Hugh Mullan, Jan Ehrenwald, L. W. Wolberg, M. W. Friedemann, Werner Wolff, Kurt Goldstein, G. N. Raines* and *J. H. Rohrer, Erich Fromm, H. Johnson, Ulrich Sonnemann* und *John R. Reid.*

So wie es einstmals eine Psychologie ohne Seele gegeben hat, so gibt es auch jetzt noch eine Psychologie ohne Geist. Aber gerade die Psychotherapie muß sich vor diesem Skotom hüten, denn sie begibt sich sonst einer ihrer wichtigsten Waffen im Kampf um die seelische Gesundheit beziehungsweise Gesundung des Patienten. Denn wer das Geistige ignoriert und so auch gezwungen ist, den Willen zum Sinn zu ignorieren, der begibt sich eines der wertvollsten Mittel in der Hand des Therapeuten. Der heutige Mensch aber ist geistesüberdrüssig, und dieser Geistesüberdruß ist das Wesen des zeitgenössischen Nihilismus.

Dem Geistesüberdruß hätte eine kollektive Psychotherapie entgegenzutreten. Zwar hat *Freud* einmal gesagt, daß die Menschheit gewußt habe, daß sie Geist hat, und er habe ihr zeigen müssen, daß sie Triebe hat. Aber ich denke: daß die Menschheit Triebe hat, hat sie in den letzten Jahrzehnten zur Genüge bewiesen. Und heute scheint es doch wieder eher darauf anzukommen, daß man den Menschen daran erinnert, daß er Geist hat. Und die Psychotherapie, zumal angesichts der kollektiven Neurose, muß sich selbst daran erinnern.

So ist es denn das Anliegen der Existenzanalyse, das unbewußte, implizite Menschenbild der Psychotherapie bewußt zu machen, zu explizieren, zu entfalten, zu entwickeln, nicht anders, als wie ein Lichtbild entwickelt und so erst aus der Latenz geholt wird. Denn das Menschenbild des Psychotherapeuten kann unter Umständen ein solches sein, daß es der Neurose des Patienten geradezu in die Hände arbeitet. Es kann nämlich selber ein durchaus nihilistisches sein.

Der Nihilismus von heute ist der Reduktionismus. Während sich der Nihilismus von gestern durch das Gerede vom Nichts verriet, tut es der Nihilismus von heute durch die Redewendung „nichts als". Der Mensch wird hingestellt als nichts als ein „nackter Affe", um diesen Bestsellertitel aufzugreifen, oder ein Computer. In „The Modes and Morals of Psychotherapy" wird uns folgende Definition angeboten: „Der Mensch ist nichts als ein komplizierter biochemischer Mechanismus, dessen Energie von einem Verbrennungssystem geliefert wird, das Computer mit Energie versorgt, die unerhört reich an Speichern für die Aufbewahrung verschlüsselter Informationen sind." Nun, als Neurologe stehe ich dafür ein, daß es durchaus legitim ist, den Computer als ein Modell für bestimmte Tätigkeiten des Zentralnervensystems zu betrachten. Der Mensch *ist* ein Computer, aber er ist zugleich unendlich mehr, *dimensional* mehr als ein Computer. Ein Würfel, der über einem Quadrat konstruiert wird, ist ja ebenfalls irgendwie dieses Quadrat, das ihm als Grund und Boden dient. Das Quadrat wird ja nur überhöht, bleibt aber im Würfel eingeschlossen. Auch in diesem Fall liegt der Fehler also erst dort, wo wir zu behaupten wagten, der Würfel sei nichts als ein Quadrat. Dann hätten wir nämlich den Würfel auf ein Quadrat „reduziert", indem wir ihn aus einer höheren, der dritten, der Raumdimension, hinunterprojiziert hätten in eine tiefere, die zweite Dimension, in die Ebene, in der wir den Grundriß des Würfels konstruiert haben. So erweist sich denn der Reduktionismus als ein Projektionismus. Die menschliche Dimension, der „Raum" des Menschlichen, wird a priori ausgeklammert, und die menschlichen Phänomene werden in eine subhumane „Ebene" hinunterprojiziert.

In dem Augenblick, in dem dies geschieht, schlägt Wissenschaft aber auch schon um in Ideologie. Was im besonderen die Wissenschaften vom Menschen anlangt, wird in diesem Augenblick aus Biologie Biologismus, aus Psychologie Psychologismus und aus Soziologie Soziologismus. Wie wir sehen, liegt die Gefahr gar nicht darin, daß sich die Forscher spezialisieren, sondern darin, daß die Spezialisten generalisieren. Wir alle kennen die sogenannten terribles simplificateurs. Ihnen an die Seite stellen ließen sich nun die terribles generalisateurs, wie ich sie nennen möchte. Die terribles simplificateurs vereinfachen alles; sie schlagen alles über einen Leisten. Die terrible généralisateurs aber bleiben nicht einmal bei ihrem Leisten, sondern verallgemeinern ihre Forschungsergebnisse.

Eine reduktionistische Definition der Werte besagt, daß es sich um nichts als Reaktionsbildungen und Abwehrmechanismen handelt. Auf diese Interpretation habe ich selbst einmal „reagiert", indem ich sagte, ich wäre nie und nimmer bereit, für meine Reaktionsbildungen zu leben oder gar für meine Abwehrmechanismen zu sterben. Bedenken wir jedoch, in welchem Ausmaß solche Hypothesen geeignet sind, den Enthusiasmus für Sinn und Werte zu unterminieren.

Ich kenne den Fall eines jungen amerikanischen Ehepaars, das soeben aus Afrika zurückgekehrt war, wo die beiden im Rahmen des Peace Corps gedient hatten. Zurückgekommen waren sie enttäuscht und verbittert. Es stellte sich heraus, daß sie Monate hindurch an den Sitzungen einer Gruppe hatten teilnehmen müssen, die von einem Psychologen arrangiert worden war. Einleitend hatte anscheinend eine Art Inquisition stattgefunden. Der Psychologe: „Warum sind Sie dem Peace Corps beigetreten?" Das Ehepaar: „Wir wollten Leuten helfen, die es weniger gut haben als wir." Er: „Das heißt, daß Sie ihnen überlegen sein müssen." Sie: „Irgendwie." Er: „Und das heißt, daß Sie es nötig haben, Ihre Überlegenheit unter Beweis zu stellen. Ihr wirkliches Motiv ist also das unbewußte Bedürfnis, sich selbst und den anderen zu beweisen, wie überlegen Sie ihnen sind." Sie: „Wir haben es niemals von dieser Warte aus gesehen, aber Sie sind immerhin ein Psychologe, Sie müssen es also besser wissen." Und auf diese Tour wurden die Gruppensitzungen fortgesetzt. Die Mitglieder der Gruppe lernten es, ihren Enthusiasmus für das Peace Corps, ihre opferbereite, mit Verzichten und Entbehrungen erkaufte Hingabe an eine Aufgabe, als einen bloßen Komplex zu verstehen und als bloßes „hangup" zu deuten. Das Schlimmste aber war, wie uns unser Gewährsmann versicherte, daß die jungen Leute, die einer solchen Indoktrination ausgesetzt und ausgeliefert waren, es lernten, ihre „wirklichen" Motive auch einander vorzuhalten, um nicht zu sagen, an den Kopf zu werfen. Ein gegenseitiges Psychoanalysespielen setzte ein.

Ich möchte sagen, wir haben es mit einem typischen Fall von „Hyper-Interpretation“ zu tun. Motive werden von vornherein nicht ernst genommen, nichts wird für echt gehalten, alles wird als Ergebnis und Ausdruck unbewußter Psychodynamik interpretiert. Die sogenannte Tiefenpsychologie wird gern auch als entlarvende Psychologie bezeichnet. Und das Entlarven ist durchaus legitim. Aber es muß innehalten, wo der „entlarvende Psychologe“ auf etwas Echtes, auf das echt Menschliche im Menschen stößt, das sich eben nicht mehr entlarven läßt. Hält er auch dort nicht inne, dann entlarvt er nur noch eines, nämlich sein eigenes unbewußtes Motiv, das ihm selbst unbewußte Bedürfnis, das Menschliche im Menschen herabzusetzen und abzuwerten.

Einer der prominentesten Psychoanalytiker ist der Verfasser eines zweibändigen Werkes über Goethe, und aus einer Buchbesprechung dieses Buches möchte ich folgendes zitieren:

> „Auf den 1538 Seiten porträtiert uns der Autor ein Genie mit den Kennzeichen manisch-depressiver, paranoider und epileptoider Störung, Homosexualität, Inzest, Voyeurismus, Exhibitionismus, Fetischismus, Impotenz, Narzißmus, Zwangsneurose, Hysterie, Größenwahn usw. Der Autor scheint sich fast ausschließlich auf die dem Kunstwerk zugrundeliegende Triebdynamik zu beschränken. Er will uns glauben machen, Goethes Werk sei nichts als das Resultat prägenitaler Fixierungen. Sein Kampf gelte nicht etwa einem Ideal, der Schönheit, irgendwelchen Werten, sondern in Wirklichkeit der Überwindung vorzeitigen Samenergusses“ (*J. Heuscher:* Journal of Existentialism 5, 229, 1964).

Um nun auf den Reduktionismus zurückzukommen: Eine von den Fakten längst überholte Motivationstheorie stellt den Menschen hin als ein Wesen, das Bedürfnisse hat und darauf aus ist, diese Bedürfnisse zu befriedigen, und zwar letztlich nur zu dem Zweck, Spannungen zu vermeiden, also das innere Gleichgewicht aufrechtzuerhalten bzw. wiederherzustellen. Mit anderen Worten, diese veraltete Motivationstheorie klebt noch immer an dem Konzept der sogenannten Homöostase, das der Biologie entlehnt wurde, in der Biologie selbst aber nicht mehr gilt. Längst hat *Ludwig von Bertalanffy* nachweisen können, daß sich so wichtige biologische Phänomene wie Wachstum und Fortpflanzung keineswegs homöostatisch erklären lassen. *Kurt Goldstein,* der bedeutende Hirnpathologe, konnte sogar zeigen, daß erst das *geschädigte* Gehirn so sehr darauf aus ist, um jeden Preis Spannungen zu vermeiden. Dem mechanistischen Modell liegt aber das Modell eines geschlossenen Systems zugrunde – während der Mensch ein weltoffenes Wesen ist, dem es eigentlich (also von neurotischen Fällen abgesehen, aber auch da ursprünglich) nicht um irgendeinen Zustand innerhalb seiner selbst zu tun ist, also nicht etwa um den Ausgleich von Spannungen und um inneres Gleichgewicht, vielmehr ist es dem Menschen – zumindest dem nicht neurotischen – um die Sachen und die Partner draußen in der Welt zu tun, und zwar nicht etwa als mehr oder weniger taugliche Mittel zum Zweck der Bedürfnisbefriedigung, sondern eben um ihrer selbst willen. Mit anderen Worten, menschliche Existenz ist zutiefst gekennzeichnet durch ihre „Selbst-Transzendenz". Darunter verstehe ich den grundlegenden anthropologischen Tatbestand, daß Menschen immer über sich selbst hinaus auf etwas verweisen, das nicht wieder es selbst ist – auf etwas oder auf jemanden: auf einen Sinn, den da ein Mensch erfüllt, oder auf mitmenschliches Sein, dem er da begegnet. Und nur in dem Maße, in dem der Mensch solcherart sich selbst transzendiert, verwirklicht er auch sich selbst: im Dienst einer Sache – oder in der Liebe zu einer anderen Person! Mit anderen Worten: Ganz Mensch ist der Mensch eigentlich nur dort, wo er aufgeht in einer Sache, ganz hingegeben ist an eine andere Person. Und ganz er selbst wird er, wo er sich selbst – vergißt. Wie schön ist doch etwa ein Kind gerade dann, wenn es photographiert wird und nicht weiß, daß es photographiert wird, sondern ganz hingegeben ist an sein Spiel!

Wie sehr die Selbst-Transzendenz menschlicher Existenz bis in deren biologische Tiefen und Grundlagen hineinreicht, ließe sich an der Paradoxie demonstrieren, daß auch das menschliche Auge selbsttranszendent ist: Seine Fähigkeit, die Umwelt wahrzunehmen, ist unabdingbar davon abhängig, daß es nicht fähig ist, sich selbst wahrzunehmen. Wann sieht denn das Auge sich selbst – außer im Spiegel – oder etwas von sich selbst? Wenn es an einem grauen Star erkrankt ist: dann sieht es einen Nebel, nämlich seine eigene Linsentrübung – oder wenn es an einem grünen Star erkrankt ist: dann sieht es, rings um die Lichtquellen, einen Hof von Regenbogenfarben. Analog verwirklicht der Mensch sich selbst, wenn er sich selbst übersieht, sei es, daß er einem Partner sich hingibt, sei es, daß er in einer Sache „aufgeht".

Tatsächlich ist der Reduktionismus eigentlich ein Sub-Humanismus. Das Deduzieren von sub-humanen Phänomenen verwandelt aber auch die menschlichen Phänomene, mit einem Wort, es dehumanisiert sie. Denken wir nur an das Gewissen: eine typisch reduktionistische Theorie betrachtet dieses spezifisch menschliche Phänomen als das bloße Resultat konditionierender Prozesse. Ein Hund, der sich nicht zimmerrein verhält und mit eingezogenem Schwanz unters Bett kriecht, legt tatsächlich ein Verhalten an den Tag, das sich ohne weiteres als das Resultat konditionierender Prozesse auffassen läßt. Ist es doch von einer Art Erwartungsangst diktiert, nämlich der ängstlichen Erwartung von Strafe. Das Gewissen hat mit dergleichen Ängsten nichts zu tun. Solange Furcht vor Strafe, Hoffnung auf Lohn oder der Wunsch, dem Überich zu gefallen, menschliches Verhalten bestimmen, ist ja das wirkliche Gewissen noch gar nicht zu Worte gekommen.

Konrad Lorenz war vorsichtig genug, um von „moralanalogem Verhalten bei Tieren“ zu sprechen. Anders die Reduktionisten. Für sie besteht kein Unterschied zwischen tierischem und menschlichem Verhalten. Spezifisch menschliche Phänomene existieren für sie gar nicht. Sie werden aber nicht auf Grund empirischer Befunde, sondern durchaus auf Grund einer apriorischen Überzeugung verleugnet. Für die Reduktionisten ist es von vornherein ausgeschlossen, daß sich etwas, das sich am Menschen feststellen läßt, nicht auch am Tier feststellen ließe. Die Reduktionisten könnten also das berühmte Glaubensbekenntnis der Sensualisten variieren und sagen, nihil est in homine, quod non prius fuerit in animalibus.

Es stimmt einfach nicht, daß die Natur keine Sprünge macht. Sie macht Quantensprünge, und sie macht qualitative Sprünge, oder – wie die Marxisten sagen – die Quantität schlägt in die Qualität um. Und so gibt es denn auch einen qualitativen Unterschied zwischen Mensch und Tier. Worauf es uns aber eigentlich ankommt, ist weniger der Unterschied zwischen Mensch und Tier als vielmehr *die Anerkennung des spezifisch Humanen als eines irreduziblen Phänomens.* Wir hätten also gar nichts dagegen, wenn sich wirklich herausstellte, daß der Mensch ein Affe ist. Ebenso wenig wäre etwas dagegen einzuwenden, wenn sich an einem Affen menschliche Züge entdecken ließen, und ich würde nicht anstehen, zumindest so lange, wie dies tatsächlich der Fall ist, den Affen einen Menschen zu nennen.

Die Frage, ob der Mensch ein Affe ist, ist unter dem Eindruck, daß damit der biblische Schöpfungsbericht desavouiert würde, emotional aufgeladen worden. Mich erinnert das aber an einen alten Witz: Ein Talmudist fragt den anderen: „Warum soll man Moses mit l schreiben?“ Daraufhin fragt der andere zurück: „Schreibt man denn Moses mit l?“ Daraufhin fragt wieder der erste: „Warum soll man Moses nicht mit l schreiben?“ Woraufhin der zweite zornig und ungeduldig antwortet: „Aber warum soll man Moses ja mit l schreiben?“ „Das hab’ ich ja dich gefragt“, sagt dann der erste. Auf die Frage, ist der Mensch ein Affe, ließe sich nämlich analog zurückfragen: Warum soll er kein Affe sein? Und die Antwort auf diese Frage lautet eben: weil dies dem biblischen Schöpfungsbericht widerspräche. Denn nur daher kommt ja die ganze emotionale Aufgeladenheit der Frage. Um es zu wiederholen: was *uns* einzig und allein interessiert, ist die Frage, *ob es eine qualitative Differenz zwischen dem Humanen und dem Subhumanen* gibt, mit einem Wort, ob es das spezifisch Humane überhaupt gibt. Nun, dies wird nicht einmal von *Konrad Lorenz* geleugnet. Spricht er doch von einer Fulguration. Ihm zufolge gibt es also das spezifisch Humane sehr wohl, womit der Frage nach der qualitativen Differenz zwischen dem Humanen und dem Subhumanen eine *empirische* Beantwortung zuteil geworden ist.

Nur daß ich es vorziehe, nicht von einer qualitativen, sondern von einer dimensionalen Differenz zu sprechen. Der Vorteil ist, daß die in verschiedenen Dimensionen erhobenen *und einander widersprechenden* Befunde *trotz* solcher Widersprüche in keinem Ausschließlichkeitsverhältnis stehen; vielmehr schließt unter den verschiedenen Dimensionen die jeweils höhere Dimension die jeweils niedrigere *ein.* Auch gegenüber dem ontologischen Schichtenmodell von *Nicolai Hartmann* – nach dem die jeweils höhere Seinsschicht die jeweils niedrigere Seinsschicht „überhöht“ – ist der Vorteil, der unserer dimensionalontologischen Betrachtung eignet, der, daß *trotz* der *Spezifität* des jeweils höherdimensionalen Phänomens die *Kontinuität* des einen Phänomens mit den anderen Phänomenen gewahrt wird. Um auf das Thema Mensch zurückzukommen: trotz des spezifisch Menschlichen am Menschen bleibt der Mensch ein Tier. Menschsein und Tiersein stehen nicht mehr in Widerspruch miteinander. Zwischen beiden besteht eben kein Ausschließlichkeits-, sondern ein Einschließlichkeitsverhältnis.

Schließlich gibt es, wo es Dimensionen gibt, auch Projektionen. Ich kann ja ein Phänomen aus seiner eigenen Dimension in eine niedrigere Dimension hineinprojizieren. So kann ich etwa ein humanes Phänomen in eine subhumane Ebene hineinprojizieren. Solches Vorgehen ist auch durchaus legitim, und es gehört sogar zum Wesen der Wissenschaft, daß sie heuristisch von der Volldimensionalität eines Phänomens absieht und von der Fiktion einer unidimensionalen Realität ausgeht. Bedenklich wird dieses Vorgehen erst, sobald es ideologisiert wird. Dann wird nicht nur behauptet, auch im Menschen ließen sich angeborene Auslösemechanismen feststellen, sondern dann wird auch behauptet, der Mensch sei eben nichts als ein „nackter Affe". Der Reduktionismus projiziert eben nicht nur heuristisch die humanen Phänomene in die subhumane Ebene hinein, sondern er verleugnet überhaupt die Existenz einer humanen Dimension, und – was schwerer wiegt – er tut es a priori.

Das Gesagte gilt aber nicht nur vom Verhältnis zwischen Mensch und Tier, sondern auch von dem, was über den Menschen hinausgeht. Und wenn davon die Rede ist, daß sich im Bereich der Natur keinerlei Teleologie nachweisen lasse, so sollte diese Leermeldung vorsichtiger formuliert werden: innerhalb der Projektionsebene von Biologie und/oder Ethologie läßt sich so etwas wie Teleologie nicht nachweisen. Daraus aber zu schließen, daß es Teleologie überhaupt nicht gebe, wäre kein empirischer Befund, sondern Philosophie, und apriorische Philosophie noch dazu. Legitimerweise kann ich nur sagen: innerhalb der Projektionsebene von *Konrad Lorenz* kommt es einfach nicht zur Abbildung von Teleologie – Teleologie wird von seiner Schnittebene nun einmal nicht getroffen. Man könnte also von einer *negativen Teleologie* sprechen – analog zur sogenannten negativen Theologie, die darauf verzichtet, zu sagen, was Gott sei, sich vielmehr darauf beschränkt zu sagen, was Gott *nicht* ist. Und wenn *Konrad Lorenz* einmal verzichtet haben wird darauf, die Möglichkeit von Teleologie von vornherein zu bestreiten, und sich dazu bekennen – sich dazu durchgerungen haben wird, ihre grundsätzliche Möglichkeit – wenn auch in einer über seiner Wissenschaft hinausliegenden Dimension – zuzugeben, dann wird er nicht nur den Nobelpreis für seine Wissenschaft verdient haben, sondern auch Anwärter sein auf einen Nobelpreis, den es vorläufig noch gar nicht gibt, nämlich den Nobelpreis für Weisheit. Denn *Weisheit* ließe sich definieren als *Wissen – und das gleichzeitige Bewußtsein von den Grenzen solchen Wissens.*

Zusammenfassung

Zusammenfassend läßt sich sagen, daß die Logotherapie 5 Indikationsbereiche kennt. Und zwar ist sie als Therapie vom Logos, vom Sinn her zunächst einmal indiziert in Fällen von *noogener* Neurose, die ja als solche, als noogene, nicht zuletzt durch einen Sinn-Verlust entstanden ist. In diesem ihrem 1. Indikationsbereich dürfen wir die Logotherapie daher als eine *spezifische* Therapie ansehen.

Anders in ihrem 2. Indikationsbereich: in Fällen von *psychogener* Neurose, in denen sie in Form von Dereflexion und paradoxer Intention eingesetzt wird, wirkt sie sich insofern als eine *unspezifische* Therapie aus, als ja die diversen pathogenen Reaktionsmuster, deren Auflösung sie sich so angelegen sein läßt, mit der Sinnproblematik nichts zu tun haben. Damit ist noch lange nicht gesagt, daß es sich bei einer solchen unspezifischen Therapie auch nur um eine symptomatische Therapie handelt. Denn Dereflexion und paradoxe Intention greifen in Fällen, in denen sie wirklich indiziert sind, die Neurose an ihrer Wurzel an, nämlich dort, wo die zu sprengenden Zirkelmechanismen eben so pathogen gewesen waren. So ist denn die Logotherapie auch dann, wenn sie qua Logotherapie nicht mehr eine spezifische Therapie ist, qua Psychotherapie noch immer eine kausale, an den Ursachen angreifende Therapie.

Wieder anders in ihrem 3. Indikationsbereich: da hört sie nämlich auf, überhaupt eine Therapie zu sein, und zwar aus dem einfachen Grund, weil sie es in diesem ihrem Indikationsbereich nicht nur im allgemeinen mit *somatogenen* Leiden zu tun hat, sondern im besonderen mit somatogenen Krankheiten, die unheilbar sind, bei denen es also von vornherein nur noch darum gehen kann, dem Kranken auch noch in seinem Leiden, also bis zuletzt, eine Sinnfindung zu ermöglichen, und zwar in Form der Verwirklichung von Einstellungswerten. Wie gesagt handelt es sich dabei, kann es sich dabei zwar nicht mehr um eine Therapie handeln, aber niemand kann leugnen, daß solche ärztliche Seelsorge[79] eben in den

Aufgabenbereich *ärztlichen* Behandeins und Handelns gehört – im Gegensatz zum 4. Indikationsbereich der Logotherapie, in dem sie nicht mehr wie in ihrem 3. Indikationsbereich eine ärztliche Behandlung (wenn auch unheilbarer Leiden und Krankheiten) ist, sondern wo sie mit *soziogenen* Phänomenen wie dem Sinnlosigkeitsgefühl, dem Leeregefühl und dem existentiellen Vakuum konfrontiert ist, also durchwegs mit Phänomenen, auf die sich das medizinische Modell nicht mehr anwenden läßt, da sie an sich noch nicht pathologisch sind, mögen sie auch noch so sehr pathogen sein, nämlich in Fällen, in denen sie zu einer noogenen Neurose führen.

Schließlich der 5. Indikationsbereich der Logotherapie: mit dem soziogenen Zweifeln und Verzweifeln an einem Lebenssinn konfrontiert, war sie, wenn schon nicht mit der ärztlichen Behandlung von Kranken, so doch mit der *menschlichen* Betreuung von Leidenden betraut. In ihrem 5. Indikationsbereich geht es aber weder um die spezifische oder unspezifische Therapie noogener beziehungsweise psychogener Neurosen noch um die Behandlung oder die Betreuung somatogener beziehungsweise soziogener Fälle, vielmehr um ein Verhüten, und zwar um die *Verhütung iatrogener* Neurosen. Eigentlich müßten wir aber von psychiatrogenen Neurosen sprechen. Was wir meinen, sind nämlich Fälle, in denen sich der Arzt (ιατρός) beziehungsweise der Psychiater insofern an der Intensivierung existentieller Frustration mitschuldig macht, als er an den Patienten durchaus subhumanistische Modellvorstellungen heranträgt, so daß die Psychotherapie nolens volens auf eine Indoktrination hinausläuft, und auf eine reduktionistische noch dazu.

Nach dem systematischen Überblick wollen wir abschließend einen historischen wagen. *W. Soucek* hat von der Logotherapie als von der Dritten Wiener Richtung der Psychotherapie gesprochen („Die Existenzanalyse *Frankls,* die Dritte Richtung der Wiener psychotherapeutischen Schule“, Deutsche Medizinische Wochenschrift 73, 594, 1948) und sie also solche in der Nachfolge von Psychoanalyse und Individualpsychologie angesiedelt. Wenn dem so ist, dann darf nur nicht übersehen und vergessen werden, daß das Biogenetische Grundgesetz von *Ernst Haeckel* auch von der Logotherapie gilt. Wie nach *Haeckel* die ontogenetische Entwicklung die phylogenetische rekapituliert, so gab es im Leben, in der persönlichen Lebensgeschichte des Begründers der Logotherapie zunächst einmal Phasen, aus denen Publikationen hervorgegangen sind, deren Manuskripte von *Freud* und *Adler* persönlich an die Redaktionen der Internationalen Zeitschriften für Psychoanalyse beziehungsweise Individualpsychologie weitergeleitet worden waren, wo sie dann 1924 beziehungsweise 1925 erschienen (*Ludwig J. Pongratz,* Psychotherapie in Selbstdarstellungen, Hans Huber, Bern 1973).

So oder so: *Sigmund Freud* schrieb einmal: „Alle unsere Darstellungen warten darauf, ergänzt, überbaut und dabei berichtigt zu werden.“ *T. P. Millar* meint freilich, daß die gegenwärtige Situation dagegen spreche, daß eine nennenswerte theoretische Revision aus den eigenen Reihen kommt (British Journal of Psychiatry 115, 421, 1969). Vielmehr stimmt er mit *Ernest Hilgard* überein, dem zufolge die eigentliche Umformulierung der psychoanalytischen Theorie noch am ehesten von Leuten kommen dürfte, die eben keiner psychoanalytischen Organisation und Institution verpflichtet sind. Wie sehr eine solche „Umformulierung“ aber an der Zeit wäre, mag aus folgenden Äußerungen hervorgehen. *J. Marmor,* Präsident der American Academy of Psychoanalysis, schreibt: „In den letzten zehn Jahren scheint das Prestige der Psychoanalyse in unserem Lande innerhalb akademischer und wissenschaftlicher Kreise signifikant gesunken zu sein“ („The Current Status of Psychoanalysis in American Psychiatry“, American Journal of Psychiatry 125, 131, 1968). Und der Herausgeber des American Journal of Psychoanalysis, *Harold Kelman,* konfrontierte die American Psychiatrie Association mit folgenden Fakten: 1945 wünschte praktisch jeder angehende Psychiater, sich einer Lehranalyse zu unterziehen. 1960 war es einer unter sieben, und 1969 war es einer unter zwanzig. („How Does Psychoanalysis Fit into the Total Concept of Care?“ Psychiatrie Spectator 3, 8.) Wie denn überhaupt „24 von 31 nordamerikanischen Psychoanalytikern über ein Nachlassen des Interesses für Psychoanalyse in ihrem Beobachtungsbereich berichten“ (*E. D. Wittkower* und *J. Naiman,* „Psychoanalyse in internationaler Sicht“, Zeitschrift für Psychosomatische Medizin und Psychoanalyse 19, 220, 1973).

Und doch bleibt es dabei, was ich in einem meiner englisch verfaßten und noch nicht ins Deutsche übersetzten Bücher[80] sage: daß die Psychoanalyse auch für die Psychotherapie der Zukunft[81] die Grundlage sein wird, mag sie auch noch so sehr, wie jeder Baugrund, immer mehr dem Blick entschwinden, während das

Gebäude dieser Psychotherapie der Zukunft auf ihr errichtet wird. So ist denn *Freuds* Beitrag zur Grundlegung der Psychotherapie unvergänglich, und so ist denn auch seine Leistung unvergleichlich: Wenn wir die älteste Synagoge der Welt besuchen, die Alt-Neu-Schule in Prag, dann zeigt uns der Führer 2 Sitze – auf dem einen war der berühmte, legendenumwobene *Rabbi Löw* (dem man nachsagt, er habe aus einem Lehmklumpen den Golem geschaffen) gesessen, und auf dem anderen alle Rabbiner seither; denn keiner wagte es, sich gleich zu erachten dem *Rabbi Löw* und dessen Sitz einzunehmen. Und so ist denn durch die Jahrhunderte der Sitz des *Rabbi Löw* unbesetzt geblieben. Ich glaube, mit *Freud* geht es uns ähnlich: niemand wird sich jemals mit ihm messen können.

Anmerkungen

1 Vgl. folgende Zeilen aus einem Brief Schnitzlers an den Psychoanalytiker Theodor Reik vom 31. Dezember 1913: „Nach dem Dunkel der Seele gehen mehr Wege, ich fühle es immer stärker, als die Psychoanalytiker sich träumen (und traumdeuten) lassen. Und gar oft führt ein Pfad noch mitten durch die erhellte Innenwelt, wo sie – und Sie – allzufrüh ins Schattenreich abbiegen zu müssen glauben." (Aus: Vier unveröffentlichte Briefe Arthur Schnitzlers an den Psychoanalytiker Theodor Reik, Modern Austrian Literature 8: 3/4, 240, 1975.)

2 Es liegen bereits zehn wissenschaftliche Arbeiten vor, aus denen übereinstimmend hervorgeht, daß mit etwa 20% noogener Neurosen zu rechnen ist. Die betreffenden Untersuchungen verdanken wir Frank M.Buckley, Eric Klinger, Gerald Kovacic, Dietrich Langen, Elisabeth S.Lukas, Eva Niebauer-Kozdera, Kazimierz Popielski, Hans Joachim Prill, Nina Toll, Ruth Volhard und T.A.Werner (ef. Eric Klinger, Meaning and Void. University of Minnesota Press, Minneapolis 1977).

3 Der Selbstmord ist bei amerikanischen Collegestudenten die zweithäufigste Todesursache nach dem Verkehrsunfall, wie J.E.Knott vom Rhode Island College ermittelte. Bei allen übrigen Personen im vergleichbaren Alter steht der Selbstmord erst an fünfter Stelle (Österreichische Ärztezeitung, 29. Jahrgang, Heft 10, 25. Mai 1974).
Dabei sind die Selbstmordversuche 15mal häufiger, und die Dunkelziffer ist noch nicht berücksichtigt. Zum Glück. Denn wir Ärzte haben nicht nur therapeutisch, sondern auch prophylaktisch zu denken, und auf dem Gebiete der Selbstmordverhütung ist Publicity nicht so ohne weiteres von Vorteil. Der Schulpsychologe des Wiener Stadtschulrates, Kraft, berichtet von einem in der Schweiz durchgeführten Experiment: In einem Kanton seien die Medien ein Jahr lang übereingekommen, nichts über Selbstmorde zu berichten – was die Selbstmorde in diesem Kanton auf ein Zehntel gesenkt habe (Die Presse, 14.–15.11.1981).

4 Zur Zeit gibt es zehn logotherapeutische Tests, und zwar den PIL-Test (purpose in life) von James C.Crumbaugh und Leonard T.Maholick („Eine experimentelle Untersuchung im Bereich der Existenzanalyse. Ein psychometrischer Ansatz zu Viktor Frankls Konzept der noogenen Neurose", in: Die Sinnfrage in der Psychotherapie. Hrsg. von Nikolaus Petrilowitsch. Wissenschaftliche Buchgesellschaft, Darmstadt 1972), den SONG-Test (seeking of noetic goals) und den MILE-Test (the meaning in life evaluation scale) von James C.Crumbaugh („Seeking of

Noetic Goals Test", Journal of Clinical Psychology 33/3, 900–907, July 1977), den Attitudinal Values Scale-Test von Bernard Dansart („Development of a Scale to Measure Attitudinal Values as Defined by Viktor Frankl", Dissertation, Northern Illinois University, De Kalb, 1974), den Life Purpose Questionnaire-Test von R.R.Hutzell und Ruth Hablas (Vortrag, gehalten auf dem „First World Congress of Logotherapy" in San Diego, Kalifornien), den Logo-Test von Elisabeth S.Lukas (Deuticke, Wien 1986), den S.E.E.-Test (Sinn-Einschätzung und -Erwartung) von Walter Böckmann („Sinn-orientierte Leistungsmotivation und Mitarbeiterführung. Ein Beitrag der Humanistischen Psychologie, insbesondere der Logotherapie nach *Viktor E.Frankl,* zum Sinn-Problem der Arbeit", Enke, Stuttgart 1980) und die drei Tests, die sich noch im Stadium der Ausarbeitung befinden und die wir Gerald Kovacic (Universität Wien), Bruno Giorgi (Universität Dublin) sowie Patricia L.Starck (Universität Alabama) verdanken.

5 Auch auf die Menschheit im ganzen läßt sich dies anwenden: auch für sie gibt es letzten Endes nur dann Hoffnung, wenn sie sich durchzuringen vermöchte zu gemeinsamen Aufgaben, zu einem einigenden Anliegen – geeint in einem *gemeinsamen* Willen zum *gemeinsamen* Sinn. Hier sehe ich viel eher noch einen fruchtbaren Ansatz zur Friedensforschung als in dem endlosen Wiederkäuen des Geredes von aggressiven Potentialen, mit welchem Konzept man die Menschen glauben macht, Gewalt und Krieg seien Schicksal.

6 Aus der Strafvollzugsanstalt Stein bestätigt mir der Häftling Otto B. diese Möglichkeit, indem er mir schreibt, „daß man selbst die schlechteste Situation zu einer sinnvollen machen kann – wenn man will"! Und der ehemalige Häftling Frank W., der bereits „im Gefängnis mit den härtesten Sicherheitsvorkehrungen von ganz Florida – nur ein paar hundert Meter vom elektrischen Stuhl entfernt" – eine Logotherapiegruppe organisiert hatte, schreibt mir: „All of the original 12 in the group have maintained contact – only one returned – and he is now free."

7 Dank dem präreflexiven ontologischen Selbst-Verständnis weiß der Mann von der Straße nämlich zunächst einmal darum, daß jede einzelne Situation eine Frage ist, auf die er antworten muß, so daß er eigentlich gar nicht nach dem Sinn seines Daseins fragen kann, denn „das Leben selbst ist es, das dem Menschen Fragen stellt: Er hat nicht zu fragen, er ist vielmehr der vom Leben her Befragte, der dem Leben zu antworten – das Leben zu ver-antworten hat" (*Viktor E.Frankl,* Ärztliche Seelsorge, Franz Deuticke, Wien 1946).

8 K.Eissler, The Psychiatrist and the Dying Patient, New York 1955, 190f.

9 J.Wolpe, in: American Journal of Psychotherapy 25, 362, 1971.

10 Professor L.Michael Ascher, Assistent von Wolpe an der Verhaltens-

therapeutischen Universitätsklinik von Philadelphia, findet es bemerkenswert, daß die meisten psychotherapeutischen Systeme Methoden entwickelt haben, die von den Vertretern anderer Systeme gar nicht verwendet werden können. Die logotherapeutische Technik der paradoxen Intention jedoch sei da eine Ausnahme, und zwar insofern, als viele Psychotherapeuten aus den verschiedensten Lagern diese Technik ins eigene System einbauen. „In the past two decades, paradoxical intention has become popular with a variety of therapists impressed by the effectiveness of the technique". („Paradoxical Intention", in: Handbook of Behavioral Interventions. Ed. by A. Goldstein and E. B. Foa, John Wiley, New York 1980.) Ascher meint sogar, daß verhaltenstherapeutische Methoden entwickelt worden sind, die einfach „Übersetzungen der paradoxen Intention ins Lerntheoretische" sind, was im besonderen für die „implosion" und „satiation" genannten Methoden gelte. Professor Irvin D. Yalom von der Stanford University meint wieder, die logotherapeutische Technik der paradoxen Intention habe die von Milton Erickson, Jay Haley, Don Jackson und Paul Watzlawick eingeführte und „Symptom prescription" genannte Methode vorweggenommen („anticipated"). (Existential Psychotherapy, Kapitel „The Contributions of Viktor Frankl", Basic Books, New York 1980.)
Hinsichtlich der therapeutischen „Effektivität" der paradoxen Intention, von der Ascher meint, sie hätte diese Technik so „populär" gemacht, sei – um ein einziges Beispiel herauszugreifen – auf einen Fall von „incapacitating erythrophobia" verwiesen, den Y. Lamontagne trotz zwölfjähriger Dauer in vier Sitzungen heilen konnte. („Treatment of Erythrophobia by Paradoxical Intention", The Journal of Nervous and Mental Disease 166/4, 304–306, 1978.)

11 Ebenfalls um den experimentellen Nachweis der therapeutischen Bedeutsamkeit und Wirksamkeit der paradoxen Intentionstechnik hat sich Ascher verdient gemacht. Im allgemeinen ergab sich, daß die logotherapeutische Technik den diversen verhaltenstherapeutischen „Interventionen" gleichwertig ist. In Fällen von Einschlafstörung jedoch, aber auch in Fällen neurotischer Miktionsstörung, war die logotherapeutische Methode ihnen sogar überlegen. Was die Fälle von Einschlafstörung anlangt, hatten Aschers Patienten ursprünglich im Durchschnitt 48,6 Minuten gebraucht, um in den Schlaf zu sinken. Nach zehn Wochen verhaltenstherapeutischer Behandlung waren es 39,36 Minuten. Wurden jedoch anschließend zwei Wochen auf paradoxe Intention verwendet, waren es nur noch 10,2 Minuten. (L. M. Ascher and J. Efran, „Use of Paradoxical Intention in a Behavioral Program for Sleep Onset Insomnia", Journal of Consulting and Clinical Psychology 46, 547–550, 1978.) „Paradoxical intention significantly reduced sleep complaints in contrast to placebo and waiting list control groups." (Ralph M. Turner and L. Michael Ascher, „Controlled

Comparison of Progressive Relaxation, Stimulus Control, and Paradoxical Intention Therapies for Insomnia". Journal of Consulting and Clinical Psychology 47/3, 500–508, 1979.)

12 Ersatzsymptome konnte Ascher nach der Anwendung paradoxer Intention nicht beobachten. Auch spricht er sich dagegen aus, paradoxe Intention auf Suggestion zurückzuführen: „Paradoxical intention was effective even though the expectations of the clients were assumed to be in opposition to the functioning of the technique" (L. M. Ascher, A review of literature on the treatment of insomnia with paradoxical intention, unpublished paper).

13 Vgl. H. J. Weitbrecht, Kritik der Psychosomatik, Stuttgart 1955, 87/88: „Die heute vielfach als der Stein der Weisen angestaunte Idee der psychosomatischen Simultaneität führt in concretis zu einer bedenklichen Simplifizierung des Leib-Seele-Problems … abgesehen von der Banalität, daß bei allem Seelischen auch etwas Somatisches, und sei es nur tragend, mit im Spiel ist. Um einer scheinbaren Erkenntnis der Ganzheit willen wird die Problemfülle des Nacheinander, der Abläufe in der Zeit, der Kompensationen und Dekompensationen der gegenseitigen Beziehungen zwischen den Reihen leiblicher und seelischer Phänomene ausgeklammert. Es gibt eben vom Konstatieren eines bloßen Aufruhens der seelisch-geistigen Schicht auf dem Organischen bis zur Rückwirkung seelisch-geistiger Vollzüge auf die tragende Schicht … zahlreiche Arten von möglichen Beziehungssetzungen".

14 Die Formulierung „noëtische Neurose" würden wir ebenso ablehnen wie den Ausdruck „existentielle Neurose" (v. Gebsattel), und zwar einfach deshalb, weil das Noëtische bzw. das Existentielle an sich nicht neurotisch sein kann und daher auch die Neurose nicht noëtisch bzw. existentiell; die existentielle Frustration beispielsweise kann zwar pathogen sein (sie muß es nicht, sie ist also nur fakultativ pathogen), aber sie ist nicht pathologisch.

15 Aus heuristischen Gründen tun wir zunächst so, als ob die Psychose schlechterdings eine somatogene Erkrankung wäre, und sehen zu, wieviel Raum noch immer bleibt einer Psychogenese, die dann allerdings besser psychische Pathoplastik bzw. Auslösung vom Psychischen her genannt würde.

16 Vgl. V. E. Frankl, Ärztliche Seelsorge, 1. Auflage, Wien 1946, 81: „Die plötzliche Entlassung, die Entlastung vom seelischen Druck, bedeutet … eine Gefahr. Was in charakterologischer Beziehung hier droht, stellt nichts anderes dar, als das seelische Gegenstück zur Caisson-Krankheit."

17 Max Malzacher, Jörg Merz und Daniel Ebnöther („Einschneidende Lebensereignisse im Vorfeld akuter schizophrener Episoden", Arch. Psychiatr. Nervenhk. 230, 227, 1981) von der Forschungsdirektion der Psychiatrischen Universitätsklinik Zürich konnten die von Brown und

Birley für schizophrene Psychosen postulierte Auslöserfunktion von einschneidenden Lebensereignissen an der Stichprobe von 70 erstmals an einer schizophrenen Psychose erkrankten Patienten nicht bestätigen.

18 Daß auch umgekehrt der Typhus vom Seelischen her ausgelöst sein kann, erhellt aus den auf Seite 89 angeführten Experimenten von Hoff und Heilig.

19 V.E.Frankl, Manisch-depressive Phasen nach Schädeltrauma. Monatsschrift für Psychiatrie und Neurologie 119, 307, 1950.

20 H.Kranz, Fortschritte der Neurologie, Psychiatrie usw. 23, 58, 1955.

21 A. von Orelli, Schweizer Archiv für Neurologie 73, 217, 1954.

22 V.E.Frankl, Ärztliche Seelsorge, 1. Auflage, Wien 1946.

23 Auf diesem Gebiet wohl den ersten Vorstoß gewagt zu haben, ist das bleibende Verdienst von H.Baruk.

24 Wer die biologischen, psychologischen und soziologischen Bedingtheiten des Menschen allein sieht und nicht die *Trotzmacht des Geistes* ihnen gegenüber, der gleicht einem Menschen, der am Motor eines Autos nur die Schaltung sähe, die Kupplung aber übersähe: Der Mensch kann sich vom „Getriebe“ der Triebe, des Erbes und der Umwelt – diesen drei „Gängen“ – auch distanzieren und, kraft der Trotzmacht menschlichen Geistes, die vitalen und sozialen Einflüsse auch „auskuppeln“. Daß diese Trotzmacht nicht immer nötig ist, gehört auf ein anderes Blatt; zum Glück muß der Mensch von ihr keineswegs unentwegt Gebrauch machen; denn mindestens ebensooft wie *trotz* seines Erbes, trotz seiner Umwelt und trotz seiner Triebe behauptet sich der Mensch ja auch *dank* seinem Erbe, dank seiner Umwelt und *kraft* seiner Triebe.

25 W. von Baeyer: Referat zum Vortrag der 1. Tagung der Deutschen Gesellschaft für Psychiatrie und Neurologie in Bad Nauheim am 1. und 2. April 1955.

26 Die Logotherapie bei (!) Psychosen (eine Logotherapie der Psychosen gibt es nämlich nicht) ist wesentlich Therapie am Gesundgebliebenen, eigentlich Behandlung der Einstellung des Gesundgebliebenen im Kranken gegenüber dem Krankgewordenen am Menschen; denn das Gesundgebliebene ist nicht erkrankungsfähig, und das Krankgewordene ist im Sinne einer Psychotherapie (nicht bloß der Logotherapie!) nicht behandlungsfähig (vielmehr nur einer Somatotherapie zugänglich).

27 In dieser Leistung: daß sozusagen aus dem Wahn keine Konsequenzen gezogen werden – bekundet sich nicht zuletzt die Trotzmacht des Geistes; im vorliegenden Falle bekundet sie sich einzig und allein darin und selbstverständlich nicht etwa in einer Einsicht in den Wahn als einen Wahn oder in die Eifersucht als eine Krankheit, in einer sogenannten Krankheitseinsicht.

28 Erst vor kurzem haben David M. Scharch und John E. Hunter („Personality Differences Between Randomly Selected Migrainous and Non-Migrainous People“, Psychotherapy: Theory, Research and Practice 16, 297, 1979) nachgewiesen, daß sich anhand von auslesefreien Populationen zwischen Migränepatienten und nicht an Migräne leidenden Leuten keinerlei Persönlichkeitsunterschiede feststellen lassen, was auch gegen die von psychoanalytischer Seite vertretene Ätiologie spreche („self-punishment for hostile impulses“ und „repressed anger“). Die scheinbaren Unterschiede seien, wie Kidson und Kochrane bei der Hypertonie hatten nachweisen können, auch bei der Migräne darauf zurückzuführen, daß es sich bei den in Behandlung stehenden Personen von vornherein – und empirisch belegbar! – um Personen mit neurotischen Charakterzügen handelt.

29 Geben wir nun einem Praktiker das Wort: „So haben“, sagt Felix Mlczoch, „insbesondere die analytischen Techniken bei der Behandlung von Asthmatikern weitgehend versagt, bei denen man durch Bloßlegung der Wurzeln kindlicher Fehlentwicklungen zu einer Besserung der Folgen aus dieser Fehlentwicklung zu kommen versuchte. Dies ist der sicherste Weg, einen Patienten zu vertreiben“ („Zur Konzeption des Asthma bronchiale“, Therapiewoche 26, 7630, 1976).

30 Vgl. Müller-Eckhard: „Es gibt keine zufälligen Unfälle.“ Oder v. Weizsäcker: „Eine Verwundung ist kein Zufall.“

31 Schließlich fällt uns auch nicht ein, einen Aphasiker beim Wort zu nehmen.

32 Ich kann mir zur Not auch vorstellen, daß Kopfschmerz mit Sorge „identisch“ ist; was ich mir aber nicht vorstellen kann, das ist, daß Aspirin, das die Kopfschmerzen aufhören läßt, mit Freude identisch ist.

33 Der bekannte amerikanische Psychiater Fritz A. Freyhan hat in Comprehensive Psychiatry unter dem Titel „Is psychosomatic obsolete?“ gemeint: „Eine Vielzahl psychosomatischer Störungen erweist sich als Ausdruck einer larvierten endogenen Depression, deren weitgehend biologisch-physiologische Ätiologie durch entsprechende Therapieerfolge erwiesen sein dürfte. Auch die Forschungen über den Zusammenhang von Lebensereignissen und dem Ausbruch von Krankheiten konnten bisher keinen Beweis für überwiegende Psychogenese bei psychosomatischen Krankheiten erbringen. Die wenigen existierenden Längsschnittstudien weisen eher auf einen geringen Einfluß von Lebensereignissen und -umständen hin“ („Is psychosomatic obsolete?“, Comprehensive Psychiatry 17, 381, 1976).

Lene Skolnick sagt zum Thema: „Es ist schon so, daß der Kindheitshintergrund von seelisch kranken Menschen häufig negative Faktoren aufweist: Diese Menschen kommen häufig aus zerbrochenen Ehen, zerstrittenen Familien, sie mußten unter einer Mutter leiden, die dominierend oder abweisend oder überaus besitzergreifend war, sie hatten einen gewalttätigen oder einen überhaupt unzulänglichen Vater. Normalerweise wird so argumentiert, daß diese Umstände zu Fehlentwicklungen führen. Nun ist es aber eine Tatsache, daß die meisten Kinder, die Störungen in ihrer Entwicklung und frühes Leid erfahren haben, zu ganz normalen Erwachsenen heranwachsen. Eine Untersuchung des Institute for Human Development der University of California war von der Annahme ausgegangen, daß Kinder aus zerbrochenen Familien als Erwachsene Schwierigkeiten haben würden und daß Kinder, die eine glückliche, erfolgreiche Kindheit hatten, glückliche Erwachsene sein würden. In zwei Drittel aller Fälle war dies nicht so. Die traumatischen Auswirkungen von Streß im Kindesalter waren überschätzt worden. Aber nicht nur das, auch bei den Versuchspersonen von problemloser Kindheit hatte man sich verschätzt: Viele von ihnen waren als Erwachsene alles andere als glücklich, zufrieden, sorgenfrei oder gar reife Persönlichkeiten" („Kinder sind hart im Nehmen", Psychologie heute 5, 44, 1978).

34 Vgl. den Fall eines Kollegen, der in schwer ermüdetem, überarbeitetem Zustand aufgefordert wurde, sich einer alpinen Rettungsexpedition anzuschließen, die ein paar Stunden in Anspruch nahm; unmittelbar nachdem er seine ärztliche Pflicht erfüllt hatte, kollabierte er und hatte Mühe, sich im Fels in Sicherheit zu bringen; daß es überhaupt zu einem Kollaps gekommen war, ist nur allzu verständlich, und zwar auch ohne eine psychosomatische Medizin; allein, daß es nicht um eine Sekunde früher dazu gekommen war, als bis der Kollege seine Aufgabe erfüllt hatte – dies ist nur psychosomatisch zu erklären.

Alles in allem wird evident, daß nicht nur die Immunlage von der Affektlage abhängt, sondern auch die Affektlage von der Motivation. Wie entscheidend aber die Motivation gerade in den Grenzsituationen menschlichen Daseins sein kann, geht aus den Erfahrungen hervor, die in Kriegsgefangenenlagern gemacht wurden. Eine Reihe von Psychiatern konnte nämlich feststellen, daß sowohl in Japan als auch in Nordkorea und zuletzt in Nordvietnam jene Kriegsgefangenen noch am ehesten eine Chance hatten zu überleben, die ausgerichtet waren auf einen Sinn, dem sie sich verpflichtet wußten. Das wurde mir übrigens auch von den drei amerikanischen Offizieren bestätigt, die in Nordvietnam die längste Kriegsgefangenschaft (bis zu sieben Jahren) überlebt hatten und, wie der Zufall es wollte, an der US International University in Kalifornien meine Studenten waren. Dort haben sie in meinem Seminar ausführlich über ihre Erfahrungen referiert, und das übereinstimmende Resümee lautete: Es war die Sinnorientierung, was sie letzten Endes am Leben erhalten hatte!

35 Inzwischen hat aber auch mein Schüler Professor Hiroshi Takashima aus Tokio in seinem Buch „Psychosomatic Medicine and Logothe-

rapy" zur Klärung der Problematik in logotherapeutischer Sicht beigetragen („Psychosomatic Medicine", New York 1977).

36 V.E.Frankl, Die Leib-Seele-Geist-Problematik vegetativer und endokriner Funktionsstörungen, in: Die Vorträge der 2. Lindauer Psychotherapiewoche 1951, herausgegeben von E.Speer, Stuttgart 1952, 32.

37 Selbstverständlich soll bei alledem nicht etwa so getan werden, als ob auch jede Agoraphobie in diesem unserem Sinne eine somatogene Pseudoneurose darstellte.

38 V.E.Frankl, Zur Behandlung der Angst. Wiener medizinische Wochenschrift 102, 535, 1952.

39 V.E.Frankl, Psychadynamie und Hypokortikose. Wiener klinische Wochenschrift 61, 735, 1949; ders.: Ein über Psych-adynamisches Syndrom und seine Beziehungen zu Funktionsstörungen der Nebennierenrinde. Schweizerische medizinische Wochenschrift 79, 1057, 1949.

40 Vgl. T.Riechert und R.Hemmer, Neurochir. Univ.-Klin. Freiburg i. Br., München med. Wschr. 98, 543, 1956: Von 584 operativ bestätigten Hirngeschwülsten wurden 33 unter der Diagnose einer Neurose behandelt.

41 Um ihre Aufhellung und Abgrenzung gegenüber den echten Neurosen haben sich auf Wiener Boden im besonderen K.Nowotny und P.Polak verdient gemacht.

42 Es gibt nicht nur eine Angst vor der Angst, sondern auch eine Scham über die Angst. In einem uns bekannten Falle schämte sich der Patient seiner Angst deshalb, weil er nicht verstehen konnte, wie er, der „doch so gläubig" war, dennoch ängstlich war. In Wirklichkeit sprach seine Ängstlichkeit jedoch nicht gegen seine Gläubigkeit, sondern für eine Überfunktion seiner Schilddrüse.

43 Auf analoge Potenzierungsphänomene stoßen wir ja auch außerhalb des klinischen Bereichs. Wer hätte sich noch nicht über seinen Ärger geärgert. Hans Weigel verdanken wir aber die letzte Entdeckung auf diesem Gebiet, nämlich die des „schlechten Gewissens darüber, daß man kein schlechtes Gewissen hat" (Unvollendete Symphonie, Roman, Innsbruck 1951).

44 Vgl. H.Kranz, Deutsche Zahnärztliche Zeitschrift 11 bzw. Prothetik und Werkstoffkunde 5, 105, 1056: „Entfremdungs- und Depersonalisationserlebnisse sind immer höchst beunruhigend"; „ein dauernder Störungsfaktor unseres Ich-Bewußtseins kann zur Quelle erheblicher abnormer Erlebnisreaktionen werden".

45 Vgl. Beichl: „Endokrinologische Spurenkunde."

46 Die schlechte Aktivität des Neurotikers besteht im Kampf des Sexualneurotikers um die Lust (siehe Seite 132f) beziehungsweise im Kampf des Zwangsneurotikers, in dessen Sturmlaufen gegen den Zwang, und die schlechte Passivität in der Furcht des Angstneurotikers, in dessen Davonlaufen vor der Angst.

47 V.E. Frankl, Ärztliche Seelsorge, 1. Auflage, Wien 1946, 158.

48 Vgl. Franziska S. (Neurologische Poliklinik, 550/1956), eine Patientin, die wir hatten leukotomieren lassen: „… ich habe immer geglaubt, daß ich nicht die bin, die im Bett liegt; ich mußte so oft ins Bett hinein, bis ich wirklich ich war; ich habe immer geglaubt, daß ich es nicht bin, die ins Bett steigt, sondern ein Zimmernachbar oder jemand anderer, und deshalb stieg ich immer wieder heraus, oft stundenlang … ich konnte früher erst dann zu waschen aufhören, wenn es mir gelang, mir fest einzubilden, daß ich es bin, die gewaschen wird. …“

49 Einer unserer Patienten drückte sich folgendermaßen aus: „Mein ‚Heiligtum‘ … das nur von mir persönlich gereinigte und betretbare Zimmer. Alles dreht sich nur um die Ordnung und Sauberkeit der mir zugeordneten Materie, die nicht mir dient, sondern der ich diene.“

50 Konrad Lorenz brachte ein Kampffisch-Weibchen dazu, dem Männchen bei der Paarung nicht kokett davon-, sondern energisch entgegenzuschwimmen. Der Kampffisch-Mann reagierte menschlich: es verschloß sich ihm auf reflektorischem Weg der Paarungsapparat.

51 Ein einziges Mal stießen wir auf Schwierigkeiten: Die Partnerin des Patienten hatte auf dem Koitus bestanden, da sie in ihm den einzigen Liebesbeweis gesehen hatte. Daraufhin wußten wir uns insofern zu helfen, als wir den Patienten anwiesen, seine Partnerin dahingehend zu belehren, daß es einen Madonnen- und Dirnentypus (S. Freud) gebe, wobei die betreffenden Männer dem Madonnentypus gegenüber, gerade weil sie ihn nicht begehren, sondern lieben, mit einer Impotenz reagieren. Von nun an sah die Frau des Patienten einen Liebesbeweis in der Potenzstörung; die Potenz selbst jedoch war im gleichen Augenblick wiederhergestellt.

52 Das Wort „Spaltungsirresein“ verdankt seine Entstehung der alten Assoziationspsychologie, unter deren Einfluß Eugen Bleuler bei der Schizophrenie an ein Selbständigwerden, also eine Abspaltung von Assoziationskomplexen dachte. Daß jedoch diese Geisteskrankheit mit einer wirklichen Spaltung der Persönlichkeit einhergeht oder gar darin ihr Wesen zu sehen ist, stimmt keineswegs.

53 Siehe Ärztliche Seelsorge, 1. Auflage, Wien 1946, 81: „Die Entlastung vom seelischen Druck bedeutet eine Gefahr.“

54 Siehe Der Nervenarzt 22, 140, 1951, und Acta Neuroveg. 4, 503, 1952: „Die Zeit der Entlastung nach vorheriger Überlastung scheint für die Entstehung und Manifestierung vegetativer Störungen, und nicht nur dieser, ein Wetterwinkel zu sein, der unter Umständen ereignisreicher ist als die Zeit der Belastung selber.“

55 Siehe Klinische Wochenschrift 30, 414, 1952: „Nicht nur sogenannte Belastungen, sondern auch gerade deren Gegenteil, nämlich das plötzliche Aufhören seelisch bedrückender und körperlich anstrengender Situationen kann zu Störungen führen, die sich auch im Somatischen

manifestieren. Manchmal kann der Wegfall von Belastungen ebenso bedeutsam sein wie übermäßige Belastung. Antipathogen wirkt das Vorhandensein eines Zieles, das die Kräfte und Wünsche des Menschen in Spannung hält. Antipathogen wirkt das Angegangensein von einem Ziel, einer Aufgabe. Eine energetische Betrachtungsweise reicht nicht aus. Der Begriff der Sinnlosigkeit wird den Zusammenhängen besser gerecht."

56 Vgl. den Fall eines Kollegen, der in schwer ermüdetem, überarbeitetem Zustand aufgefordert wurde, sich einer alpinen Rettungsexpedition anzuschließen, die ein paar Stunden in Anspruch nahm. Unmittelbar nachdem er seine ärztliche Pflicht erfüllt hatte, kollabierte er und hatte Mühe, sich im Fels in Sicherheit zu bringen (siehe Seite 101f). Siehe Hermann Buhl: „Gerettete Alpinisten sterben nicht selten beim Abtransport auf der Tragbahre, einfach deshalb, weil die angespannte Abwehr gegen die Gefahr zu schnell nachläßt."

57 Siehe V.E. Frankl, Die Psychotherapie in der Praxis. Eine kasuistische Einführung für Ärzte, 1. Auflage, Wien 1947, 144.

58 Nebenbei bemerkt, findet sich ein Hinweis auf den möglichen Arrangementcharakter einer Straßenangst in der Bibel, und zwar unter den Sprüchen (22, 13): „Der Träge spricht: Ein Löwe ist auf der Gasse, und mitten in den Straßen könnte ich ermordet werden." Unter biblischen Lebensbedingungen fürchtet sich der Träge, der Platzangst vorschützt, selbstverständlich nicht vor Kollaps, Infarkt und Insult, sondern vor Löwen, Tigern und Hyänen.

59 „Verantwortlichsein" ist „die Essenz menschlicher Existenz" (V.E. Frankl, Philosophie und Psychotherapie, Zur Grundlegung einer Existenzanalyse, Schweiz. med. Wschr. 69, 707, 1939). Nun, immer wieder wird der Logotherapie vorgehalten und vorgeworfen, sie behaupte und betone ja dasselbe wie die Individualpsychologie, nämlich die Verantwortlichkeit des Menschen; dies heißt aber zweierlei verwechseln: 1. die Verantwortlichkeit des neurotischen Patienten für sein Symptom (im Sinne des Arrangements nach Alfred Adler), 2. das Verantwortlichsein des Menschen als solchen, also nicht des Kranken, und nicht für sein Symptom, sondern für sein Dasein im ganzen. Freilich impliziert letzteres auch die Verantwortlichkeit des kranken Menschen, sie aber gerade nicht für seine Krankheit, allerdings um so mehr für seine Einstellung zu ihr.

60 Vgl. die Feststellung eines Hamburger Sozialinstituts, daß 58% der befragten Jugendlichen in ihrer Freizeit „mit sich nichts anzufangen wissen", in welcher Zahl die Sportfanatiker noch nicht einmal enthalten seien, die sicher weitere 30% stellen; der Rest bevorzuge ebenfalls kollektive Veranstaltungen; eine andere Erhebung soll ergeben haben, daß 43,6% aller Kinobesucher der Welt nur deshalb ins Kino gehen, weil sie „mit ihrer Zeit nichts anzufangen wissen".

61 Wenn diese Mittel gar zum Selbstzweck werden, haben wir es nicht mit Fanatismus, sondern mit Terrorismus zu tun.

62 Vgl. Richard Kraemer, Zschr. Psychotherapie 2, 125, 1952: „Mit seinem *(Frankl)* Ansatz zeichnet sich eine neue Phase der Psychotherapie ab. Die Zauberformel für die erste, ältere Epoche hatte *Klages* gefunden: ‚Der Geist als Widersacher der Seele.' Der neuen Phase wird es Aufgabe und Pflicht sein müssen, ihn, diesen Geist, zu ihrem treuen Kombattanten zu machen."

63 Siehe V.E.Frankl, Der unbedingte Mensch. Metaklinische Vorlesungen, Wien 1949, 117; Reinhard Lauth spricht, unabhängig von mir, ebenfalls von einem „Willen zum Sinn". (Die Frage nach dem Sinn des Daseins, München 1953, 250.)

64 Siehe V.E.Frankl, Psychotherapie und Weltanschauung – Internationale Zeitschrift für Individualpsychologie, September 1925: „Denn von vornherein ist es natürlich nicht gegeben, daß das, was nicht ‚normal' ist, auch falsch sei. Es läßt sich ebenso behaupten, daß *Schopenhauer* die Welt durch eine graue Brille hindurch betrachtet hat, wie daß er sie wohl richtig sah, aber die übrigen, normalen Menschen – rosa Augengläser hatten, oder, mit anderen Worten, nicht *Schopenhauers* Melancholie täuschte, sondern der Lebenswille der gesunden Menschen hält sie befangen im Wahne eines absoluten Lebenswertes."

65 J.A.Caruso, Die Wiener personalistische Tiefenpsychologie als symbolische Teilerkenntnis der menschlichen Person, 1954, 3.

66 Wilfried Daim, Umwertung der Psychoanalyse, Wien 1951, 311.

67 Siehe V.E.Frankl, Zentralblatt für Psychotherapie 10, 33, 1938: „Wo ist jene therapeutisch interessierte Psychologie, die diese „höheren" Schichten menschlicher Existenz in ihren Aufriß einbezöge und in diesem Sinne und im Gegensatz zum Worte von der ‚Tiefenpsychologie' den Namen Höhenpsychologie verdiente?"

68 Vgl. Peter R.Hofstätter: Der gegenwärtige Stand und die gesellschaftlichen Voraussetzungen von Neurosenlehre und Psychotherapie in Nordamerika. Handbuch der Neurosenlehre und Psychotherapie, herausgegeben von V.E.Frankl, V.E. v.Gebsattel und J.H.Schultz: „*Eysenck* stützt sich auf 5 mit zusammen 760 Fällen von Neurosen, die psychoanalytisch behandelt wurden und auf 19 Statistiken mit zusammen 7.293 nach elektischen Methoden behandelten Fällen. Als geheilt, wesentlich gebessert und gebessert werden in den psychoanalytischen Studien im Durchschnitt 44% bezeichnet; in den elektischen Studien 64%. Appel und seine Mitarbeiter stützen sich auf 12 Berichte über zusammen 4.131 Neurosefälle, die nach den verschiedensten Methoden für mindestens 3 Monate behandelt wurden. Der Durchschnittserfolg liegt hier bis 67%."

69 Erst recht gilt dies von psychischer Aktivität, also nicht nur von jenen Fällen, in denen man „an etwas denkt", also etwas bewußt tun will,

sondern vielmehr auch vom Denken selbst. Hat doch Goethe einmal scherzhaft gesagt: „Wie hast du's denn so weit gebracht? … Ich habe nie an das Denken gedacht" (Zahme Xenien 7).

70 Vgl. Max Scheler, Philosophische Weltanschauung, Bern 1954, 33: „… nur wer sich *verlieren* will an eine … Sache … der wird … sein echtes Selbst gewinnen. …"

71 In dieses Bild, das wir uns von den Zusammenhängen von Geistigkeit, Unbewußtheit und Weisheit machen, paßt es, wenn Charles Peguy die Schlaflosigkeit hinstellt als ein Mißtrauensvotum des Menschen gegenüber Gott: „Nun sagt man mir, daß es Menschen gibt, die … nicht schlafen. Welch ein Mangel an Vertrauen in mich." (Der Redner ist Gott selbst.) „Ich bedaure sie … Ich bin ihnen gram … Ein wenig. Sie schenken mir kein Vertrauen." Vom Schlaflosen sagt Gott schließlich, daß er ihm „nicht die Lenkung seines Lebens anvertrauen will. Indes er schläft. Der Tor".

72 Siehe V.E.Frankl, Homo patiens, Wien 1950, 87–88 und 90: „Wir möchten die Behauptung wagen, daß jemand, der verzweifelt ist, ebendamit auch schon verrät, daß er etwas vergötzt hat. Daß er damit verrät, daß er irgend etwas, das nur bedingt wertvoll ist, nur relativen Wert hat, zum absoluten Wert verabsolutiert. … So sehen wir denn, daß jede Vergötzung sich durch die Verzweiflung nicht nur verrät, sondern auch rächt." Mit alledem ist selbstverständlich noch lange nicht gesagt, jede Verabsolutierung eines relativen Wertes führe zu einer Neurose oder jede Neurose sei auf die Verabsolutierung eines relativen Wertes zurückzuführen und etwa „ein Abfall von der Wertehierarchie". Nicht jede Verzweiflung ist pathogen, und nicht jede Neurose ist „noogen".

73 L.A.Caruso, Psychoanalyse und Synthese der Existenz, Wien 1952, 187.

74 Wilfried Daim, Tiefenpsychologie und Erlösung, Wien-München 1954, 219.

75 A. a. O., S. 301.

76 Im Hinblick darauf, daß die noogene Neurose zwar keine somatischen Ursachen, aber unter Umständen somatische Wirkungen hat, ist ihre Behandlung dem Arzt vorbehalten.

77 Unter unbewußt wird in diesem Zusammenhang unreflektiert verstanden; die unbewußte Geistigkeit ermangelt des reflexiven Selbstbewußtseins, während das implizite Selbstverständnis erhalten bleibt.

78 Siehe V.E.Frankl, Zentralblatt für Psychotherapie 10, 33, 1938: „Wo ist jene therapeutisch interessierte Psychologie, die diese höheren Schichten menschlicher Existenz in ihren Aufriß einbezöge und in diesem Sinne und im Gegensatz zum Worte von der Tiefenpsychologie den Namen Höhenpsychologie verdiente?"

79 „Was wir treiben", – sagte Freud – „ist Seelsorge im besten Sinne."

80 The Will to Meaning, New American Library, New York 1969.
81 Edith Weisskopf-Joelson, „Logotherapie: The Psychotherapy of the Future“, Symposion on Logotherapy, Annual Meeting of the American Psychological Association, Montreal 1973.

Auswahl aus dem Schrifttum über Logotherapie

Zusammengestellt von Prof. Dr. Eugenio Fizzotti und Prof. Dr. Franz Vesely

Der Schwerpunkt dieser bibliographischen Auswahl liegt auf deutsch- und englischsprachigen Titeln.

1 Bücher

Böckmann, Walter: Sinn-orientierte Leistungsmotivation und Mitarbeiterführung. Ein Beitrag der Humanistischen Psychologie, insbesondere der Logotherapie nach *Viktor E. Frankl,* zum Sinn-Problem der Arbeit. Enke, Stuttgart 1980.

– Heilen zwischen Magie und Maschinenzeitalter. Ein Beitrag der Humanistischen Psychologie, insbesondere der Logotherapie nach *Viktor E. Frankl,* zum Phänomen des Heilens. littera Produktion bielefeld 1981.

Bosch, Detmar: Friedenspädagogik im Unterricht. Theorie und Praxis der Logotherapie Viktor E. Frankls und ihre Bedeutung für unterrichtliches Planen und Handeln. Universität Oldenburg (Zentrum für psychologische Berufspraxis), Oldenburg 1982.

Böschemeyer, Uwe: Die Sinnfrage in Psychotherapie und Theologie. Die Existenzanalyse und Logotherapie Viktor E. Frankls aus theologischer Sicht. Walter de Gruyter, Berlin-New York 1977.

– Mut zum Neubeginn. Logotherapeutische Beratung in Lebenskrisen. Herder, Freiburg im Breisgau 1988.

Bulka, Reuven P.: The Quest for Ultimate Meaning. Principles and Applications of Logotherapy. With a Foreword by Viktor E. Frankl. Philosophical Library, New York 1979.

– Uncommon Sense for Common Problems (A Logotherapy Guide to Life's Hurdles and Challenges). Lugus, Toronto 1990.

–, Joseph B. Fabry und William S. Sahakian: Logotherapy in Action. Foreword by Viktor E. Frankl. Aronson, New York 1979.

Crumbaugh, James C.: Everything to Gain. A Guide to Self-fulfillment Through Logoanalysis. Nelson-Hall, Chicago 1973.
–, William M. Wood und W. Chadwick Wood: Logotherapy. New Help for Problem Drinkers. Foreword by Viktor E. Frankl. Nelson-Hall, Chicago 1980.
Dienelt, Karl: Erziehung zur Verantwortlichkeit. Die Existenzanalyse V. E. Frankls und ihre Bedeutung für die Erziehung. Österreichischer Bundesverlag, Wien 1955.
– Von Freud zu Frankl. Österreich. Bundesverlag, Wien 1967.
– Von der Psychoanalyse zur Logotherapie. Uni-Taschenbücher 227, Ernst Reinhardt, München-Basel 1973.
Döring, Dieter: Die Logotherapie Viktor Emil Frankls. Forschungsstelle des Instituts für Geschichte der Medizin der Universität, Köln 1981.
Fabry, Joseph B.: Das Ringen um Sinn. Eine Einführung in die Logotherapie. Herder, Freiburg im Breisgau 1973–1980.
– The Pursuit of Meaning. *Viktor E. Frankl,* Logotherapy and Life. Preface by Viktor E. Frankl. Harper & Row, New York 1968–1980.
– The Pursuit of Meaning. Viktor Frankl, Logotherapy and Life (hebräisch). Sifirat Poalim Publishing House, Tel Aviv 1983.
Finck, Willis C., Finck, Margaret Davis, and Larson, Larry D. (eds.): Pursuit of Meaning: The Proceedings of the Seventh World Congress of Logotherapy. Institute of Logotherapy Press, Berkeley 1989. (Distributed by: Viktor Frankl Institute of Logotherapy, P.O. Box 2852, Saratoga, CA 95070.)
Frankl, Viktor E.: Ärztliche Seelsorge. Grundlagen der Logotherapie und Existenzanalyse. Franz Deuticke, Wien, und Fischer Taschenbuch 42302, Frankfurt am Main 1946–1991.
– Ein Psychologe erlebt das Konzentrationslager. Verlag für Jugend und Volk, Wien 1946–1947 (vergriffen).
– … trotzdem Ja zum Leben sagen. Drei Vorträge. Franz Deuticke, Wien 1946–1947 (vergriffen). (Eine Ausgabe erschien in Brailleschem Blindendruck.)
Die Existenzanalyse und die Probleme der Zeit. Amandus-Verlag, Wien 1947 (vergriffen).
– Zeit und Verantwortung. Franz Deuticke, Wien 1947 (vergriffen).
– Die Psychotherapie in der Praxis. Eine kasuistische Einführung für Ärzte. Franz Deuticke, Wien, und Serie Piper 475, München 1947–1986.
– Der unbewußte Gott. Psychotherapie und Religion. Kösel-Verlag, München 1948–1988.
– Der unbedingte Mensch. Metaklinische Vorlesungen. Franz Deuticke, Wien 1949 (vergriffen).
– Homo patiens. Versuch einer Pathodizee. Franz Deuticke, Wien 1950 (vergriffen).

- Logos und Existenz. Drei Vorträge. Amandus-Verlag, Wien 1951 (vergriffen).
- Die Psychotherapie im Alltag. Sieben Radiovorträge. Psyche, Berlin-Zehlendorf 1952 (vergriffen).
- Pathologie des Zeitgeistes. Rundfunkvorträge über Seelenheilkunde. Franz Deuticke, Wien 1955 (vergriffen).
- Theorie und Therapie der Neurosen. Einführung in Logotherapie und Existenzanalyse. Uni-Taschenbücher 457, Ernst Reinhardt, München-Basel 1956–1993.
- Das Menschenbild der Seelenheilkunde. Drei Vorlesungen zur Kritik des dynamischen Psychologismus. Hippokrates-Verlag, Stuttgart 1959.
- Psychotherapie für den Alltag. Rundfunkvorträge über Seelenheilkunde. Herder, Freiburg im Breisgau 1971–1992 (Psychotherapie für jedermann).
- Der Mensch auf der Suche nach Sinn. Zur Rehumanisierung der Psychotherapie. Herder, Freiburg im Breisgau 1972–1977 (vergriffen).
- Der Wille zum Sinn. Ausgewählte Vorträge über Logotherapie. Hans Huber. Bern-Stuttgart-Wien 1972–1991.
- Der leidende Mensch. Anthropologische Grundlagen der Psychotherapie. Piper, München 1975–1990.
- Das Leiden am sinnlosen Leben. Psychotherapie für heute. Herder, Freiburg im Breisgau 1977–1991.
- … trotzdem Ja zum Leben sagen. Ein Psychologe erlebt das Konzentrationslager. Kösel-Verlag und dtv 10023, München 1977–1990 (eine Sonderausgabe für den Deutschunterricht an japanischen Schulen erschien in Tokyo, Dogakusha Verlag).
- Der Mensch vor der Frage nach dem Sinn. Eine Auswahl aus dem Gesamtwerk. Vorwort von Konrad Lorenz. Serie Piper 289, München 1979–1989.
- Die Sinnfrage in der Psychotherapie. Vorwort von Franz Kreuzer. Serie Piper 214, München 1981–1988. Erweiterte Neuausgabe 1992.
- Logotherapie und Existenzanalyse. Texte aus fünf Jahrzehnten. Piper, München 1987.
- Bergerlebnis und Sinnerfahrung (Bilder von Christian Handl). Tyrolia, Innsbruck 1992.
- The Doctor and the Soul. From Pschotherapy to Logotherapy. Alfred A. Knopf, New York, und Souvenir Press, London 1955–1986.
- From Death-Camp to Existentialism. A Psychiatrist's Path to a New Therapy. Beacon Press, Boston 1959–1962 (vergriffen).
- Man's Search for Meaning. An Introduction to Logotherapy, Beacon Press, Boston, Simon and Schuster, New York, Hodder and Stoughton, London, Caves Book Co., Taipei Taiwan China, und Allahabad Saint Paul Society, India 1963–1992 (a revised edition of From Death-Camp to Existentialism).

– Psychotherapy and Existentialism. Selected Papers on Logotherapy. Simon and Schuster, New York, und Souvenir Press, London 1967–1985.
– The Will to Meaning. Foundations and Applications of Logotherapy. New American Library, New York, London und Scarborough, 1969–1988.
– The Unconscious God. Psychotherapy and Theology. Simon and Schuster, New York, und Hodder and Stoughton, London 1975–1985.
– The Unheard Cry for Meaning. Psychotherapy and Humanism. Simon and Schuster, New York, und Hodder and Stoughton, London 1978–1988.
– La voluntad de sentido. Conferencias escogidas sobre logoterapia. Editorial Herder, Barcelona 1988.
– Fondamenti e applicazioni della logoterapia. Societa Editrice Internazionale, Torino 1977.
– Psykiatern och själen. Logoterapins och existensanalysens grunder. Natur och Kultur, Stockholm 1990.
– Psychoterapia dla kazdego. Instytut Wydawniczy „Pax", Warschau 1978.
– Livet har mening. Tanum-Norli, Oslo 1965–1983.
– Kjempende livstro. Gyldendal Norsk Forlag, Oslo 1966.
– Das Leiden am sinnlosen Leben (chinesisch). Sanlien-Verlag, Peking 1991.
–, Ol. Reiser, G. Leytham und R. Lofgren: Mia prospacia syntheseos tes anthropines gnoseos. Ekdoseie Nikh, Athen 1964.
–, Paul Tournier, Harry Levinson, Helmut Thielicke, Paul Lehmann und Samuel H. Miller: Are You Nobody? John Knox Press, Richmond, Virginia 1966–1971.
Gould, William Blair: Frankl: Life with Meaning. Brooks/Cole, Pacific Grove, California 1993.
Jones, Frederic H., und Judith K. Jones: Viktor Frankl's Logotherapy. The Proceedings of the Fifth World Congress of Logotherapy. Berkeley, Institute of Logotherapy Press, 1986.
Keppe, Norberto R.: From Sigmund Freud to *Viktor E. Frankl,* Integral Psychoanalysis. Proton Editora, Sao Paulo 1980.
Kolbe, Christoph: Heilung oder Hindernis. Religion bei Freud, Adler, Fromm, Jung und Frankl. Kreuz-Verlag, Stuttgart 1986.
Kühn, Rolf: Sinn – Sein – Sollen. Beiträge zu einer phänomenologischen Existenzanalyse in Auseinandersetzung mit dem Denken Viktor E. Frankls. Junghans, Cuxhaven 1991.
Kurz, Wolfram K.: Ethische Erziehung als religionspädagogische Aufgabe: Strukturen einer sinnorientierten Konzeption religiöser Erziehung unter besonderer Berücksichtigung der Sinn-Kategorie und der

Logotherapie V.E.Frankls. Vandenhoeck und Ruprecht, Göttingen 1987.

Längle, Alfried (Hrsg.): Wege zum Sinn. Logotherapie als Orientierungshilfe. Serie Piper 387, München 1985.

– (Hrsg.): Der Wille zum Sinn. (Tagungsbericht). Gesellschaft für Logotherapie und Existenzanalyse, Wien 1986.

– (Hrsg.): Die therapeutische Beziehung im Zusammenhang mit der Logotherapie. (Tagungsbericht). Gesellschaft für Logotherapie und Existenzanalyse, Wien 1986.

– (Hrsg.): Die an Angst leiden ... Existenzanalyse und Logotherapie der Verzweiflung. (Tagungsbericht). Gesellschaft für Logotherapie und Existenzanalyse. Wien 1987.

– Sinnvoll leben. Angewandte Existenzanalyse. Niederösterreichisches Pressehaus, St. Pölten-Wien 1987.

– (Hrsg.): Entscheidung zum Sein. Viktor E.Frankls Logotherapie in der Praxis. Serie Piper 791, München-Zürich 1988.

– (Hrsg.): Existenz zwischen Zwang und Freiheit. (Tagungsbericht). Gesellschaft für Logotherapie und Existenzanalyse, Wien 1988.

– (Hrsg.): Das Kind als Person. Entwicklung und Erziehung aus existenzanalytischer Sicht. (Tagungsbericht). Gesellschaft für Logotherapie und Existenzanalyse, Wien 1990.

– und Günter Funke (Hrsg.): Mut und Schwermut. Existenzanalyse der Depression. Gesellschaft für Logotherapie und Existenzanalyse, Wien 1987.

Lazar, Edward, Sandra A.Wawrytko and James W.Kidd (eds.): Viktor Frankl, People and Meaning: A Commemorative Tribute to the Founder of Logotherapy on His Eightieth Birthday. San Francisco, Golden Phoenix Press 1985.

Leslie, Robert C.: Jesus and Logotherapy. The Ministry of Jesus as Interpreted Through the Psychotherapy of Viktor Frankl. Abingdon Press, New York-Nashville 1965–1968.

Lukas, Elisabeth: Auch dein Leben hat Sinn. Logotherapeutische Wege zur Gesundung. Herder, Freiburg im Breisgau 1980–1984.

– Auch deine Familie braucht Sinn. Logotherapeutische Hilfen in Ehe und Erziehung. Herder, Freiburg im Breisgau 1981.

– Auch dein Leiden hat Sinn. Logotherapeutischer Trost in der Krise. Herder, Freiburg im Breisgau 1982–1986.

– Von der Tiefen- zur Höhenpsychologie. Logotherapie in der Beratungspraxis. Herder, Freiburg im Breisgau 1983–1984.

– Psychologische Seelsorge. Logotherapie – die Wende zu einer menschenwürdigen Psychologie. Herder, Freiburg im Breisgau 1985.

– Sinn-Zeilen. Logotherapeutische Weisheiten. Herder, Freiburg im Breisgau 1985–1987.

– Meaningful living. Logotherapeutic Guide to Health. Foreword by Viktor E. Frankl. Grove Press, New York 1986.
– Meaning in Suffering: Comfort in Crisis through Logotherapy. Institute of Logotherapy Press, Berkeley, California 1986.
– Logo-Test. Test zur Messung „existentieller Frustration". Franz Deuticke, Wien 1986.
– Von der Trotzmacht des Geistes. Menschenbild und Methoden der Logotherapie. Herder, Freiburg im Breisgau 1986.
– Gesinnung und Gesundheit. Lebenskunst und Heilkunst in der Logotherapie. Herder, Freiburg im Breisgau 1987.
– Rat in ratloser Zeit. Anwendungs- und Grenzgebiete der Logotherapie. Herder, Freiburg im Breisgau 1988.
– Psychologische Vorsorge. Krisenprävention und Innenweltschutz aus logotherapeutischer Sicht. Herder, Freiburg im Breisgau 1989.
– Geist und Sinn: Logotherapie – die dritte Wiener Schule der Psychotherapie. Mit Beiträgen von Gertrud Simmerding, Franz Sedlak und Wolfram K. Kurz. Psychologie Verlags Union, München 1990.
– Die magische Frage „wozu". Logotherapeutische Antworten auf existentielle Fragen. Herder, Freiburg im Breisgau 1991.
– Spannendes Leben. Ein Logotherapiebuch. Quintessenz Verlag, München 1991.

Münster, Klaus: Viktor Emil Frankl. Ein Wegbereiter der modernen Erlebnispädagogik? Verlag Klaus Neubauer, Lüneburg 1991.

Peeck, Stephan: Suizid und Seelsorge. Die Bedeutung der anthropologischen Ansätze V. E. Frankls und P. Tillichs für Theorie und Praxis der Seelsorge an suizidgefährdeten Menschen. Calwer, Stuttgart 1991.

Polak, Paul: Frankls Existenzanalyse in ihrer Bedeutung für Anthropologie und Psychotherapie. Tyrolia-Verlag, Innsbruck-Wien 1949 (vergriffen).

Röhlin, Karl-Heinz: Sinnorientierte Seelsorge. Die Existenzanalyse und Logotherapie V. E. Frankls im Vergleich mit den neueren evangelischen Seelsorgekonzeptionen und als Impuls für die kirchliche Seelsorge, tuduv-Verlagsgesellschaft, München 1986.

Sinn-voll heilen. Viktor E. Frankls Logotherapie – Seelenheilkunde auf neuen Wegen. Vorwort von Irmgard Karwatzki. Herder, Freiburg im Breisgau 1984.

Takashima, Hiroshi: Psychosomatic Medicine and Logotherapy. Foreword by Viktor E. Frankl. Dabor Science Publications, Oceanside, New York 1977.
– Humanistic Psychosomatic Medicine. A Logotherapy Book. Institute of Logotherapy Press, Berkeley 1984.

Tweedie, Donald F.: Logotherapy and the Christian Faith. An Evaluation of Frankl's Existential Approach to Psychotherapy. Preface by Viktor E. Frankl. Baker Book House, Grand Rapids, Michigan 1961–1972.

Tweedie, Donald F.: The Christian and the Couch. An Introduction to Christian Logotherapy. Baker Book House, Grand Rapids, Michigan 1963.

Ungersma, Aaron, J.: The Search for Meaning. Foreword by Viktor E. Frankl. Westminster Press, Philadelphia 1961–1968.

Wawrytko, Sandra A.: Analecta Frankliana. The Proceedings of the First World Congress of Logotherapy (1980). Institute of Logotherapy Press, Berkeley 1982.

Wicki, Beda: Die Existenzanalyse von Viktor E. Frankl als Beitrag zu einer anthropologisch fundierten Pädagogik. Paul Haupt, Bern 1991.

Yoder, James D.: Meaning in Therapy. A Logotherapy Casebook for Counselors. Quill Publications, Columbus, Georgia 31908, 1989.

2 Buchkapitel

Ascher, L. Michael: Paradoxical Intention. An Experimental Investigation, in: Handbook of Behavioral Interventions. Hrsg. von A. Goldstein und E. B. Foa. John Wiley, New York 1980.

– and DiTomasso, Robert, A.: „Paradoxical Intention in Behavior Therapy: A Review of the Experimental Literature“, in: Evaluating Behavior Therapy Outcome. Ed. by Ralph McMillan Turner and L. Michael Ascher. Springer, New York 1985.

–, Michael R. Bowers and David E. Schotte: A Review of Data from Controlled Case Studies and Experiments Evaluating the Clinical Efficacy of Paradoxical Intention, in: Promoting Change Through Paradoxical Therapy. Ed. by Gerald R. Weeks. Homewood, Illinois, Dow Jones-Irwin 1985, 216–250.

Böckmann, Walter: „Was Sinn macht. Viktor Frankls Logotherapie“, in: Welche Therapie? (Thema: Psychotherapie heute), herausgegeben von der Redaktion „Psychologie heute“, Beltz, Weinheim 1987.

Crumbaugh, James C. und Leonard T. Maholick: Eine experimentelle Untersuchung im Bereich der Existenzanalyse. Ein psychometrischer Ansatz zu Viktor Frankls Konzept der „noogenen Neurose“, in: Die Sinnfrage in der Psychotherapie. Hrsg. von Nikolaus Petrilowitsch. Wissenschaftliche Buchgesellschaft, Darmstadt 1972.

Frankl, Viktor E.: Psychologie und Psychiatrie des Konzentrationslagers, in: Psychiatrie der Gegenwart. Forschung und Praxis. Hrsg. von H. W. Gruhle, R. Jung, W. Mayer-Gross und M. Müller, Band III. Springer, Berlin-Göttingen-Heidelberg 1961.

– Grundriß der Existenzanalyse und Logotherapie (Nachdruck aus: Handbuch der Neurosenlehre und Psychotherapie. Hrsg. von V. E. Frankl, V. E. Gebsattel, J. H. Schultz. Band III. München-Berlin

1959), in: Grundzüge der Neurosenlehre. Urban & Schwarzenberg, München-Berlin-Wien 1972.
- Paradoxien des Glücks. Am Modell der Sexualneurose, in: Was ist Glück? Ein Symposion. dtv-Taschenbücher 1134, dtv-Verlag, München 1976.
- Opening Address to the First World Congress of Logotherapy: Logotherapy on Its Way to Degurufication, in: Analecta Frankliana: The Proceedings of the First World Congress of Logotherapy (1980). Institute of Logotherapy Press, Berkeley 1982.
- Die Begegnung der Individualpsychologie mit der Logotherapie, in: Die Begegnung der Individualpsychologie mit anderen Therapieformen. Hrsg. von Toni Reinelt, Zora Otalora und Helga Kappus. Ernst Reinhardt, München-Basel 1984.
- Logos, Paradox, and the Search for Meaning, in: Cognition and Psychotherapy. Ed. by Michael J. Mahoney and Arthur Freeman. Plenum Press, New York 1985.

Grom, Bernhard, Norbert Brieskorn und Gerd Häffner: Glück. Auf der Suche nach dem „guten Leben". Ullstein, Frankfurt am Main 1987 (Kapitel „V. E. Frankls Logotherapie und Existenzanalyse").

Sahakian, William S.: History of Psychology, Peacock, Itasca 1968 (Kapitel „Viktor Frankl").

Seltzer, Leon F.: Paradoxical Intention, in: Paradoxical Strategies in Psychotherapy. John Wiley, New York 1986.

Vesely, Franz: Die Sinnfrage in der Industriegesellschaft, in: Gesellschaft und Wirtschaft im Umbruch und Aufbruch. Sperry, Wien 1984.

Weeks, Gerald R. and Luciano L'Abate: Research on Paradoxical Intention, in: Paradoxical Psychotherapy. Brunner/Mazel, New York 1989.

3 Video- und Audiokassetten

Frankl Viktor E.: „Die Sinnfrage im technologischen Zeitalter". (Vortrag, gehalten in Stuttgart am 3. Februar 1986 und gesendet vom Südwestfunk im Rahmen der Tele-Akademie am 5.4.1987.) Eine Videokassette. Bestellnummer: 3102/8704 (VHS) und 3202/8704 (Video 2000). Bestelladresse: Audiotex (Karlheinz Hammerle), Gramartstraße 46 D, A-6020 Innsbruck. Versand per Nachnahme. Preis: öS 840,– inkl. 20% Mwst.
- „Resources of Survival", a lecture given at Southern Methodist University on November 12, 1987. A videocassette available at the Department of SMU, 103 Fondren Library West, Dallas, Texas 75275. $ 40.00.
- „Pharmazie zwischen Vergötzung und Verteufelung". Festvortrag auf der Wissenschaftlichen Tagung der Österreichischen Pharmazeutischen

Gesellschaft am 6. April 1988 (Großer Festsaal der Universität Wien). Medizinischer Video-Club, Postfach 03, A–1204 Wien.

- „Von der Selbstverwirklichung zur Sinnerfüllung". Eröffnungsvortrag auf dem Internationalen Familienkongreß (Austria Center, 20. Oktober 1988). Zu bestellen bei Verein Familienkongreß, Elisabethstraße 26, A–1010 Wien.
- „The Defiant Power of the Human Spirit: A Message of Meaning in a Chaotic World". Address at the Berkeley Community Theater, November 2, 1979. A 90–minute cassette tape, $6.00. Available at the Institute of Logotherapy, P.O.Box 2852, Saratoga, CA 95070, USA.
- „Unsere Zeit und ihre Ängste". (Vortrag im Club Confrontation in Vöcklabruck am 8. April 1981.) Kassette erhältlich durch Frau Erika Heinisch, Prinz-Eugen-Straße 4, A–4840 Vöcklabruck (öS 150,–).
- „... trotzdem hat das Leben einen Sinn" (Argumente für einen tragischen Optimismus). Vortrag im Tiroler Landestheater am 10. Juni 1983.) Bestellnummer: 1150/8306. Bestelladresse: Audiotex (Karlheinz Hammerle), Gramartstr. 46D, A–6020 Innsbruck. Versand per Nachnahme. Preis: öS 140,– inkl. 20% Mehrwertsteuer. Audiokassette.
- „Bemerkungen zur Pathologie des Zeitgeistes" (Festvortrag auf dem Alpenländischen Psychiatrie-Symposium 1992). Bestelladresse: Audiotex, Gramartstraße 46D, A–6020 Innsbruck. Bestellnummer: 20642/9209. Versand per Nachnahme. Preis: öS 140,–. Audiokassette.
- „Bewältigung der Vergänglichkeit". (Vortrag im Funkhaus Dornbirn am 23. Oktober 1984.) Bestellnummer 1350/8410. Bestelladresse: Audiotex (Karlheinz Hammerle), Gramartstraße 46D, A–6020 Innsbruck. Versand per Nachnahme. Preis öS 130,– inkl. 20% Mehrwertsteuer. Audiokassette.
- „Man in Search of Ultimate Meaning", Oskar Pfister Award Lecture at the American Psychiatrie Association's annual meeting (Dallas, 1985). Audiocassette (L. 19–186–85) produced by Audio Transcripts, 610 Madison Street, Alexandria, Virginia 22314 ($ 10.00).
- „Man in Search of Meaning. The Philosophical Foundations of Logotherapy", a lecture given on November 22, 1986 at the Open Philosophical University, Bilthoven, The Netherlands. An audiocassette (3017–1186) available from Tekstotaal, P.O.Box 9264, 3506 GG Utrecht, The Netherlands. Price: $ 8.00.
- „Der Mensch auf der Suche nach Sinn" (Empirische und klinische Befunde). (Vortrag in der Universität Graz am 7. April 1987.) Bestellnummer: 1920/8704. Bestelladresse: Audiotex (Karlheinz Hammerle), Gramartstraße 46D, A–6020 Innsbruck. Versand per Nachnahme. Preis: öS 130,– inkl. 20% Mehrwertsteuer. Audiokassette.
- „Kollektiv und Person: Zur Kritik der Kollektivschuld-Lüge" (Vortrag im ORF-Landesstudio Vorarlberg am 2. November 1987). Bestell-

adresse: ORF-Landesstudio Vorarlberg, Postfach 9, A–6851 Dornbirn (Tel.: 055 72–64681). Preis: öS 100,– inkl. Versand. Audiokassette.

– „Der Mensch auf der Suche nach Sinn“. (Vortrag am 6. Juni 1989 im Grazer „Congress“ über Einladung von Landeshauptmann Dr. Josef Krainer). Tonbandkassetten können zum Selbstkostenpreis (öS 100,–) bezogen werden vom Büro des Landeshauptmanns, A–8010 Graz-Burg.

– „Der Mensch auf der Suche nach Sinn“ (Vortrag, gehalten in Bludenz am 9. November 1990). Audiokassette, zu beziehen beim ORF-Landesstudio Vorarlberg, Postfach 9, A–6851 Dornbirn (Tel.: 055 72/64681).

–, Robin W. Goodenough, Iver Hand, Oliver A. Phillips, and Edith Weisskopf-Joelson: „Logotherapy: Theory and Practice. A Symposium Sponsored by the Division of Psychotherapy of the American Psychological Association“, an audiotape. Address inquiries concerning availability to Division of Psychotherapy. American Psychological Association, 1200 Seventeenth Street, N.W., Washington, D.C. 20036.

– and Huston Smith: „Value Dimensions in Teaching“, a color television film produced by Hollywood Animators, Inc., for the California Junior College Association. Rental or purchase through Dr. Rex Wignall, Director, Chaffey College, Alta Loma, CA 91701.

Längle, Alfried, Viktor E. Frankl und M. Kriegl: „Die Wahrheit am Krankenbett“ (Arzt und Pflege zwischen Sachlichkeit und Menschlichkeit). Ein Vortragsabend im Rudolfinerhaus (26. Jänner 1988). Medizinischer Video-Club, Postfach 03, A–1204 Wien.

Leslie, Robert C. (moderator) with Joseph Fabry and Mary Ann Finch: „A Conversation with Viktor E. Frankl on Occasion of the Inauguration of the ›Frankl Library and Memorabilia‹ at the Graduate Theological Union on February 12, 1977“. Copies of the videotape may be obtained from Professor Robert C. Leslie, 1798 Scenic Avenue, Berkeley, California 94709.

„The Humanistic Revolution: Pioneers in Perspective“, interviews with leading humanistic psychologists: Abraham Maslow, Gardner Murphy, Carl Rogers, Rollo May, Paul Tillich, Frederick Perls, Viktor Frankl and Alan Watts. Psychological Films, 3334 East Coast Highway, Suite 252, Corona Del Mar, California 92625. Sale $250; rental $20.

Personenregister

Adler, Alexandra 97
Adler, Alfred 67, 91, 143, 149, 156, 225
Alexander 95
Allers 69
Allport 177
Appel 237
Arnold 176
Ascher 228

Bachstez 119
Baeyer, v. 70
Bally 152
Barber 17f
Baruk 231
Bastine 37
Becker 191
Bednarik 158
Beichl 234
Benedikt 37, 191f
Bergmann, v. 111
Bergson 89
Berkowitz 17
Bernanos 195
Bertalanffy, v. 218
Berze 107
Betz 147
Bilz 88, 99, 128
Binswanger 67, 71, 180
Birkmayer 111
Birley 231
Black 16
Bleuler, E. 235
Bleuler, M. 94
Blüher 154
Böckmann 228
Bodendorfer 144
Boss 71
Briggs 33
Brown 20, 230
Buckley 227
Buhl 236
Bühler 151, 212
Bumke 52
Burnett 46
Byschowski 95

Caruso 237f
Casciani 20
Chalstrom 15
Crumbaugh 15–20, 177, 227, 241
Cullen 52
Curtius 111, 117, 176

Daim 237f
Dansart 20f, 228
Darwin 166
David 108
Dilling 27f
Dostojewski 156
Dreikurs 2 9
Dubois 191, 200, 209
Durlak 20
Dytfurth, v. 125

Ebnöther 230
Efran 229
Ehrentraut 48
Ehrenwald 215
Eisenmann 34
Eissler 22
Eliasberg 151

Erickson 35, 229
Ewald 89
Eysenck 237

Fabry 47
Farris 48
Fechtman 16
Fenichel 193
Fervers 52, 96
Foa 229
Fodor 95
Forstmeyer, v. 16
Fraiser 16
Freud 91f, 137, 148f, 151, 154, 156, 215, 225f, 235f
Freyhan 154, 232
Friedemann 215
Fromm 215
Frosch 44

Gaind 27
Garza-Perez 29, 34, 37
Gebsattel, v. 151, 230, 237
Gerz 188–193
Ginsberg 44
Ginsburg 215
Giorgi 228
Goethe 100, 119, 156, 206, 218, 238
Goldstein 215, 218, 229
Gölloway 193
Grace 92
Graham 92
Gregson 16

Habinger 14
Hablas 228
Haeckel 224
Haley 35, 229
Hand 30
Hartmann 54, 221
Hattingberg, v. 29
Haug 121, 140, 165
Hays 125

Heidegger 71, 180
Heilig 89, 231
Hemmer 234
Henkel 37
Herma 215
Heuscher 218
Heyer 54
Heyse 27f
Hilgard 225
Hill 125
Hirschmann 64, 151, 154
Hodgson 27
Hoff, F. 111, 117, 176
Hoff, H. 58, 89, 191
Hofstätter 237
Horn 47
Huber 41
Hunter 232

Ibsen 141

Jackson 229
Jacobs 38f
Jacobson 19
Janet 89, 156
Jaspers 152, 197
Johnson, H. 215
Johnson, P. 12
Johnson, V. 45, 47
Jores 32f, 35
Juvenal 170

Kaczanowski 45f
Kant 18, 195
Kellock 93
Kelman 225
Kidson 232
Kierkegaard 134, 150f
Klaesi 205
Klages 237
Kleinsorge 93, 96
Klinger 227
Klitzke 14
Kloos 52, 143

Klumbies 96
Knott 227
Koch 117
Kochrane 232
Kockott 27f
Kocourek 37, 115f, 181, 185
Kohler 14
Kovacic 227f
Kraft 227
Kranz 117, 155, 231, 234
Kratochvil 14, 20
Kretschmer, E. 145f
Kretschmer, W. 91, 145
Kropotkin 166
Krug 38

Lamontagne 229
Langen 94, 169, 227
Lauth 237
Lazarus 28f
Lebzeltern 191
Ledwidge 29, 34, 37
Lehembre 34
Leonardo 125
Leslie 177
Lewin 20
Lorenz 17, 43, 220f, 222, 235
Lukas 15, 18, 20, 227f
Lunceford 20

Maeder 152
Maholick 18, 227
Malzacher 230
Man, de 155
Marks 25, 27f
Marmor 225
Maslow 136
Mason 20
Masters 45, 47
Medlicott 36
Meier 20
Menninger-Lerchenthal 70
Merz 230
Meshoulam 34
Meusert 90
Middendorf 157
Millar 225
Mlczoch 232
Mullan 215
Müller-Eckhard 232
Murphy 20

Naiman 225
Nardini 90
Niebauer-Kozdera 37, 169, 182–187, 191, 198, 227
Nietzsche 166, 199, 213
Norris 48f
Nowotny 234

Ochs 41
Orelli, v. 155, 231

Padelford 15
Pandura 17
Paracelsus 175, 213
Pascal 164
Peguy 238
Petrilowitsch 12, 18, 227
Pflanz 145, 172, 175
Philbrick 14
Plügge 158
Polak 37, 158, 234
Polzer 111
Pongratz 28, 225
Popielski 20, 227
Prill 169, 227
Pynummootil 32

Quandt 52

Rachmann 27
Ramirez 33
Reid 215
Reik 227
Richmond 20
Roberts 20
Rockwell 125

Rohrer 215
Roosevelt 114, 138
Rosefeldt 27f
Ross 17
Ruch 20
Rümke 52

Sadiq 31, 35
Sahakian, B. 45
Sahakian, W. 45
Sallee 20
Scharch 232
Scheler 54, 164, 238
Schelling 194, 198
Schilder 215
Schima 148
Schmook 37
Schneider 52f, 60, 145
Schnitzler 7, 227
Schober 111, 119
Schopenhauer 157, 237
Schulte 145, 152
Schultz 180, 211, 237
Schwarz 55
Scott 17
Segers 70
Shapiro 44
Shean 16
Sherif 17
Siebeck 111
Silvermann 125
Simons 125
Skolnick 232
Smith 15, 20
Solyom, C. 29, 34, 37
Solyom, L. 29, 34, 37
Sonnemann 215
Soucek 224
Speer 144
Starck 228
Starck 228
Stewart 44

Stollreiter-Butzon 90
Straus 127, 146

Toll 227
Turner 229
Tweedie 177, 191

Uexküll, v. 145, 172, 175
Ungersma 177

Vander Veldt 169f
Victor 38
Villinger 52, 117
Volhard 169, 227
Vymetal 14

Walters 17
Wanderer 152
Waterson 125
Watson 27
Watzlawick 229
Weigel 234
Weinke 154
Weisskopf-Joelson 22, 82f, 175, 192, 239
Weitbrecht 74, 97, 152, 167, 170, 230
Weizsäcker, v. 96, 232
Werner 227
Wertheimer 20
Wexberg 29
Wichmann 111
Wiesenhütter 191
Wilder 215
Wittkower 225
Wolberg 215
Wolff 215
Wolpe 228

Yalom 229
Yarnell 20
Young 20

Sachregister

Aggression 17, 193
Alkoholismus 15f
Angst 149f, 154, 165, 177
– vor der Angst 24f, 105, 114–116
angstneurotisches Reaktionsmuster 25f, 114, 124, 171
ärztliche Seelsorge 30, 151f, 204–212, 223, 228
Aufklärungsindustrie 44
Ausbildung 39

Begegnung 137
biografischer Determinismus 96

Daseinsanalyse 67, 71f
Dereflexion 24, 45f, 48, 135, 194–198, 223
dimensionale Differenz 207f, 221
Dimensionalontologie 54, 221
Drogenabhängigkeit 15

Ejaculatio praecox 48, 131
Elektroenzephalogramm 125
endogene Depression 62–64, 66f, 76f, 79, 85–87
entlarvende Psychologie 218
Entlastung 63, 144f, 172, 230, 235
Entspannung 48f, 147, 194
Ersatzsymptom 29, 34, 180, 230
Erwartungsangst 24f, 112–114, 116–118, 129, 132–134, 142, 178, 194
existentielle Frustration 15f, 23, 108, 118, 156f, 164, 168f, 171, 212
existentielles Vakuum 14, 118, 156f, 175
Existenzanalyse 68, 70f, 162–166, 196, 212–216
Experiment 48, 89

Fehlleistung 148
Freizeit 157
Friedensforschung 228
Frigidität s. sexualneurotisches Reaktionsmuster
funktionelle Erkrankung 58, 100f, 143

Geistesüberdruss 215
geistig Unbewußtes 148, 201f
geistige Dimension 59, 95, 150
Gewissen 19, 194
Glaubensfähigkeit 210
Gruppenlogotherapie 16
gynogene Potenzstörung 131

Heredität 77
Höhenpsychologie 108, 213
Homo amans 207
– patiens 75, 207–209
Humor 23, 30, 108
Hyperakusis des Gewissens 128, 194
Hyperintention 45f
Hyper-Interpretation 218
Hyperreflexion 46, 48, 128, 134, 194, 197, 202

iatrogene Neurose 58, 138–140, 142, 224

Iatrogenie 138
Impotenz s. sexualneurotisches Reaktionsmuster
Individualpsychologie 67, 83, 143, 156, 164, 224f

Kausalspirale 56
kollektive Neurose 154–160
Komplex 62, 90, 145, 171
Konflikt 62, 90f, 143–149, 162f, 167, 170f
Konstitution 145f, 172
Kriminalität s. Aggression
kryptosomatische Genese 60

latente Agoraphobie 106
– Klaustrophobie 106
„lebensunwertes Leben“ 75
Leiden 204–209, 211
Leidensfähigkeit 205–207, 211
Liebe 133–137, 206–209
Logo-Test 15
Logotherapie 12, 72–74, 162–166, 174–176, 204, 223f
„Logotherapie in Symbolen“ 147

Marxist 220
Masturbation 133
modeling 28, 38
mögliche Bedingung 65

negative Teleologie 222
Neurose 52–59
noogene Neurose 14, 23, 118, 150, 160, 168f, 212, 238
Noologismus 169f, 173
Noosomatik 96

Orgasmus s. sexual neurotisches Reaktionsmuster

paradoxe Intention 25, 27–31, 36–39, 40f, 126, 177–193, 195, 197, 223, 230
Pathologie des Zeitgeistes 66, 154, 159
Pathologismus 167, 169
Pfropfdepression 81f
PIL-test 15, 227
Potenzstörung s. sexualneurotisches Reaktionsmuster
psychiatrogene Neurose 224
Psychoanalyse 12, 22, 65, 148, 156, 164, 202f, 225, 237
psychogene Neurose 109, 143–150, 169
Psychologismus 95f, 150, 166f, 169, 173, 217
psychonoetischer Antagonismus 71–73
psychophysisches Problem 54, 68f, 71, 98f, 163, 168
Psychose 53, 57f, 60–75, 230f
psychosomatische Erkrankung 57, 88–100, 230
psychotherapeutische Anthropologie 212–221
psychotherapeutisches Bedürfnis 154
Psychotophobie 106f, 121–123, 140, 165

reaktive Neurose 58, 112–138
Reduktionismus 216, 218f, 222
reflexive Angst 119f
rehemanisierte Psychotherapie 23
Religion 21, 151, 210f

Schlafstörung 35, 199–203, 229
Schuld 149f
Selbst-Distanzierung 12, 23f
Selbstmord 15, 18, 79, 80f, 94, 157f, 167, 213, 227
Selbsttranszendenz 13, 23f, 42, 219
sexualneurotisches Reaktionsmuster 129–137, 178

sexuelle Vergnügungsindustrie 44
sexueller Konsumationszwang 44
Sinn 14–19, 22, 85, 151, 156f, 163f, 206–209, 223
Sinnlosigkeitsgefühl 14–18, 164, 214, 224
Sinn-Organ 19
somatogene Pseudoneurose s. funktionelle Erkrankung
Somatologismus 166, 173
somatopsychische Simultantherapie 76, 78, 104, 113, 174f
Sonntagsneurose 157
soziales Entgegenommen 92
soziogene Neurose 15
Soziogenese 61, 66
spezifisch Humanes 220f
Spiritualismus s. Noologismus
Stottern 34
Sub-Humanismus 219
Suggestion 133, 230
symbolisches Entgegenkommen 92

Technik 177, 192, 197, 229
terribles generalisateur 217
Terrorismus 237
Test 92–94, 106f, 159f, 227f
Tic 32, 146f
Tranquilizer 166
Transcendental Meditation 49
transitive Angst 120
Trauma 62, 134, 143f, 233
Traumdeutung 147
Trias des Versagens 79
Trotzmacht des Geistes 70–72, 231

unbewusste Geistigkeit 148, 201

Vaginismus 48
Verhaltenstherapie 13, 25, 28, 37, 152, 228f
Verzweiflung 83, 166f, 204f, 238

Weisheit 199, 222
Wert 75, 85, 206–208, 217, 238
Wille zum Sinn 14, 30, 156f, 166, 168
Wille zur Hundertprozentigkeit 128
Wissenschaft 209, 216, 222

Zen 41f
Zwang 43, 124, 149, 171
zwangsneurotisches Reaktionsmuster 123f, 171, 178